摂食障害の身体治療
チーム医療の実践を目指して

Medical Management of Eating Disorders
2nd edition

C.Laird Birmingham
Janet Treasure　著

聖路加国際病院心療内科
太田大介　監訳

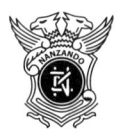

南山堂

Medical Management of Eating Disorders, Second Edition
By C.Laird Birmingham, M. D., Janet Treasure, M. D.
Copyright © C. L. Birmingham and J. Treasure 2010
Japanese translation rights arranged with Cambridge University Press
through Japan UNI Agency, Inc., Tokyo.

著 者

Donald Barker
University of Alberta, Calgary, Alberta, Canada
(Dietetics)

C. Laird Birmingham
Professor, Department of Psychiatry, University of British Columbia, Vancouver, Canada

Rhonda Brown
School of Behavioural, Cognitive & Social Sciences, University of New England, Australia
(Chapter 4, Section on Immunity)

Barbara Griffin
Clinical Assistant Professor, Department of Family Practice, Faculty of Medicine, University of British Columbia, Vancouver, Canada
(Family practice)

Carolina Lopez
Division of Psychological Medicine, Institute of Psychiatry, London, UK
(Chapter 25, Self-help treatment)

Mark Lysyshyn
Government of Canada, Ottawa, Canada
(Chapter 24, Substance use)

Sabine Woerwag-Mehta
Child and Adolescent Psychiatry, Institute of Psychiatry, London, UK
(Chapter 17, Children and adolescents)

Ted Slater
Eating Disorders Program, St Paul's Hospital Vancouver, Canada
(Nursing)

Janet Treasure
Institute of Psychiatry, London, UK

Patick Vos
Department of Radiology, Faculty of Medicine, University of British Columbia, Vancouver, Canada
(Chapter 16, Section on Superior Mesenteric Artery Syndrome)

訳　者

太田　大介　聖路加国際病院心療内科
　　　　　　　　　　第2版序文，初版序文，略語表，1～3章，15章，22章
　　　　　　　　　　　　　　　　補講　家族への働きかけ
古賀晋一郎　聖路加国際病院一般内科
　　　　　　　　　　4章，16章（p148-160），18～21章，写真解説
中川　朋子　聖路加国際病院内分泌代謝科　　　　　　　　　　5章
桑原　政成　聖路加国際病院循環器内科　　　　　　　6章，17章
広瀬麻由美　横浜相原病院心理療法課　心理士　　　　　7～11章
富永　和喜　文京学院大学学生相談室　臨床心理士　12章，補講　看護
柳瀬明日香　ミチワクリニック　臨床心理士　　　　　　　　13章
山上　　文　聖路加国際病院内科レジデント　　　　　　　　14章
陶山　恭博　聖路加国際病院アレルギー・膠原病科　16章（p139-147）
吉田　庸子　国立国際医療研究センター国府台病院心療内科　23～26章
山田　宇以　聖路加国際病院心療内科
　　　　　　　　　　　　　　補講　食事療法，プロトコルとアルゴリズム

第2版の序文

　Medical Management of Eating Disorders は，使いやすい手引書形式で，読者に摂食障害患者の管理についての全人的アプローチを提案した．初版への書評は大変好意的なものであり，著書の改善についても有益な示唆をいただいた．第2版は，情報を使いやすくするために，標準的な医学教科書の構成に変更した．すなわち，疾患の定義と有病率，病因，診断と臨床像，合併症，鑑別診断，経過と予後，治療，となっている．次いで，第7部では，肥満についての議論が展開されている．摂食障害患者を扱う医療の専門家にとって，肥満についての情報を知っておくことは不可欠であり，本項目は専門家がそれらについて患者とともに理解し話し合うことができるようにした．このため各章には，「医療従事者へのヒント」と「患者への情報提供」という項目立てを必要に応じて加えた．

　第2版では，摂食障害患者の精神症状を扱っている本文は，Janet Treasure によって全面的に改訂され，最新のものとなった．摂食障害を引き起こすメカニズムについての議論には，重要な進歩がみられるようになった．その進歩には，社会的，情緒的，知覚的，行動認知的な形式などが含まれる．これによって，治療がより注意深く各個人に合わせたものとなることを望んでいる．

　第2版には，多くの新しい内容が書き加えられており，物質依存が併存している摂食障害患者の管理，医学的視点からの摂食障害の鑑別診断へのアプローチ，どのような検査をいつ行うべきか，グルカゴン負荷試験の結果をどう解釈するか，マグネシウム負荷試験の結果をどう解釈するか，上腸間膜動脈症候群をいかに診断するか，患者が生理学的に正常体重になったことをどのように判断するか，などの項目が含まれている．

　小児期と青年期についての章は，全面的に改訂された．病歴聴取と身体診察の概論は改善された．主要な身体所見のすべてについてカラー写真で事例を示した．文献は，最新のものを，前版と同様に最も重要な文献に絞って挙げている．

　われわれは，摂食障害患者への医学的かかわりのための手引書として，本書の第1版を手に取ってくださった方々すべてに感謝申し上げる．われわれは，読者の方による本書第2版へのフィードバックを期待している．

　　　　　　　　　　　　　　　　　　　　　　　［訳：太田大介］

初版の序文

　本書は摂食障害について書かれたほとんどの書物とは趣を異にしている．本書のただひとつの目的は，医療従事者が摂食障害患者を理解し，治療し，管理するのを助けることであり，とりわけ，治療について医学的に述べられている．本書は第一に，神経性無食欲症に焦点を当てている．というのはそれがこの疾患群の中で最も深刻な身体合併症を生じる疾患だからである．神経性無食欲症の身体合併症は幅広い領域に生じ，長期間持続し，最も高い死亡率を示す．しかし，ほかの摂食障害や食事についての障害と関連する事項についても本書では触れている．

　本書が意図した読者は主として実際に医療に携わっている人々，すなわち，精神科医，内科医，小児科医，一般内科医である．というのも，彼らのうちの誰かがいつも摂食障害患者の身体面の健康に責任を負っているからである．本書はまた，摂食障害にかかわるほかの医療従事者，特に看護師，栄養士，臨床心理士にとっても役立つものであると期待している．著者としては，学校教師やカウンセラーのようなほかの利害関係者，そして患者，その家族，その介護者に焦点を当てた摂食障害についての類似書を執筆することを意図している．

　本書はある部分は参考書として，またある部分はコンサルテーションのための手引書として執筆されている．本書の終わりに載せた参考文献は，著者が摂食障害の身体管理についてのさまざまな文献の中で最も重要とみなしたものである．

　本書の執筆陣はその道の権威であり，本書は教条的な形式をとっているが，執筆者らは彼らの専門的技術の限界を認めている．彼らには，摂食障害の治療について60年以上の経験がある．彼らがいくらかの成功を収めているとすれば，それは先人の経験という肩の上に乗っているからである．彼らは，本書について議論しフィードバックすることは，将来，彼らの臨床実践を改善してくれると信じている．

　摂食障害はいわば孤児の状態にある．というのも，誰もが摂食障害について意見を持っているが，進んで摂食障害患者の治療に責任を持とうとする専門家はいないからである．極端な場合，悪液質があり，多くの栄養素が欠乏し，血液と電解質の異常をきたし，臓器障害をきたしている重症の神経性無食欲症患者は，慢性の経過を辿りながら高い死亡率を示す深刻な身体疾患で

ある．その一方で，極端に制限された食事，義務的な運動，時折の排出行動や嘔吐は，多くの先進国社会では一般的であり，特に若い女性や青年期の女子には，ほとんど正常範囲のことともいえる．それらの極端さは，中等度の神経性無食欲症，神経性大食症，非定型または特定不能の摂食障害，それにおそらくむちゃ食い障害などの精神疾患にみられる．それらは，深刻な身体合併症を伴うものの，身体疾患というよりは精神疾患といったほうがよい．

精神「疾患」と身体「疾患」とに分ける二分法は，身体とこころ，またはsoma と psyche という二元論を示唆している．著者は，この二元論を支持したり論駁したりするつもりはない．物理主義への二元論の反論は，14世紀に大きな影響を与えたデカルトの著作のはるか以前から哲学的議論のテーマであったし，これからもそうであり続けるだろう．医療従事者や臨床医は現実的な人々であり，健康を維持し病気と戦うという現実的な問題に関心を持っている．それは根本の真実という深遠な問題への関心ではない．臨床的にみれば，一元的あるいは二元的，どちらのアプローチも進歩している．心身一如の視点は，ほとんどすべての医学は心身医学であるという点から欠かすことができない．心理的要素は身体面の経過に影響を与え身体的な病理につながるかもしれないし，身体疾患はこころに直接あるいは間接に影響しているのである．このように，心理学的視点から，われわれは一元的な心身一如の考え方を支持している．一方，実際の臨床の現場では，われわれは医療と健康についての専門家はふたつの相補的なアプローチがあることを知っている．ひとつは，身体の解剖学的構造と生理学的過程のゆがみであるという考えである．もうひとつは，感情や行動や動機といったこころの内面に関心を向けるものである．勉強熱心な医療従事者はこの両方の視点を持っていて，どこで身体的治療が必要で，どこで心理面の治療が必要なのかについて臨床場面で注意深く使い分けている．おそらく，ほかのどの領域よりも医療の場で，神経性無食欲症とその関連疾患について，その使い分けを誤ったときの被害が大きい．逆説的だが，おそらく医療の現場においてそのふたつのアプローチが相補的な形で運用されることが最も重要なのである．治療者—あるいは望むべくは治療チーム—は精神科医，臨床心理士，精神科看護師のチームであるとともに，内科医，看護師，栄養士であることが必要である．

摂食障害を治療する臨床医は複雑な仕事を抱え込むことになる．はじめに，彼らは機能不全に陥った行動，栄養障害，化学的障害，臓器障害によって引き起こされた身体疾患を同定し治療しなければならない．次いで，身体

的な基礎を持っているかもしれない（まだ解明されていない）精神疾患を処理しなければならない．第三に，彼らは摂食障害の各種の側面に助力し，支援していかなければならない．今日の社会では，肥満が流行し大きな割合を占める一方，達成可能と思われる以上にやせるよう強い圧力がかかっている．そのような中で体重や体型を適切に保たなければならないという板挟み心理への反応が摂食障害であると考えられている．

　以上のように多くのことが求められる患者の管理にかかわることを選んだ皆さんの健闘をお祈りする．摂食障害はれっきとした疾患であることを忘れないでほしい．摂食障害に苦しむ人に対しても，ほかの病気の人に対するのと同様の治療と配慮が求められているのである．

［訳：太田大介］

目 次

第1部 定義と有病率 — 1

第1章 定義と疫学 …… 1
神経性無食欲症 …… 1
神経性大食症 …… 3
むちゃ食い障害 …… 5
特定不能の摂食障害 …… 6

第2部 原因 — 7

第2章 原因となり持続させる因子 …… 7
文化的因子 …… 7
特定の環境による危険因子 …… 8
周産期の危険因子 …… 9
小児期の危険因子 …… 9
青年期の危険因子 …… 9
遺伝による因子 …… 10
心理的・生理的な発達変化 …… 10
脳の構造と化学反応物質の異常 …… 11
認知・感情・知覚・神経生理学的な脆弱性 …… 12
摂食障害の症状を持続させる因子 …… 13
脳の栄養障害 …… 13
摂食障害の症状を積極的に強化するもの …… 15
報酬を敏感に受け取る後天的な異常 …… 17
体系的まとめ …… 18

第3部 診断と臨床像 — 19

第3章 病歴と身体所見のとりかた …… 19
病歴聴取 …… 19
身体診察 …… 19
体重測定，身長測定，体脂肪の評価 …… 25

第4章 臓器別合併症 ……… 35
- 神経系合併症 ……………………… 35
- 歯科的合併症 ……………………… 37
- 皮膚の合併症 ……………………… 39
- 異常行動による皮膚の合併症 …… 47
- まれな皮膚所見 …………………… 49
- 催吐行為に関連した徴候 ………… 50
- 呼吸器系 …………………………… 51
- 心臓と血管 ………………………… 53
- 消化器系 …………………………… 61
- 内分泌系 …………………………… 65
- 腎　臓 ……………………………… 69
- 骨と関節 …………………………… 70
- 血　液 ……………………………… 72
- 免　疫 ……………………………… 74

第5章 栄養療法の合併症 ……… 76
- 栄養の基本 ………………………… 76
- エネルギー ………………………… 78
- 蛋白質カロリー異栄養症 ………… 78
- どのように栄養の欠乏が進行するのか …………………………… 80
- 水分, 電解質, ミネラル ………… 80
- 摂食障害患者のすべてに栄養不良があるのか …………………… 85
- リフィーディング症候群 ………… 86

第6章 臨床検査 …………………… 91
- 初期評価に行われるべき検査 …… 91
- 治療期間中に行われるべき検査 … 91
- 摂食障害において一般的に認められる臨床検査 …………………… 92
- 画像検査 …………………………… 99

第4部　鑑別診断 — 102

第7章 摂食障害の鑑別診断 … 102
- 摂食障害の診断を支持する身体的徴候 ……………………………… 103
- 摂食障害に似た精神科疾患 …… 103
- 摂食障害に似た内科的疾患 …… 105

第8章 ミュンヒハウゼン症候群と摂食障害 ………………… 108

第5部　転帰と予後 — 111

第9章 転帰と予後 …………… 111
- 転帰と予後 ……………………… 111
- 神経性無食欲症 ………………… 111
- 神経性大食症 …………………… 112

第10章 目標体重とは何か … 115

第11章　死の危険とは何か … 117
臨床決断分析の利用法 ……… 117

第6部　治　療　　　　　　　　119

第12章　科学的根拠に基づいた治療 …… 119
はじめに ……………………… 119
科学的根拠のまとめ ………… 120
科学的根拠の要約 …………… 120
治療の方針 …………………… 123
神経性無食欲症概論 ………… 124
臨床事例 ……………………… 127

第13章　心理療法 ……… 134
特定の心理療法 ……………… 134
治療場面の設定 ……………… 135
準備・誘発・永続因子を予防と
　治療のために転換させる治療
　………………………………… 135
行動変容に求められる過程 …… 141
治療の形 ……………………… 142
結　論 ………………………… 147

第14章　医学的管理 ……… 149
治療の医学的目標 …………… 149
治療の開始 …………………… 152
早期の治療 …………………… 154
医学的に不安定な患者の入院治療
　………………………………… 156
薬物療法 ……………………… 158
入院時の日常的な指示 ……… 161

第15章　治療拒否への対応 … 170
入院を拒否する患者 ………… 170
治療の拒否 …………………… 171
患者は変化への気持ちを持ち続ける
　………………………………… 173

第16章　合併症への対応 …… 174
浮　腫 ………………………… 174
うずきと痛み ………………… 176
脱　力 ………………………… 176
錯　乱 ………………………… 179
意識消失 ……………………… 181
息切れ ………………………… 182
胸　痛 ………………………… 185
けいれん ……………………… 187
動　悸 ………………………… 188
骨　折 ………………………… 190
発　疹 ………………………… 192
無月経 ………………………… 193
便　秘 ………………………… 195
下剤，利尿薬，ダイエット薬，
　催吐薬，インスリンの乱用 … 196
上腸間膜動脈症候群 ………… 198
反　芻 ………………………… 199
過量服薬 ……………………… 200
強迫的な運動 ………………… 201

第17章 小児と思春期 ……… 203
　思春期における医学的な徴候 … 204
　転　帰 ……………………… 211
　要　約 ……………………… 212

第18章 妊　娠 ……………… 213

第19章 老年期 ……………… 216

第20章 男　性 ……………… 218

第21章 慢性期患者 ………… 220

第22章 糖尿病 ……………… 231

第23章 万引き ……………… 234

第24章 薬物依存 …………… 236

第25章 自助治療 …………… 239
　摂食障害の治療における自助の利用
　　……………………………… 239
　自助介入の定義と方法 ……… 240
　指導下および指導のない自助介入
　　……………………………… 241
　神経性大食症とむちゃ食い障害に
　　おける自助 ………………… 242
　神経性無食欲症に対する自助 … 245
　介護者に対する自助 ………… 246
　自助介入をより効果的にする方法
　　……………………………… 247
　摂食障害における自助の利益と
　　不利益 ……………………… 248
　結　論 ……………………… 249

第7部　肥　満 —————————————— 252

第26章 肥　満 ……………… 252
　定義と疫学 ………………… 252
　原　因 ……………………… 252
　診断と臨床像 ……………… 254

　鑑別診断 …………………… 255
　原因，予防，予後 ………… 256
　治　療 ……………………… 256

補講　治療への展望 —————————————— 261

家族への働きかけ …………… 261
　家庭医の視点から ………… 261
　予　防 ……………………… 261

スクリーニング，早期の発見，診断
　……………………………… 262
他科への紹介 ………………… 264
医学的な経過観察と外来治療 … 265

情緒面の支援 ·················· 267
家族教育と家族への支援 ········ 268

看　護 ························ 269
看護師からみた摂食障害患者の
　管理について ················ 269

食事療法 ······················ 284
栄養士の視点 ·················· 284
専門職としての能力と信頼を
　育むこと ···················· 284
信頼関係と信頼感の確立 ········ 286
栄養評価 ······················ 287

変化への準備の評価 ············ 288
リフィーディング症候群 ········ 288
食事計画 ······················ 290
健康な体重に関する会話 ········ 291
栄養カウンセリングによる
　アプローチ ·················· 292
動機づけ面接 ·················· 293
認知行動療法 ·················· 294
マインドフルな食事 ············ 296
スピリチュアリティーと栄養
　···························· 298
身体イメージ ·················· 300

プロトコルとアルゴリズム — 305

摂食障害入院病棟へ入院時の指示
　···························· 305
神経性無食欲症治療アルゴリズム
　···························· 307
神経性大食症治療アルゴリズム
　···························· 308
脱水治療の手順 ················ 309

グルカゴン試験の手順 ·········· 310
マグネシウム静脈内投与手順と
　バランステスト ·············· 311
肥満治療のアルゴリズム ········ 313
唾液腺肥大治療の手順 ·········· 314
カリウム治療の手順 ············ 315
加温の手順 ···················· 316

参考文献 ·· 317

監訳者あとがき ·· 333

索　引 ·· 335

略 語

AN	神経性無食欲症
APA	米国精神医学会
AST	アスパラ酸トランスアミナーゼ
B_{12}	ビタミン B_{12}, シアノコバラミン
BED	むちゃ食い障害
BMI	ボディ・マス・インデックス （体重（kg）を身長（m）の2乗で割ったもの）
BN	神経性大食症
cm	センチメートル
CNS	中枢神経系
Cu	銅
DEXA	二重エネルギーX線吸収法
DSM	診断と統計のためのマニュアル
EDNOS	特定不能の摂食障害
EEG	脳波
folate	葉酸
g	グラム
HDL	HDL コレステロール
ICD	国際疾患分類
IU	国際単位
JVP	頸静脈圧
K	カリウム
kg	キログラム
L	リットル
LDL	LDL コレステロール
mEq	ミリイクイバレント
Mg	マグネシウム
mg	ミリグラム
mL	ミリリットル
mmol	ミリモル
P	リン
PMN	多形核白血球
QT interval	心室が電気的に再充電されるまでの時間
QTc	患者の心拍数で補正されたQT間隔
RBC	赤血球

第 1 部　定義と有病率

第 1 章

定義と疫学

　摂食障害は深刻な心理的身体的な障害に結びついており，家族，周辺社会，医療機関に重い負担を投げかけている．

神経性無食欲症

　神経性無食欲症は，有病率は低いものの身体合併症を高い率で生じる．好発年齢は 15 歳（9 歳から 24 歳に及ぶ）である．女性では神経性無食欲症と診断される者が男性の 10 倍多い．生涯に，0.9〜2.2％の女性，0.2〜0.3％の男性が神経性無食欲症と診断される．それに加えて，神経性無食欲症患者の 3 分の 1 は医療機関を受療しないため統計上に含まれていない．神経性無食欲症の発生率，すなわち新規の患者発生率は，思春期女性において若干上昇しているかもしれないことを除けば，この 50 年間変化していない．神経性無食欲症は，どの精神疾患よりも高い死亡率を示し，それは標準化死亡率（SMR）に換算して一般人口の 10 倍に上る．自殺が死因の半数を占め，不整脈に代表される身体合併症が残り半分を占める．
　神経性無食欲症の診断基準は DSM-IV も ICD-10 も似通っており，それらは**表 1.1** および**表 1.2** に示したとおりである．
　神経性無食欲症の病像の本質は，太ることと食べることへの持続的で不可解な恐れであり，それは体重の低下とともに強まり，理論的な説得によっても変化することはない．神経性無食欲症は自我親和的である．すなわちそれは，患者らがその体重や体型に対するこだわりを正常だと信じ，何も間違ったことはないと考え，そのため彼女らは治療に関心を示さないということを意味している．神経性無食欲症における体重減少は不十分な食事摂取量によ

表 1.1　DSM-Ⅳによる神経性無食欲症の診断基準

A. 年齢と身長に対する正常体重の最低限，またはそれ以上を維持することの拒否（例：期待される体重の 85％以下の体重が続くような体重減少；または成長期間中に期待される体重増加がなく，期待される体重の 85％以下になる）
B. 体重が不足している場合でも，体重が増えること，または肥満することに対する強い恐怖
C. 自分の体重または体型の感じ方の障害，自己評価に対する体重や体型の過剰な影響，または現在の低体重の重大さの否認
D. 初潮後の女性の場合は，無月経，すなわち月経周期が連続して少なくとも 3 回欠如する（エストロゲンなどのホルモン投与後にのみ月経が起きている場合，その女性は無月経とみなされる）

▶病型を特定せよ
制限型：現在の神経性無食欲症のエピソード期間中，その人は規則的にむちゃ食いや排出行動（つまり，自己誘発性嘔吐，または下剤，利尿剤，または浣腸の誤った使用）を行ったことがない
むちゃ食い／排出型：現在の神経性無食欲症のエピソード期間中，その人は規則的にむちゃ食いや排出行動（すなわち，自己誘発性嘔吐，または下剤，利尿剤，または浣腸の誤った使用）を行ったことがある

出典：Diagnostic and Statistical Manual of Mental Disorders, Fourth Edition. Washington, DC, American Psychiatric Association, 1994.（髙橋三郎ほか 訳：DSM-Ⅳ-TR 精神疾患の分類と診断の手引　新訂版. 医学書院, 2003.）

表 1.2　ICD-10 による神経性無食欲症の診断基準

A. 体重減少は（小児では通常のように体重が増加せず），標準体重あるいは年齢と身長から期待される体重より少なくとも 15％下回っていること
B. 「太るような食物」を自らが避けることによって起こる体重減少
C. 肥満に対する病的な恐怖を伴った太りすぎというボディイメージの歪みがある．このため体重の許容限度を低く設定して自らに課す
D. 視床下部—下垂体—性腺系を含む広範な内分泌障害が顕在化する．それは，女性では無月経によって，男性では性的な関心と性的能力の喪失によって確認される（明らかに例外的なものとして，避妊薬に代表されるホルモンの補充療法を受けていると，神経性無食欲症の女性でも持続的な性器出血をみることがある）
E. 神経性過食［大食］症（F50.2）の基準 A, B を満たさないこと

■コメント
　次の特徴は診断の補助となるが，必要条件ではない．つまり，自己誘発の嘔吐，自発的な下剤使用，過度の運動，食欲抑制薬および／または利尿薬の使用
　発症が前思春期であれば，思春期徴候の発現が遅延したり停止に至ることもある（成長の停止．女子では，乳房が発達せず，原発性無月経がある．男子では，小児のままの性器にとどまる）．回復すると，通常思春期は普通に完了するが，初潮は遅れる

出典：Classification of Mental and Behavioural Disorders (ICD-10). Geneva, World Health Organization, 1992.（中根允文ほか 訳：ICD-10 精神および行動の障害 DCR 研究用診断基準　新訂版. 医学書院, 2008.）

り達成，維持され，通常は強迫的な過活動によるエネルギー消費の増加と対になっている．しかし，神経性無食欲症患者の半数はむちゃ食いと嘔吐をも伴っている（むちゃ食い／排出型）．排出行動の等価行動として，嘔吐に加えてまたはその代わりに，下剤，浣腸，坐薬，利尿薬，吐根，断食，やせ薬，代謝促進薬，食べ物の吐き捨て，自己瀉血，自己経管栄養などが用いられる．

多くの場合，患者は食事を制限することから始め，やがて運動が加わり，それは強迫的となり得る．多くの場合，6ヵ月から2年後には，おそらく低栄養と関連した食事の切望と過食が始まる．このような食事への欲求はむちゃ食いへとつながり，やがて排出行動へとつながる．4分の1から半数の神経性無食欲症患者では，むちゃ食いと排出のサイクルは慢性化する．

神経性大食症

神経性大食症は，習慣的なむちゃ食いとそれに引き続く排出行動とその等価行動をきたす．排出型は，嘔吐，下剤，利尿薬，浣腸の乱用によって定義づけられる．非排出型はむちゃ食いに対しほかの代償行為をしている．神経性大食症患者は通常正常体重を維持し，職場や学校での活動性を保ち，むちゃ食いと排出行動を隠している．しかし，神経性大食症は自我違和的な障害である．すなわち患者らは治癒を求めているのである．しかし願わくば体重増加という代価を払わずに．

神経性大食症は，1.5〜2.0％の女性と0.5％の男性に影響を及ぼしている．発生率は1970年代以降急速に高まり，現在は横ばいかおそらくは1990年代をピークに低下している．発症は通常10代後半で，神経性無食欲症に比べて遅い．表1.3と表1.4にDSM-Ⅳ，ICD-10の神経性大食症診断基準を示した．

神経性大食症の病像の本質は，繰り返すむちゃ食いである．むちゃ食いは，食べることを制御できないという患者の感覚を伴う過剰な食事摂取のエピソードとして定義されている．むちゃ食いは，摂取カロリーの低下，ストレス，特定の場所（例：自宅の風呂場），一日の特定の時間（例：夜），特定の人々，気分の変動，孤独感，痛み，不眠，疲労などと結びついている．

表 1.3　DSM-Ⅳによる神経性大食症の診断基準

A. むちゃ食いのエピソードの繰り返し．むちゃ食いのエピソードは以下の 2 つによって特徴づけられる
   (1) 他とはっきり区別される時間帯に（例：1 日の何時でも 2 時間以内），ほとんどの人が同じような時間に同じような環境で食べる量よりも明らかに多い食物を食べること
   (2) そのエピソードの期間では，食べることを制御できないという感覚（例：食べるのをやめることができない，または，何を，またはどれほど多く，食べているかを制御できないという感じ）
B. 体重の増加を防ぐために不適切な代償行動を繰り返す．例えば，自己誘発性嘔吐；下剤，利尿剤，浣腸，またはその他の薬剤の誤った使用；絶食；または過剰な運動
C. むちゃ食いおよび不適切な代償行動はともに，平均して，少なくとも 3 カ月間にわたって週 2 回起こっている
D. 自己評価は，体型および体重の影響を過剰に受けている
E. 障害は，神経性無食欲症のエピソード期間中にのみ起こるものではない
▶病型を特定せよ
　排出型　現在の神経性大食症のエピソードの期間中，その人は定期的に自己誘発性嘔吐をする，または下剤，利尿剤，または浣腸の誤った使用をする
　非排出型　現在の神経性大食症のエピソードの期間中，その人は，絶食または過剰な運動などの他の不適切な代償行為を行ったことがあるが，定期的に自己誘発性嘔吐，または下剤，利尿剤，または浣腸の誤った使用はしたことがない

出典：Diagnostic and Statistical Manual of Mental Disorders, Fourth Edition. Washington, DC, American Psychiatric Association, 1994.（髙橋三郎ほか　訳：DSM-Ⅳ-TR 精神疾患の分類と診断の手引　新訂版．医学書院，2003.）

表 1.4　ICD-10 による神経性大食症の診断基準

A. 短時間の間に大量の食物を消費する過食のエピソードを繰り返すこと（週 2 回以上の過食が 3 カ月間以上）
B. 食べることへの頑固なこだわり，および食べることへの強い欲求または強迫感（渇望）
C. 患者は，次に示すうちの 1 項目以上のことで，食物の太る効果に対抗しようと試みる
   (1) 自己誘発の嘔吐
   (2) 自発的な下剤使用
   (3) 交代性にみられる絶食の時期
   (4) 食欲抑制薬や甲状腺製薬または利尿薬のような薬物の使用．糖尿病患者が過食［大食］症になると，インスリン治療を故意に怠ることがある
D. 肥満に対する病的な恐怖を伴う，太りすぎというボディイメージの歪み（結果的に痩せ気味のことが多い）

出典：Classification of Mental and Behavioural Disorders (ICD-10). Geneva, World Health Organization, 1992.（中根允文ほか　訳：ICD-10 精神および行動の障害 DCR 研究用診断基準　新訂版．医学書院，2008.）

表1.5 むちゃ食い障害

A. むちゃ食いのエピソードの繰り返し．むちゃ食いのエピソードは以下の2つによって特徴づけられる
   1) 短時間（1日の何時でも2時間以内の間）に通常よりも明らかに多い量の食物を食べること
   2) そのエピソードの間は食べることを制御できないという感覚（例：食べるのを止めることができない）
B. むちゃ食いエピソードは以下のうちの3つ以上と関連している
   1) おなかがいっぱいで不快感を覚えるまで食べる
   2) 身体的に空腹感がなくても大量の食物を食べる
   3) 通常よりも速い速度で食べる
   4) どのくらい食べるかについて邪魔されないようにひとりで食べる
   5) 過食の後，嫌悪感，抑うつ，罪悪感などを抱く
C. むちゃ食いがあることにより大きな苦痛がある
D. むちゃ食いが6ヵ月間に平均して少なくとも週2日間生じている
E. むちゃ食いは不適切な代償行動（例：排出行動や過剰な運動など）の日常的な繰り返しとは結びついておらず，障害は神経性無食欲症や神経性大食症の経過中にのみ生じるものではない

(Diagnostic and Statistical Manual of Mental Disorders, Fourth Edition. Washington, DC, American Psychiatric Association, 1994. より著者ら訳)

むちゃ食い障害

　むちゃ食い障害（BED）は，DSM-Ⅳにおいてはさらなる研究を要する暫定的な診断名に分類されている．BEDの生涯有病率は，成人女性の3.5％，成人男性の2.0％と見積もられていて，その有病率は増加傾向にあるようだ．BEDは，白人にも黒人にも同様にみられる．BEDは，肥満患者の約3分の1にみられる．表1.5にBEDの定義を示した．
　BEDの病像の本質は，過食である．過食への衝動はしばしば味覚と食べ物の質に結びついている．一方で，神経性大食症におけるむちゃ食いはしばしば儀式的となりがちで，あとで吐きやすいものが選ばれがちである．BEDでは，嘔吐や下剤乱用のような過度の代償行動はみられない．このような行動は，Prader-Willi症候群やKleine-Levin症候群といった遺伝的な肥満でもみられる．自己評価を保つための体重や体型への過剰投資は神経性大食症よりも少ない．

特定不能の摂食障害

　この診断カテゴリーは，摂食障害によって彼女らの生活の質がひどく損なわれているが，摂食障害のほかの診断項目のどこにも当てはまらない患者に対して現在用いられている．一部の神経性無食欲症患者は発症の初期段階や回復期に特定不能の摂食障害（EDNOS）に分類される．しかし，同様に生活の質を低下させるほかの症状の組み合わせもあり，EDNOSは以下のような例も含んでいる．すなわち，嘔吐や下剤乱用のような排出行為をしているがむちゃ食いはしていない体重が正常な人（「purging障害（排出行動障害）」），あるいは，体重の項目が神経性無食欲症の診断基準ほどには低下していない神経性無食欲症的な人，あるいは，生理が止まっていない人．このような分類の難しさは子どもや青年を診断するときに特に顕著となる．

[訳：太田大介]

第2部 原因

第2章

原因となり持続させる因子

　摂食障害の原因については，制限型とむちゃ食い型との間では，異なる疫学で説明されるべきである．神経性無食欲症がその歴史の長さにもかかわらず低い有病率にとどまっているのに対して，なぜ神経性大食症およびむちゃ食い障害は急激な増加をたどっているのか．それは特に女性についてばかりではなく，20世紀後半に生まれた男子のむちゃ食い障害患者にも当てはまる疑問である．なぜ，神経性大食症は都市部の環境下でより一般的であるのか．同じ時期に肥満の有病率が急激に増加していることを説明する文化的因子が，神経性大食症・むちゃ食い障害の両者を生み出すむちゃ食いの危険に対しても影響を与えている．文化的因子は摂食障害のすべての病型において，治療を難しくする持続因子として働いている．

　これらの興味深い問題について危険因子をより深く検証している基本的な資料として，Jacobiらによる総説が挙げられる[訳注]．図2.1は，人生の軌道上の生物・心理・社会的基盤に，どのような遺伝的・環境的・発達的要素がかかわっているのか，そして，摂食障害を引き起こす危険を高めているのかについて例示している．以下で，これらの各領域についてより詳細に述べる．

　　訳注：原著書巻末の文献リストには出典が示されていない．訳者らが調べたところでは
　　　　以下のとおり．Jacobi C：Psychological risk factors for eating disorders. Annual
　　　　Review of Eating Disorders, Wonderlich JE, et al. ed., 59-85, Radcliffe
　　　　Publishing, 2005.

文化的因子

　神経性大食症とむちゃ食い障害（BED）が，都市中心部において急増し，

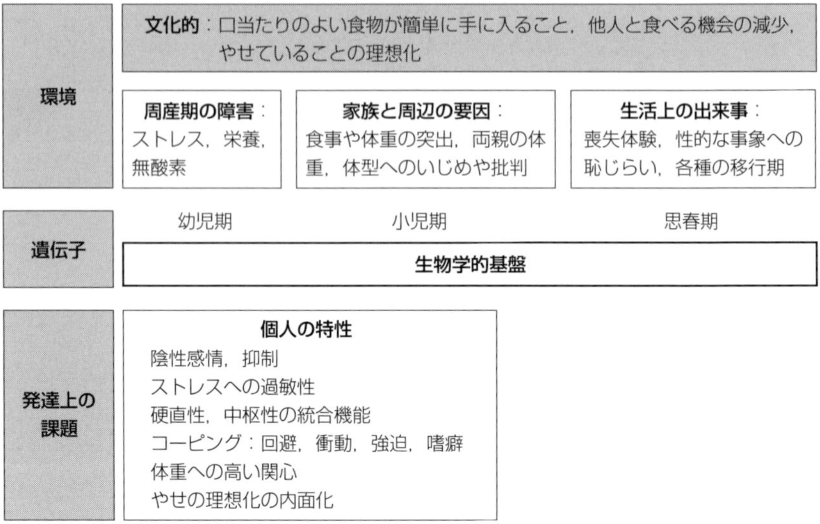

環境	文化的：口当たりのよい食物が簡単に手に入ること，他人と食べる機会の減少，やせていることの理想化		
	周産期の障害： ストレス，栄養，無酸素	**家族と周辺の要因：** 食事や体重の突出，両親の体重，体型へのいじめや批判	**生活上の出来事：** 喪失体験，性的な事象への恥じらい，各種の移行期
遺伝子	幼児期　　　　　小児期　　　　　思春期 生物学的基盤		
発達上の課題	**個人の特性** 陰性感情，抑制 ストレスへの過敏性 硬直性，中枢性の統合機能 コーピング：回避，衝動，強迫，嗜癖 体重への高い関心 やせの理想化の内面化		

図 2.1　文化的・環境的・遺伝的・心理学的領域における危険因子の図式表示

より多くみられる傾向は，文化的要素が本疾患にかかわっていることを明らかにしている．西洋文化は，やせていることを理想化し，自分自身への不満を形成してきた．各種宣伝は，健康な体を浪費して自己を「つくり変える」可能性を育んできた．食べることの結果を恐れながら，口当たりがよく魅力的な食べ物が容易に手に入る状況は，緊張を生じ，不安を高め，ゆがんだ食習慣を助長してきた．

特定の環境による危険因子

一般的な文化的危険因子と，家庭内や身近な人々によるより特定の環境上の誘因（例えば，体重や体型にまつわるいじめ，趣味，体重や体型が大きく影響する職業目標など）は，両者とも個人の一生を通して影響を与えもし，また傷つきやすい感受性を和らげもする．

周産期の危険因子

摂食障害を生じる人々には，未熟児，低体重児，頭血腫などの産科合併症の既往がみられることが多い．母親の高度のストレスなど，胎児とは逆の周産期要素もまた生じ得る．このように，低酸素性の脳障害，視床下部下垂体副腎機能，または後天的な栄養障害の機序が，摂食障害患者の発生を誘発する隠れた因子かもしれない．

小児期の危険因子

身近な人たちや家族は，文化的に理想的とされる体型や，食物と行動の関係を，実例を示したり，忠告を与えたり，からかったりすることを通して強化しているかもしれない．これは，やせることの理想化と体型と結びついた低い自己評価を内在化するよう働きかけ，ダイエット行動を促進する．そして，食事を分け合うことで得られていた社会とのつながりを失い，受動的な都市環境で食物は匿名で簡単に手に入れることができるようになり，むちゃ食いへの環境が整えられる．

青年期の危険因子

さまざまなストレスのかかる出来事や困難は摂食障害発生の引き金となり得る．性的な恥じらいと関連した出来事はpudicity[訳注]といわれ，広くみられるものである．競争心をあおる出来事や過渡期もまた，障害を促進する可能性がある．神経性大食症の発症はしばしば大学への進学時期と結びついている．

訳注：純潔，貞節，慎み深さ，内気などの意味．思春期の摂食障害，特に神経性無食欲症患者では，女性性の拒否という文脈でとらえられる病理がしばしばみられる．

遺伝による因子

　遺伝的因子は生命の発生時期から存在しているが，器官の発育を侵害する環境的因子は遺伝子が個人に及ぼす影響を修飾したり緩和したりしている．また，ある種の遺伝子は思春期に関連する諸変化のように発育による変化によって活性化される．

　摂食障害歴を有する家庭の場合，摂食障害発症の危険は10倍になる．いくつかの家族をもとにした遺伝的つながりについての調査により，神経性無食欲症，神経性大食症や関連する行動特性についての遺伝子座が明らかにされた．また，脳由来神経栄養因子（BDNF），オピオイド受容体，セロトニン受容体に関する遺伝子と，摂食障害との関連がいくつかのグループによって報告されている．いくつかの遺伝子は，それぞれの影響は小さいとしても，危険性を高めている可能性はある．さらに，これらの遺伝子に関する危険性はある種の環境，例えば，思春期以降かまたは体重減少下においてのみ発現される．思春期はとても重要な発達段階で，その時期には，ストレス，体重減少，食事内容や食事パターンの変化などの環境的誘因が，潜在している遺伝的特性を悪化させたり活性化させる可能性がある．

心理的・生理的な発達変化

　遺伝子や環境の影響は発達過程にある個人に相互に働き，心理的・生理的な個人の様式を変化させる．摂食障害は脳が発達する時期に始まり，その時期には，ニューロンと伝達経路を司る髄鞘形成との間の結びつきが失われるような著しい変化が生じる．そこでは両要素は脳の働きをより有効なものにするために働いている．自己統制の中枢である前頭葉は最後に成熟する場所である．自己統制に問題があると，摂食障害の誘因となったり，摂食障害の状態を維持する働きをするのではないかとする説も提出されている．

脳の構造と化学反応物質の異常

図 2.2 に，食欲の制御を含む脳の構造の概略を示した．そこには 3 つの基本的要素が存在する．最初に，神経調節システムがあり，それは体重とエネルギー消費に応じて出される代謝信号に従って食事摂取を制御している．第二に，快楽システムがあり，それは食事を摂ったことへの報酬を与え，食物を得たいという欲望や動機づけについての役割を担っている．最後に，自己制御システムがあり，それはほかの 2 つのシステムを制御し食行動を社会の文脈に合うように整え，食事を選んだり決断したりするときにも働き，計画的な行動をさせている．

急性期の神経性無食欲症患者では，脳は萎縮し，脳室は拡大する．食事に関連するすべての中枢では灰白質部分が特異的に減少していると報告されている．摂食障害から回復した後，脳実質がどの程度回復するかについてはよくわかっていない．

摂食障害患者における脳の化学的な異常は，疾患から回復した後も残る．モノアミン受容体の数が変化することは，いわゆる内部表現型といわれ，摂

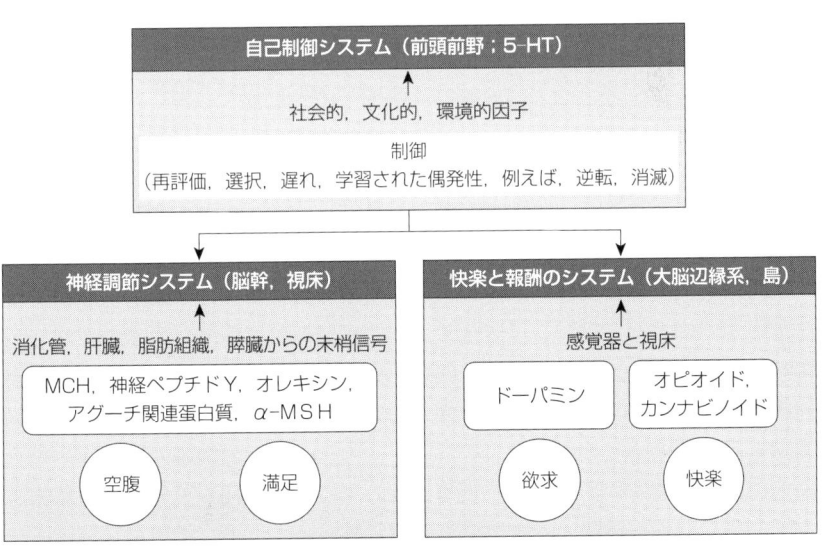

図 2.2 食欲の制御にかかわる脳の構造

食障害に伴う生物学的要素である。Kayeが提出している仮説によれば，5-ハイドロキシトリプタミン（5-HT，セロトニン）とドーパミンとの間の化学的バランスの異常は，摂食障害を準備し維持するとされている変化しやすいいくつかの因子と関連がある．摂食障害では，5-HT1Aシナプス後受容体が増え，5-HT2A受容体が減り，行動の禁止と不安に結びついている．低栄養状態は，トリプトファン，5-HTの前駆体を減少させ，これは気持ちを静める感覚を生み出すことから不安状態にある人に対する報酬となっている可能性があると考えられている．

報酬システムでは，ドーパミンD2/3の結びつきの増加もみられる．ドーパミンは報酬の過程において鍵となる役割を果たしている．ドーパミンの放出は，脂肪分や糖分を多く含む食事によって置き換えることができるので，これらの成分を含む食物のむちゃ食いはそれらの食物をより心地よいものと感じさせる．摂食障害患者は報酬課題に対して通常とは異なった脳の反応様式を示す．すなわち，認知反応を示唆する脳の派生的な部分が強く活性化し，直感的あるいは情緒的な反応と関連する脳の部分の活性化は乏しくなる．

認知・感情・知覚・神経生理学的な脆弱性

代謝的，電気生理学的，内分泌的，解剖学的，認知・心理・神経心理学的領域には，摂食障害に関係する多くの生物学的マーカーが存在する．その多くは状態像，すなわち栄養欠乏の結果を示すものである．その他のものは，家族的な特質と思われ，遺伝子に起源を持ち，内部表現型と呼び習わされてきた．

摂食障害の人々は，自己制御システムの中で情報を処理する際に問題を生じている．例えば，彼女らは変化する能力が低下していて，硬さと保続を示す．彼女らはまた，意思決定にも問題を持っている．これらの問題の多くが回復後にも残ることから，ストレスと栄養の問題は，おそらく効果的な自己制御を阻害しているのだろう．そして，このような自己制御の問題は，摂食障害に伴う強迫的行動の増加，感情制御の不良，社会性の欠如などの原因となり，摂食障害が持続する結果をもたらしている．この自己制御システムの機能不全は，神経性無食欲症を発症してから数年以内の患者のうち，かなり

の割合に生じるむちゃ食いをも引き起こす.

摂食障害患者はしばしば細かいことがらを拾い集める高い能力を示す.特に急性期には,情報を地球的な視野に統合する能力を犠牲にしている症例がみられる.このような細かいことがらに注目する眼力は,間違いへの繊細さや完璧主義に代表される強迫的な性格傾向へとつながる.このような能力は患者が熱力学の法則を習得することを可能にし,そして体重減少の「才能」をも示すことになるのである.

過度に悪化したストレス反応や,不安な気分の移り変わりは,周産期や発達後期の逆境がもたらしたものなのかもしれない.このような逆境が,単独で,あるいは子供時代の情緒的な経験と結びついて,感情制御の不良をもたらしている可能性がある.

このような認知と情緒の問題は低い自己評価と社会的に劣っているという感覚につながる.文化的に容認された目標,それは多くの近代社会ではやせていることなのだが,それを達成するよう努力することが受け入れられるための方法なのである.

摂食障害の症状を持続させる因子

持続させる因子は,訴えの多い患者の初期症状のうち時を越えて持続する症状を予測する変数である.自己制御の問題のような二次的な症状の様式は,時を越えて進化していく.初期の段階は,摂食障害のすべての病型に共通している.しかし,制限型かむちゃ食い型かによって症状が進む方向は分かれていく.治療がうまくいくためには回復させる必要があり,持続させる因子を同定することは重要である.さらに,引き金となる要素と異なり,それらは現時点でも「作用している」ので,治療の中で改善され得るものである.

脳の栄養障害

脳の機能についての理解には大きな変遷がみられた.あるときは,生涯を通じて脳の構造や機能はほとんど変化しないと考えられていた.しかし,脳

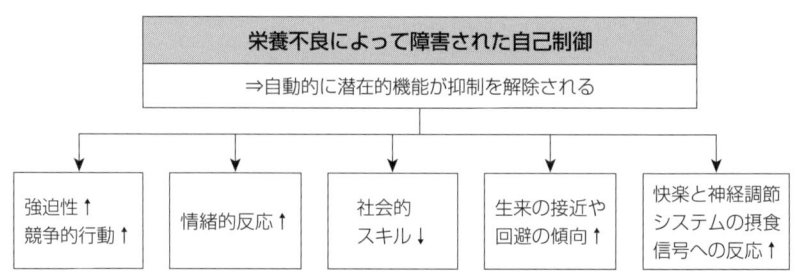

図2.3 自己制御がいったん低下すると強まるいくつかの固有の傾向

は高度に可塑的な臓器である．経験，学習，記憶は脳の構造と機能を修正している．脳の栄養所要量はおそらく，500kcal/日で身体全体のカロリー所要量の5分の1である．脳の栄養必要量を満たすことの失敗が神経性無食欲症患者の脳の構造（灰白質と白質の減少）と機能（自己制御能力の低下）の変化を説明してくれる．

図2.3は，いったん，自己制御能力が低下したときに明らかとなる生来の傾向の概略を示した．

例えば，体重減少は強迫的傾向と硬さがより支配的となることを許容している．これらの傾向はダイエットのルールによる支配を強め，急激で延々と続く体重減少を確実なものとする．極端な体重減少は脳の栄養中枢と快楽中枢システムから，体重を増加させるような感受性と欲動を引き出す．多くの事例では，これはむちゃ食いや屈服への恐怖につながる．回避傾向と懲罰に過敏になることは，患者が多くの活動から引きこもり，不安で孤独になることを意味している．情緒と社会統制の障害や食物という報酬へ焦点を向けることは，患者が対人関係からの影響を受けにくくなったことを意味する．同様に，集中力や決断力の低下は，治療内容を受け入れる能力と信頼できる周囲の人への興味が失われていることを意味している．飢餓が長く持続すればするほど脳の障害は固定したものとなり，新しい学習や，正常な脳の発達は妨げられる．

このように，脳のすべての栄養障害は，摂食障害の症状を次第により確実なものとし，疾病が長期化するにつれて神経性無食欲症からの回復がいかに難しくなるかを説明してくれる．いったん摂食障害の症状が生じると，正のフィードバックのわなに捕らえられたことになる．

摂食障害の症状を積極的に強化するもの

心理的・生理的因子

　厳しい食事制限によるいくつかの生物学的・心理的な結果は，患者にとって意味があるために強化される．例えば，二次的な性的欲求の減少は，性的欲求に関連した不安を持っている彼女らからは好ましいこととみなされる．このように，これらの事例では性ホルモンの減少は歓迎される．やっかいな月経や性的な欲求からは解放されるかもしれないが，ほかの身体的な障害は永続するかもしれない．身体的な衰弱と集中力の低下は，患者の脆弱性と個人の不適当な部分を強める．自己の脆弱感を補強したいという欲求は，彼女らに優越感を与える行動様式を継続するよう働きかけている．胃が空になるまでに長い時間がかかり便秘を生じるなど，胃腸機能への二次的な影響によって，患者は食べ始めた時に共通して腹部の不快感と膨満感を訴える．

社会的因子

　体重減少を賞賛するなどの，疾患への社会の反応もそれを強化する因子となり得る．初期には，周囲の人や家族が摂食障害の人に対して彼女の熱心な食事への適応や運動規則を賞賛するかもしれない．それは健康な生活様式の延長上にある印象を与えるからである（図 2.4）．さらに，一般には，社会活動にはほとんど興味を示さずに学術活動に集中することもまた賞賛すべきことのようにみえる．彼女自身にとっても，食事のルールの詳細を頑固に守ることによる成功と制御の感覚は報酬となるものである．彼女が体重減少で成功を収めるにつれて，この目標はより際立ったものになる．

　家族から過度に表出される感情（過剰防衛や批判）や摂食障害症状に対するそのほかの反応は，不用意に食行動異常を持続させる．疾病によるさまざまな二次的要素が神経性無食欲症の後半の段階を引き起こす．飢餓による「痛み」が表立って示されると，それは身近な人たちに何らかの反応を引き起こす．家族は摂食障害患者の行動から奇行のわけを引き出す．家族の情緒的反応は怒りから欲求不満へ，関心を持って介護する気持ちから無関心へと揺れ動く．これらの摂食障害者の行動への反応のいくつかは不注意に報酬を与える結果にもなる．家族は，摂食障害者の「声」に注意を払い，信用を置いたり，あるいは摂食障害者の行動によって生じる好ましくない結果を取り

第2部 原因

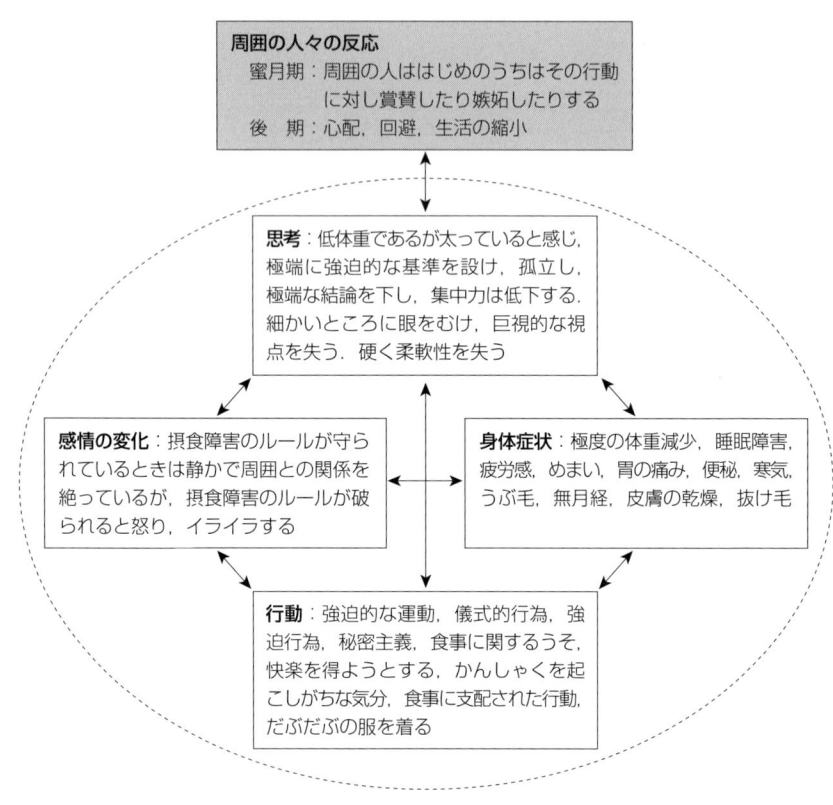

図 2.4 神経性無食欲症傾向

除くこともできる．また，家族は摂食障害の症状が家族内を支配することを受け入れもする．すなわち，摂食障害者の決めた食事のルール（どこで，どうして，どのように，いつ，誰となど），安全確保のための行動（運動，嘔吐，身体検査，飢え，食事を減らすこと），強迫行動（保証を求めること，計算すること，調べること，支配すること）などに従属的となる．摂食障害者は，明白なあるいは暗に示された情緒的な恐喝によって，彼や彼女をとりまく人々を支配する．例えば，摂食障害患者の決めたルールに従わない場合，患者はまったく食べなくなったり，彼や彼女自身を傷つけたり，ほかの破壊的な行動に出ることによって，家族を脅すことになる．このような神経性無食欲症患者との明らかに「苦痛に満ちたやり取り」は家族を「いじめ」，このため家族は摂食障害患者の決めたルールを受け入れ，疾患に対して便宜

を図ることになる．

　「病人役割」を持つ患者への敬意と介護は，摂食障害患者を「特別」扱いさせる．摂食障害患者は，ほかの家族の一員（しばしば同胞）を支配し，競争し，比較し，何をどのくらい食べ運動すべきかについて決める．抵抗されることを恐れるため，このような行動は家庭内の平和を維持しようとする努力によって再び耐え忍ばれる．

　摂食障害は社会との接触の必要性に取って代わり，社会活動による喜びは失われてしまう．飢餓によって，情緒的な体験は減り，痛みを伴う情緒も回避することができる．感情が沸き上ることや不安定な愛着の気持ちを回避しようとする反応は共通して備わっている傾向で，それがさらに顕著なものとなる．むちゃ食いと排出行動は感情を管理する手段として働き，食べることで一時的な解放感が得られ，排出行動はそれに引き続く罪の意識を和らげてくれる．

報酬を敏感に受け取る後天的な異常：ダイエット行動と生理機能との間の相互作用

　身体による栄養要求は，脳の報酬システムに前もって食物探索行動を発達させるように導いており，極端な食事制限は，体重低下へのさらなる試みへとつながるむちゃ食いによって打ち砕かれるというわなが仕掛けられている．飢餓によって放出あるいは抑制されたホルモンは，脳の報酬中枢の感受性を変化させる（例えば，レプチン濃度の低下とグレリン濃度の上昇は，報酬への感受性を高める）．このように食べることへの欲求は抗いがたいものになる．簡単に手に入り，口当たりのよいものがより好まれる．食事摂取による最初の性急な快楽の後には，気持ちが沈む反応が現れる．患者は，食事への満足が得られないことを心配するようになり，自分の食欲が際限のないもの，つまりもし厳重に制御しようとしなかったとしたら自分が象のようにふくれあがってしまうのではないかと不安になる．自己コントロールの欠如と「失敗」の経験は，損害を取り戻そうとする行動に患者を導く．それには排出行動，過度の運動，食べないことなどが含まれ，より厳格なダイエットのルールによる新たな出発に引き継がれる．むちゃ食い障害は通常密かに行われる．患者は，自分が外界に向けている虚偽の仮面を十分に知っている．彼女は，彼女の生活の暗い一面をみられることを恐れて，人と一定の距離を

とる．むちゃ食いが台所や風呂場に引き起こす混乱は，施設を共有している人との間に問題を引き起こす可能性がある．罪悪感と自己嫌悪感は自己評価をさらに低め，「よい人でいる」ことへの新たな試みを生じる．

疾病を持続させる土台となる機序については，動物モデルによる情報が参考になる．動物は，飢餓状態におかれたとき，胃から食物が人工的に逆流してくるとき，ストレスがかかったとき，間欠的に口当たりのよい食物が得られたときなどのように，環境の実験的操作に引き続いてむちゃ食いを始める．これらの動物は過食をするだけではなく，嗜癖物質に対する食欲の増加をも示す．さらなる研究によれば，これらの動物は，ドーパミン，オピオイド，内因性カンナビノイド系によって，脳の報酬システムを変化させていることが明らかにされている．

動物においてむちゃ食い障害を生じさせる環境のいくつかは，摂食障害と関連した鍵となる環境要素と行動と一致する．もし，われわれが動物研究から得られた知見を人に当てはめるとするならば，混乱した極端なダイエット様式，嘔吐，ストレスなどは，報酬システムの後天的変化を生み出し，それが脳に嗜癖的な変化をもたらすことによって食欲の混乱を永続的なものにしている，という仮説を立てることができる．このような機序は，神経性無食欲症から神経性大食症への移行の土台となり，なぜ食事の探索やむちゃ食いが一定期間を経た制限型の神経性無食欲症患者に共通してみられる後遺症であるのかを説明してくれる．神経性無食欲症患者の神経症的な恐怖，すなわち，食欲を支配し征服しなければならない，そうでなければ食欲が頭をもたげて彼女を圧倒してしまうという恐怖が現実のものとなるのである．

体系的まとめ

神経性無食欲症患者の前提となり，それを促進させ，永続させる危険因子を，体系的にまとめることは有益である．それらは，身体的，心理的，社会的因子に分類することができる．区分けされたまとめは患者とかかわる過程において最初の重要な手がかりとなる．摂食障害のさまざまな病型に典型的な危険因子の概略を図2.1に示した．

[訳：太田大介]

第3部　診断と臨床像

第3章

病歴と身体所見のとりかた

病歴聴取

　診療所を出て患者に会ってみるとよい．それにより，彼女らが自分をとりまく人々と一緒にいるときの行動を観察する機会が得られるからだ．そこでの彼女らの感情，体力，安定性，動き，歩行に注目してみよう．
　病歴のある種の要素，例えば薬剤の乱用や性的な問題が挙げられるが，それらは患者との治療関係が形成されるまで，面接のテーマとして残しておいてよい．表3.1に病歴記録のための手順を示した．

身体診察

　落ち着ける環境下で，患者に下着を身に着けたまま背中開きのガウンを着るように頼もう．もし患者が診察を受けることをためらっているようなら，どうしてなのか尋ね，あなたが診察を始める前に診察の範囲について患者と同意に達していることを保証しよう．患者が服を着込んだまま診察をすると，るいそうの程度やほかの身体所見をしっかりと観察することができない．ぞんざいな診察はまた，診察が意味のないものであるという患者の気持ちを強化しかねない．このため身体診察の際には，患者が信頼する女性に同席してもらうことが望ましい．直腸診，婦人科系診察，乳腺の診察は，摂食障害患者の診察の一部として行ってはならない．
　身体診察は初診時に行い，その後は症状と体重増加に応じて繰り返し行う．表3.2に身体診察の概略を示した．図3.1には摂食障害患者の身体所

表 3.1 摂食障害患者の病歴についてのひな型

基本情報
名前 生年月日 住所 電話番号（自宅，携帯電話） 　　連絡を取ることへの承諾：秘密を保持するため，どこへ連絡を取ればよいか詳細な情報を得ておく（誰に，どこへ，どのように） 照会先（緊急時連絡先） 検査の日時

現病歴
病歴は縁者からとられたものか 体重 妊娠，出産 （胎児の）母親は妊娠中，栄養状態が過剰であったり不良であったりしなかったか 出生時体重，5〜10歳までの体重，10代の体重，体重変化の経過 成人期の体重 これまでの最高体重 通常の体重 好ましい体重（理想体重） 最低体重 体重を変化させたいか 患者が望む体重 最も健康だったときの体重 体重増加や減少の期間（どのように，なぜ，その効果は持続したか） 体型と身体のサイズに対する態度 体型と身体のサイズに対する気持ち 体重（通常，患者が医療を受けなければならないと考える体重と本人が望んでいる体重との間には隔たりがある）

食行動
食事（現在の平均的な日について） 　朝食　軽食　昼食　軽食　夕食　軽食 患者が食べることができるが抑えている食物のリスト 患者が食べたくない食物のリスト 食物アレルギー／不耐症（どの食物で何が起きるか） 菜食主義者か，動物性蛋白を摂取しない主義の人か，いつその習慣は始まったのか ある種の食物への不耐症（例：ラクトース） 偏食 宗教上・文化上の食物への信念 食物に対する患者の考え方の経時的変化 食品構成物についての何らかの信念があるか

適応的行動
運動 現在の運動習慣

運動の種類（有酸素運動／無酸素運動）
最も激しい運動
24時間のうちの運動時間
運動は義務的なものか
運動による一日の損失
運動の代わりとなる行動（例：何を彼らは食べないのか）
運動をしないときの行動（そわそわする，立っている，常に動いている，噛んでいる，じっとしていなければならないことへの不快感）

排出行動
どのくらいの時間むちゃ食いをしているか
水分負荷をかけているか（嘔吐を容易にするため）
どのように（例：指，歯ブラシ，腹部の締め付け）
排出行動の各エピソードで何回嘔吐しているか
血性吐物は，どのくらいの回数，どのくらいの量を
そのほかの排出行動（何をどのくらいの量，いつ）
　下剤，浣腸，坐薬
　利尿薬，イペサック，薬草，OTC^{訳注}減肥薬
　絶食，運動，インスリン乱用，自己瀉血，自己胃管挿入
　吸い吐き，食物の反芻
　　排出行動：現在のものだけではなく，これまでに用いられた排出行動のすべてを聴取する必要がある．詳細に排出行動について聞きただすことによって，秘密が明らかにされ，それらの行動がよくあることであるとわかり，患者の不安は軽減される

むちゃ食い
最初にむちゃ食いをしたのは（いつ，どこで，なぜ）
通常のむちゃ食い（何を，通常の食事の合計回数）
誰かと一緒にむちゃ食いしたことはあるか
むちゃ食いしているときの気持ち
むちゃ食いの長さ，なぜむちゃ食いは止まるのか，むちゃ食いの最中と後でどう感じるのか

身体症状

頭頸部
脱毛，毛の新生
視力，夜盲症（読書の後15～30分間，目の焦点が合わないことがあるか）

皮膚
乾燥，打撲，発疹

心血管系／呼吸器系
息ぎれ（起坐呼吸，発作性夜間呼吸困難，運動への耐久性）
動悸　突然の発生／停止，頻度，持続時間
　　　最近の変化は，むちゃ食いや排出行動との関連性，頻脈か徐脈か
　　　脈に不整はあるか，めまいや立ちくらみが動悸の際に生じるか
　　　寒いときに暑く感じて汗をかいたり，その反対に暑いときにも同様の状況があるか
　　　活動と関係なく何時間も心臓の拍動が速くなったり遅くなったりすることはあるか
胸痛　どこで，促進因子は，放散するか
　　　関連症状は，表現（ナイフのような，針で刺すような，焼けるような，重いなど）
　　　持続時間，寛解因子

心拍数，発汗，腸管，膀胱の働きに著明な変動があれば，自律神経機能異常が示唆される．それは，不整脈や突然死の危険が高いことを示している
性生活，出産，生理についての病歴
頻度，周期性，生理，無月経 経口避妊薬，無排卵，妊娠，養育 出産や妊娠や子どもの健康に対して摂食障害が及ぼす影響に関心を持っているか
排尿
尿失禁（ストレス性の尿失禁） 夜間尿（排尿頻度と排尿量） 排尿に影響するような間欠的脱腸があるか
筋骨格系
強度（運動能力の低下），筋力低下（どの部位が） こむら返り（どの部位が，いつ），しびれ，疼痛（記述せよ）
神経学的
利き手（右か左か） 浮動性めまい（記述せよ） 何らかの変化（集中力，記銘力（短期記憶，長期記憶），判断力，洞察力，計算力）
心理社会的
体重，体型，食事について考えるのにどのくらいの時間を費やしているか 人前で食事することができるか，誰とならできるか 摂食障害は患者の人生に特別な影響を与えているか 気分の変化（気分は変動しやすいか，うつ病は，希死念慮は） 他人の食事や持ち物を盗みたい衝動があるか 自傷行為は
既往歴
患者の既往歴 薬剤や食事に対するアレルギーや不耐症（いつどんな症状が生じたか，どのような治療がされたか） 薬剤服用歴（何をどのくらい服用したか，どのように入手したか，それを排出したか，どのようにしてそれらを使わないでおくことができたか） どんなOTC薬剤を服用しているか（服用してきたか），無認可の薬を使ったことは，薬剤依存，習慣的服用は 喫煙（どのくらいの本数，期間） 　　喫煙も神経性無食欲症につながる行動である（1本のたばこで10kcal消費できる） アルコール（ワイン，ビール，度数の高い酒，どのくらい） 飲み物のむちゃ飲みは，アルコールを感情や行動を鎮めるために飲んだか
家族歴
摂食障害，薬物依存，精神疾患，低体重や過剰体重の者，過度の運動や食行動異常
機能についての質問

訳注：over-the-counter（OTC）：カウンター越しに薬局で販売されている市販薬のこと．

第3章 病歴と身体所見のとりかた

表3.2 身体診察の概略

全身の視診	
着衣	・大柄な衣類は体重減少を隠すために，けばけばしい軽装はやせていることを示したり寒さにさらすためのものである

バイタルサイン	
体温（耳／口／腋窩／ほか） 血圧（適切なカフの大きさで） 　右，左 　坐位 　立位 　臥位 呼吸数	・常に血圧と心拍の両方を測定する．少なくとも片方の腕で臥位と立位の血圧と心拍数を測定する ・もし，10mmHg以上の拡張期血圧低下があるか，10回／分以上の心拍数の増加があれば，15秒おきに，安定するまで血圧と心拍数の測定をやり直す

頭頸部	
髪の毛（脱毛） 眼（外側性の眼振） 歯（侵食） 歯肉（後退，脆弱性） 耳下腺腫大 顎下腺腫大 甲状腺（正常，腫大，結節）	・脱毛の最も一般的な原因は栄養不良による髪の毛の損失である．それは毛包の炎症や異常を伴わない頭髪の全般的な損失となる ・ウェルニッケ脳症の最も一般的な注視障害は外側性の眼振である（外側の注視の際に眼が前後にすばやく動く） ・嘔吐によって耳下腺や顎下腺は両側性に腫大する．目立たない腫大ではあるが，それは栄養不良単独によっても生じ得る．これらのリンパ節は一方だけが腫大することはない

心呼吸器系	
脈の不整 頸静脈圧 胸部 心音（収縮中期クリック／雑音）	・洞性の不整脈は20歳未満の人では一般的で正常のものであり，その場合心拍数は呼吸によって急激に増加する ・僧帽弁逸脱症のときの収縮中期クリックは，胸骨左下縁から心尖部にかけて聴取され，立位でのバルサルバ手技によって増加する

腹部	
腹部（便／肝臓／脾臓／腫瘤）	・くぼませることのできる腹部の腫瘤はおおよそ便である

皮膚	
皮膚（乾燥／手足の皮膚剥離） 高カロテン血症 先端チアノーゼ うぶ毛 色素沈着した領域 ラッセル徴候 ばち指 自傷徴候（火傷や切り傷，アライグマ目，脱毛，打撲，針のあと）	・先端チアノーゼは常に青色を示す四肢末端を指している．それは血流の低下を意味している．それは血液からの酸素をより引き出すことを可能にし，血液の酸素飽和を低下させ，チアノーゼを起こす．レイノー現象は神経性無食欲症を伴う患者にもそうでない患者同様にみられる．レイノー現象は四肢の皮膚の色の変化を指している．白色，紫色，深紅へと病相に応じてこの順番に色は変化する ・くり返し熱にさらされた体幹部は色素沈着を生じ，熱性紅斑と呼ばれる．患者が自らを温めようとして熱を皮膚に当てることによって生じる（例：熱湯の入った瓶や放熱器） ・神経性無食欲症におけるばち指は，下剤の乱用によって起こるが，スプルーやグレーヴス病などほかの疾患が原因となることもある

（次ページにつづく）

神経学的	
筋力 感覚（諸区画，位置覚，温覚） 反射（腱反射の弛緩時期が遅延する） クボステック（Chvostek）徴候 トゥルソー（Trousseau）徴候 外側腓骨神経叩打徴候	・左右対称の近位の筋力低下はミオパチーである．これは，カリウム，マグネシウム，リン，カルシウムの欠乏で生じることが多い．第7脳神経を叩打することで誘発される不随意の収縮で，同神経は耳の前方で耳下腺のあたりを通過する ・トゥルソー（Trousseau）徴候は，血圧計カフを腕に巻いて締め付けたとき，手から腕への血流が遮られて血圧が上がったときに生じる手の不随意の収縮である．収縮期血圧程度に圧迫した状態で手のけいれんや不快感が生じるのを待つ（最長5分間） ・外側腓骨神経叩打徴候は，腓骨頸部との交差部で外側腓骨神経をたたくことによって生じる足の不随意の背屈である

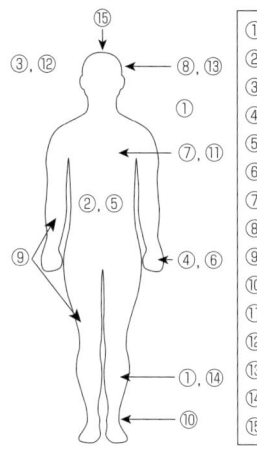

①消耗性	wAsting
②うぶ毛	laNugo hair
③低体温	hypOthermia
④ラッセル徴候	Russell's sign
⑤高カロテン血症	hypErcarotenaemia
⑥乾皮症	Xerosis
⑦僧帽弁逸脱	mItral valve prolapse
⑧耳下腺腫脹	pArotid hypertrophy
⑨潜在性のテタニー	lateNt tetany
⑩腱反射の弛緩の遅延	dElayed relaxation of the tendon jerks
⑪徐脈	bRadycardia
⑫脱水	Volume depletion
⑬器質性脳症候群	Organic brain syndrome
⑭打撲	bruiSing
⑮脱毛	hAir loss

図3.1 摂食障害の身体徴候

見を記憶する助けになる図を示した．

　新たな身体症状が生じたり身体症状に変化がみられるとき，急激な体重の増減があったとき，過少報告されていた症状がみつかったときには，身体診察をその都度繰り返す必要がある．恥ずかしさのため，それを患者が重要と受け止めていなかったため，誰も心配してくれないに違いないという思いのため，受動的な自傷行為であるため，抑うつや低栄養のために患者が申告するエネルギーを欠いていたため，それが介護者の怒りを買うと思ったため，非難すべきこととして受け止められると思ったため，患者がそれまでにも過少報告したりうそをついてきた証拠として受け取られると思ったため，申告

が治療や診断書にどう影響するかが心配なため，などの理由で症状が患者から申告されないかもしれない．

写真1〜16には一般的または重要な身体所見を示した（p.231-236参照）．

皮下出血は，写真16に示したような針穴大の病変や斑状出血 ecchymoses をつくることがある．斑状出血は5mm以上の大きさの皮下出血を，点状出血 petechiae は5mm未満のものをいう．斑状出血も点状出血も平坦で，圧迫によって白色にならない．皮下組織への出血は神経性無食欲症患者ではとてもよくみられるが神経性大食症患者では頻度が少ない．紫斑が軽度なものであればそれはおそらく摂食障害と関連したものではない．ヘモグロビンは分解されてビリルビンとなりさらにビリベルジンになるため，斑状出血は5〜10日間のうちに赤色から黄色そして緑色へと変化する．

体重測定，身長測定，体脂肪の評価

表3.3に今日広く用いられている体重と体脂肪の評価方法の利点と限界をまとめた．これらのうち，BMIは患者の再栄養への反応をみる指標として最もよく用いられている．正確なBMIを得るために必要な手順を以下に

表3.3 体重測定の方法

検査	機器	体重	体脂肪	除脂肪体重	信頼性	限界	費用	簡便性
身体計測	皮下脂肪カリパス	測定不可	測定可	測定不可 ただし腕の中央点円周で経過観察できる	低い場合も高い場合もある	測定者の技量に依存している	安い	限定的
BMI	体重計と身長計	測定可	測定不可	測定不可	高い	部分的な測定はできない	安い	とても簡便
二重エックス線吸収測定法（DEXA）	DEXA装置	測定不可	測定可	測定可	高い	高価で被曝もある	高い	限定的
コンピュータ断層撮影（CT）	CTスキャナー	測定不可	測定可	測定可	高い	費用がかかり被曝もある	大変高い	限定的
生体電気インピーダンス解析（BIA）	BIA装置	測定不可	測定可	測定可	低い	結果が体内水分量に大きく影響される	中間的	限定的

示す.

身長を測定する

- 患者を立たせた状態で，身長計または携帯用の四肢長計測器 anthropometer（身長や四肢の長さを測るための器具）を用いて身長を測定する.
- 靴や靴下は脱がせる.
- 患者の姿勢がわかる衣類は着たままでよい.
- 患者の眼が前を向いた状態で背中と頭はまっすぐに伸ばす.
- 足，膝，臀部，肩甲骨は，身長計，四肢長計測器，壁などの垂直面に接触させる.
- 腕は，手のひらを大腿に向けた状態で，力を抜いて両側に垂らす.
- 患者には深呼吸させ背を伸ばして脊柱を伸ばすような姿勢をとらせる.
- 身長計の可変式の頭の部分を，ちょうど頭頂部に触れるところまで静かに下ろす.
- 身長計の目盛りの高さを読む.

体重を測定する

- いつも同じ計測器を用いる（病院や学校にある体重最高値からスライドさせて計測するタイプのもの（balance beam scale 平均台計測器）が一番正確であるため望ましい）.
- 計測器は固くて平らな場所に置く.
- 使う前に目盛りが正確にゼロを指していることを確かめる.
- 体重測定は食事の前に行う.
- 支えなしで患者を立たせ，計測器の中ほどでできる限りじっとしていてもらう.
- 目盛りを読み，キログラム単位で記録する.

時折，神経性無食欲症患者は本当の体重よりも重くみせようとして，重い服を着たり，体重測定前にむちゃ食いしたり（その後排出するのだが），重りをしっかりと自分の体に結びつけたり，重いものをポケットの中に忍ばせたり，体重計に平らでなく乗ったり，大量の水を飲んだり，測定前に尿を我慢したりする．体重変化の感度を上げるために，一日のうちで同じ時間に体

$$\mathrm{BMI} = \frac{体重(kg)}{[身長(m)]^2}$$

図3.2 BMIの計算

重を測定する．排泄の後すぐに，コート・スカーフ・靴・ベルト・腕時計などの余計な衣類はとった状態で測ることが望ましい．

BMIを計算する

BMIは，患者がどの程度，低体重または過剰体重にあるのかについて評価する最も簡便な方法である．BMIは，図3.2の計算式のように，患者の体重（キログラム単位）をその患者の身長（メートル単位）の二乗で割ることで求められる．

BMIを計算するには，体重はキログラム単位，身長はメートル単位でなければならない．BMIはその簡便性から用いられているが限界もある．

・BMIは成長過程あるいは病気のために発育が妨げられている幼い子供に用いることはできない．
・BMIは体の組成についての示唆を与えてはくれない．例えば，運動選手の場合，彼らの体脂肪がごく低値であってもBMIは「正常」範囲を示す．

BMI百分位

子供や若年の青年や低身長の者が正常に発育しているかどうかを判断するには，BMIそのものよりも，経時的にBMI百分位の経過を追わなければならない．患者の百分位の変化（例えば，50%から5%への低下など）はBMIよりも正確な低栄養の指標である．

身体計測

身体計測に基づいて全体脂肪を見積もる方法は正確で信頼性があり，経費もかからない．しかし，訓練と経験を積まずに身体計測を用いることは信頼に値しない．経験を積んだ者が必要な訓練を施すことができるのである．学習方法の中で最も重要なのは，測定部分をどのように決めるか，どのくらいの組織を「つまむ」のかということである．測径両脚器（カリバス）では，

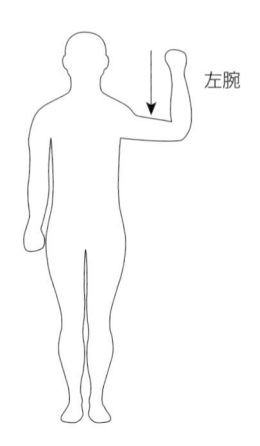

図 3.3 腕の中央点（midarm point）
肘頭（肘のこぶ）と肩峰（肩を挙上した時のくぼみ）の間の距離を二等分
したところを腕の中央点 midarm point とする．上腕を身体に対して直角
にし，前腕を上腕に対して直角にする．

皮膚と皮下組織の厚さを測定すべきであって，筋肉や皮膚だけを測定すべきではない．

皮下脂肪をどのように計測するか

- すべての計測は体の左側で行う．
- カリパスを用いて皮下脂肪を測定するときには，皮膚と皮下組織（皮下組織にある脂肪）をつまむ．その下にある筋肉を一緒に測ったり皮膚だけをつままないように注意したい．
- 腕を地面と並行にまっすぐ前に伸ばし，前腕を右に傾け（90度）上に曲げた状態で保ちながら，腕の中央の円周，上腕二頭筋と上腕三頭筋の皮下脂肪を測定する．
- 肩甲骨下と腸骨上の皮下脂肪は，両腕を緩やかに横に下げ肩も下方にリラックスさせて測定する．
- 肘頭と肩峰の間の距離を二等分したところを腕の中央点 midarm point と定める（図3.3）．
- **腕の中央の円周**：腕の中央点 midarm point で腕の中央の円周を測定する．
- **上腕二頭筋皮下脂肪**：腕の中央点 midarm point で，カリパスを垂直下

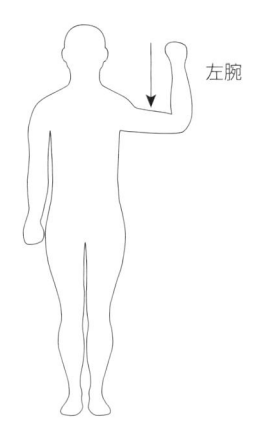

図 3.4　上腕二頭筋皮下脂肪
上腕二頭筋皮下脂肪は，腕の中央点で，カリパスを垂直下方に向けて測定する．

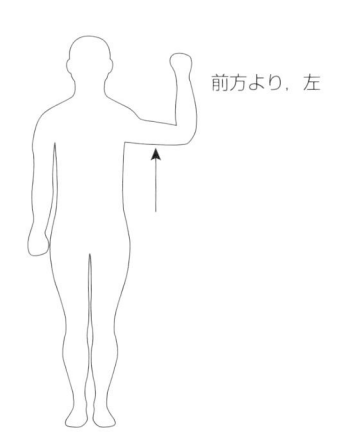

図 3.5　上腕三頭筋皮下脂肪
上腕三頭筋皮下脂肪は，腕の中央点で，カリパスを垂直上方に向けて測定する．

方に向けて，上腕二頭筋の皮下脂肪を測定する（**図 3.4**）．
- **上腕三頭筋皮下脂肪**：腕の中央点 midarm point で，カリパスを垂直上方に向けて，上腕三頭筋の皮下脂肪を測定する（**図 3.5**）
- **肩甲骨下皮下脂肪**：肩甲骨の先端で，カリパスを垂直にして，肩甲骨下皮下脂肪を測定する（**図 3.6**）．

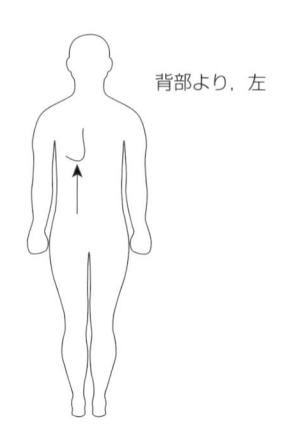

図 3.6　肩甲骨下皮下脂肪
肩甲骨下皮下脂肪は，カリパスを垂直にして，肩甲骨底部の先端（上背部の翼状骨）で測定する．

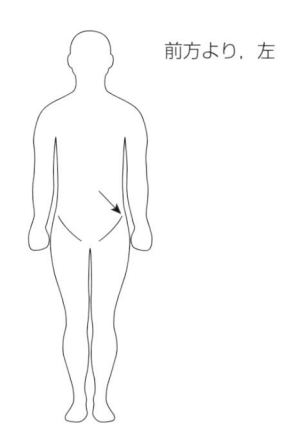

図 3.7　上腸骨皮下脂肪
腸骨上皮下脂肪は，ちょうど骨棘（上前腸骨棘）の前方で腹部を半分下降したところで測定する．

・**腸骨上皮下脂肪**：上前腸骨棘のちょうど正中で，カリパスを垂直にして，腸骨上皮下脂肪を測定する（図 3.7）．

皮下脂肪計測値を用いて全体脂肪を見積もる

①上腕二頭筋（B），上腕三頭筋（T），肩甲骨下（SC），腸骨上（SI）そ

れぞれの皮下組織測定値を合計する（B＋T＋SC＋SI＝全皮下脂肪）．
②全皮下脂肪とDurnin and Womersleyの表（http://journals.cambridge.org/action/displayAbstract?fromPage=online&aid=837064）を用いて全体脂肪を見積もる（表3.4）．

● **Durnin and Womersleyの表の使い方**
①女性か男性か，正確な部分を選択する．
②患者の年齢に応じて正しい縦の一列を選択する．
③全体脂肪百分位は，横の行（全皮下脂肪）が正しく交差する列（上記）に示される．
④もし全皮下脂肪が二行の間の数値であれば，全体脂肪はそれらの横の行が正しい列と交差する範囲内にある．その時は，内挿法によって全体脂肪を見積もる（以下を参照）．
⑤もし全皮下脂肪が表の下にある場合は，以下の外挿法によって全体脂肪を見積もる（以下を参照）．

● **内挿法**

例：18歳の女性で，全皮下脂肪値は17.5mmであった．これはDurnin and Womersleyの表では15mmと20mmの行の間に当たる．

手順
①全皮下脂肪が占めている間隔の端数を計算する．全皮下脂肪とその下の第一行との間の差（17.5mm－15.0mm＝2.5mm）を両者の間隔（5.0mm）で割ることで端数を計算する（2.5mm/5.0mm＝0.5）．
②問題となっている間隔の体脂肪百分位の範囲を計算する．例えば，18歳の女性で横の行が20mmと15mmの間であれば，14.1％体脂肪－10.5％体脂肪＝3.6％体脂肪．
③体脂肪百分位を見積もるために，最下層の行に加えて，手順①で得られた端数と手順②で得られた全体脂肪百分位を掛け合わせる（0.5×3.6％体脂肪＝1.8％全体脂肪）．
④最後に，全体脂肪百分位は，手順③で得られた体脂肪百分位と第一行の体脂肪百分位を加えることによって計算される（10.5％体脂肪＋1.8％体脂肪＝12.3％全体脂肪）．

● **外挿法**
外挿法は，それが表の範囲より下の値であった場合に用いられるという違い以外は，内挿法と同じである．外挿法は変化に対する信頼性と感度は高い

表 3.4 Durnin and Womersley の表

皮下脂肪 (mm)	男性（年齢：歳）				女性（年齢：歳）			
	17-29	30-39	40-49	50+	16-29	30-39	40-49	50+
15	4.8	—	—	—	10.5	—	—	—
20	8.1	12.2	12.2	12.6	14.1	17.0	19.8	21.4
25	10.5	14.2	15.0	15.6	16.8	19.4	22.2	24.0
30	12.9	16.2	17.7	18.6	19.5	21.8	24.5	26.6
35	14.7	17.7	19.6	20.8	21.5	23.7	26.4	28.5
40	16.4	19.2	21.4	22.9	23.4	25.5	28.2	30.3
45	17.7	20.4	23.0	24.7	25.0	26.9	29.6	31.9
50	19.0	21.5	24.6	26.5	26.5	28.2	31.0	33.4
55	20.1	22.5	25.9	27.9	27.8	29.4	32.1	34.6
60	21.2	23.5	27.1	29.2	29.1	30.6	33.2	35.7
65	22.2	24.3	28.2	30.4	30.2	31.6	34.1	36.7
70	23.1	25.1	29.3	31.6	31.2	32.5	35.0	37.7
75	24.0	25.9	30.3	32.7	32.2	33.4	35.9	38.7
80	24.8	26.6	31.2	33.8	33.1	34.3	36.7	39.6
85	25.5	27.2	32.1	34.8	34.0	35.1	37.5	40.4
90	26.2	27.8	33.0	35.8	34.8	35.8	38.3	41.2
95	26.9	28.4	33.7	36.6	35.6	36.5	39.0	41.9
100	27.6	29.0	34.4	37.4	36.4	37.2	39.7	42.6
105	28.2	29.6	35.1	38.2	37.1	37.9	40.4	43.3
110	28.8	30.1	35.8	39.0	37.8	38.6	41.0	43.9
115	29.4	30.6	36.4	39.7	38.4	39.1	41.5	44.5
120	30.0	31.1	37.0	40.4	39.0	39.6	42.0	45.1
125	30.5	31.5	37.6	41.1	39.6	40.1	42.5	45.7
130	31.0	31.9	38.2	41.8	40.2	40.6	43.0	46.2
135	31.5	32.3	38.7	42.4	40.8	41.1	43.5	46.7
140	32.0	32.7	39.2	43.0	41.3	41.6	44.0	47.2
145	32.5	33.1	39.7	43.6	41.8	42.1	44.5	47.7
150	32.9	33.5	40.2	44.1	42.3	42.6	45.0	48.2
155	33.3	33.9	40.7	44.6	42.8	43.1	45.4	48.7
160	33.7	34.3	41.2	45.1	43.3	43.6	45.8	49.2
165	34.1	34.6	41.6	45.6	43.7	44.0	46.2	49.6
170	34.5	34.8	42.0	46.1	44.1	44.4	46.6	50.0
175	34.9	—	—	—	—	44.8	47.0	50.4
180	35.3	—	—	—	—	45.2	47.4	50.8
185	35.6	—	—	—	—	45.6	47.8	51.2
190	35.9	—	—	—	—	45.9	48.2	51.6
195	—	—	—	—	—	46.2	48.5	52.0
200	—	—	—	—	—	46.5	48.8	52.4
205	—	—	—	—	—	—	49.1	52.7
210	—	—	—	—	—	—	49.4	53.0

3分の2の症例では，体重に対する脂肪の誤差は，女性では3.5%以内，男性では5.0%以内である．
男女別，年代ごとに，等価の脂肪が体重に対する百分位として，4ヵ所の皮下脂肪（上腕二頭筋，上腕三頭筋，肩甲骨下，腸骨上）の合計値の範囲で示されている．

けれど，体脂肪の百分位として正確な見積もりを提供するわけではない．外挿法によって得られた全体脂肪の見積もりは，体脂肪が増えているのか減っているのか現状維持されているのか判断するのに用いられるべきである．

皮下脂肪の測定にはどういった器材が必要か？

長さと周囲径を測るには，やわらかい測定用テープ（裁縫テープのような）を用いる．皮下脂肪の厚さを測るにはカリバスを用いる．Harpenden カリバス[訳注]は Lange カリバス[訳注]よりも正確である．品質のよい Harpenden カリバスは高価だが，正確で信頼性が高く耐久性もある．

訳注：両者とも英国で用いられているカリバスの商標名．

生体電気インピーダンス解析

身体の電気伝導と抵抗を測定することによって全体脂肪を求めるさまざまな機器が商品化されている．脂肪組織の水分は5%以下なので，脂肪は電気を通さないが，やせた身体はほとんど水分なので電気をよく通す．生体電気インピーダンスは，生体が電気をどのくらい通すのかを測定することによって，体内の脂肪組織の割合を見積もっている．残念ながら，この方法による全体脂肪の見積もりは，水分の過剰や欠乏—それは摂食障害では一般的だが—があると信頼性に欠けたものになる．また，体脂肪の見積もりのためのアルゴリズムは低体重の患者については正確ではない．

二重エネルギーX線吸収法

二重エネルギーX線吸収法（DEXA）は，栄養状態調査時の全体脂肪を見積もるときに用いられる標準的な方法である．DEXA は体脂肪の総量を見積もることもできるが，CT や MRI ほど詳細ではない．放射線被曝と利用手段としての限定性から DEXA の臨床における有用性は限られている．

コンピュータ断層撮影

コンピュータ断層撮影（CT）は体脂肪の量と分布を正確に測定してくれる．CT は，動脈硬化の危険因子のひとつとされる腹部の横断面の脂肪を測定するためにしばしば用いられる．しかし，CT は費用がかかり，また患者に多大な被曝をさせるため全体脂肪の測定には用いられていない．

磁気共鳴画像

　磁気共鳴画像（MRI）は体脂肪の量と分布を正確に測定してくれる．CTと異なり，MRIはマグネシウムを用い，放射線は用いないが，CTよりも費用がかかる．このため，全体脂肪を測定するために用いられることはまれである．

［訳：太田大介］

第3部　診断と臨床像

第4章

臓器別合併症

神経系合併症

中枢神経系

　次のような中枢神経系の合併症が起こり得る．橋中心髄鞘崩壊症，僧帽弁逸脱症に伴う脳動脈血栓症，意識レベル低下，蛋白質カロリー異栄養症による器質性脳症候群 organic brain syndrome^{訳注}，マグネシウム，カルシウム，リン，チアミン，ビタミン B_{12} の欠乏症，ビタミンA中毒症，体液の移動による脳浮腫や円鋸歯状変化，けいれん（表4.1），ウェルニッケ脳症．

> 訳注：一過性ないし持続性の脳の器質性の障害により生じる．注意，集中，記憶の障害，意識混濁，不安，抑うつなどの一群の症状．

脊髄

　ビタミン B_{12} の欠乏症があると，亜急性脊髄連合変性症が起きて脊髄後柱と錐体路の機能異常，ひいては関節の位置感覚，振動覚，上位運動ニューロンの脆弱性をきたし得る．

筋肉

　筋障害は，マグネシウム，カルシウム，カリウム，リン，ビタミンCの欠乏，もしくは蛋白質カロリー異栄養症，抗精神病薬，または吐根 ipecac^{訳注}により生じ得る．
　蛋白質カロリー異栄養症による平滑筋の消耗（例：横隔膜や心臓）もあり得る．

> 訳注：催吐薬のひとつ．

表 4.1 摂食障害におけるけいれんの原因

分類	原因	検査など	特別な治療
代謝性	低血糖 アルカリ血症 低 Mg 血症 低 Ca 血症 低 Na 血症	血糖値 血液ガス HCO_3^- の 　スクリーニング 血清 Mg 低値 血清 Ca 低値 血清 Na 値 　（低値または急激な変化）	異常値の補正 けいれんが単発ならば 　抗けいれん薬で治療 　しない
脳循環血流 の減少	不整脈 血管迷走神経反射 起立性低血圧	起立性の血圧変化 血管迷走神経反射の典型的 　症状の既往歴 ホルター心電図	脳循環血流低下の予防 循環器科への 　コンサルテーション
けいれん 閾値の低下	薬剤 　（例：ブプロピオン） 薬剤中止 　（例：ベンゾジアゼピン 　　系，バルビツール 　　系） アルコール離脱	薬剤投与歴	ベンゾジアゼピン系を再 　開し，1日に20％を 　超えない速度で減量 アルコール離脱によるけ 　いれんは大抵1回なの 　で抗てんかん薬による 　治療はしない

末梢神経

　神経障害は，ビタミン B_{12} またはピリドキシンの欠乏，蛋白質カロリー異栄養症，ビタミン B 過剰によって起こる．

　圧迫による神経障害，例えば，足の脱落や，感覚（知覚）異常性大腿神経痛（鼠径部で大腿外側皮神経の圧迫によって大腿の外側に起こるしびれ感や痛みをいう）が起こる．

合併症の頻度

　よくみられる：器質性脳症候群，近位筋障害，平滑筋の消耗
　あまりみられない：脳の偽性萎縮，圧迫による神経障害，けいれん，意識レベル低下，薬剤，ウェルニッケ脳症
　まれ：圧迫による神経障害，脳動脈障害，橋中心髄鞘崩壊症，亜急性脊髄連合変性症

医療従事者へのヒント

・筋力低下はよく起こり，栄養不良が原因で，再栄養で改善する．しかし

筋力低下は，再栄養時に，必要不可欠な栄養素の欠乏から起こることもあるので，検査を繰り返すべきである．
・患者は栄養不良で器質性脳症候群を起こしており，単純な概念さえ理解できないかもしれない．患者の認知が改善するまで，心理療法を行うのは難しいかもしれない．
・神経性無食欲症で起こる脳容積の減少は，通常は栄養療法を行えば完全に回復する．脱水も脳容積の減少に寄与している．
・患者の栄養不良の程度がひどく，特に鎮静されているときには，褥瘡や圧迫による神経障害に注意を払うべきである．圧迫による神経障害は，肘の尺骨神経に最も生じやすく，上腕の背側の橈骨神経，腓骨頸部で交差する外側腓骨神経にも生じやすい．

患者への情報提供

・筋力低下は通常栄養不良によって生じる．体重が増加すると筋力は回復する．時には，特定のビタミンやミネラルの欠乏が筋力低下の原因であることがあり，この診断には血液検査が必要である．欠乏症状の治療は，欠乏しているビタミンやミネラルを補充することである．
・体重が少ないと，脳はきちんと働かない．記憶や集中は低下する．うつ状態は悪化し，体重が少ないと抗うつ薬の効果も低下する．
・脳が自分を制御したり何か新しいことを覚えたりするような通常の働きをするのに，脳それ自体で1日に500kcalが必要である．

歯科的合併症

摂食障害は歯の侵食や色素沈着，歯肉減少，歯肉の脆弱性や出血，歯の喪失を起こす．歯の舌側，口蓋側，後方咬合面の脱灰は，歯冠硬質崩壊 perimylolysis[訳注]や，嘔吐中の胃酸の侵食による障害へと進展する．アマルガムは酸に抵抗性を持つので，歯冠硬質崩壊はエナメル質の侵食が進むに従い明瞭となる．患者は歯の温度過敏やう歯をしばしば訴えるようになる．
　神経性無食欲症の患者は，健康な人に比べ，ウイルス感染症に罹患する頻度は少なく細菌感染症の頻度は同等である．しかし，細菌感染に対する身体反応は低下している．さらに，感染が始まる徴候（例：末梢血白血球数の増

加）があってから症状（例：発熱や疼痛）が始まるまでの時間は，健康な人で要する時間が数日であるのに対して1週間程度へと延長している．以上の理由から，一般の健康な人では気にとめないような少ない徴候しかなくとも歯科感染症など感染症一般を疑わなければならない．逆流を伴う僧帽弁逸脱症は，神経性無食欲症では一般的なので，歯科処置前に抗生物質を予防的に投与する適応となる．

神経性無食欲症では壊血病（ビタミンC欠乏症）も起こり得る．壊血病により歯肉の腫脹や出血をきたす．

> 訳注：臼歯内側にみられる重篤な酸蝕．自己嘔吐により胃内容物，胃酸がここに触れる結果生じる．ワインや日本酒による酸蝕が10年単位を要するのに比べて摂食障害による嘔吐ではより短期間で生じやすい．

合併症の頻度

日常的にみられる：軽度の歯の侵食
よくみられる：歯の侵食と歯肉の後退
あまりみられない：重度の歯の侵食，歯肉後退，歯の色素沈着，歯の喪失
まれ：歯の膿瘍，歯科処置に伴う細菌性心内膜炎

医療従事者へのヒント

・神経性無食欲症患者には，歯と歯肉の疾患は一般的なものであり，特に嘔吐に関連して生じる．このため患者に歯科的合併症がないか注意する必要がある．患者が嘔吐しているのが確かであれば，口腔洗浄はすぐに，歯面清掃は30分から1時間後に行うべきである．というのは，嘔吐直後は歯の基質が不安定で，歯面清掃を行うと除去されてしまうからである．患者は歯科医から予防指導や治療を受けたほうがよい．もし患者が自らの嘔吐を歯科医に伝えにくいというときには，ひどい胸やけ（食道逆流症）があると伝えさせればよい．

患者への情報提供

・歯と歯肉の異常は，栄養不良，食べる量の不足，むちゃ食いや特に嘔吐で起こる．嘔吐の後，歯を磨くのは30分待つほうがよい．
・歯や歯肉の異常は，栄養状態を改善し嘔吐をやめて，よい歯科衛生状態を保てば，少なくなる．歯科衛生というのは，嘔吐の後に口をゆすいだ

り，定期的に歯科検診を受けることである．もし自分に摂食障害があることを歯科医に伝えにくいと思うときは，単に，かかりつけ医から夜間の食べ物が逆流していると言われている，とだけ伝えればよい．
- もし，体重が減ったせいで心臓弁に漏れのあるところがあるとかかりつけ医に言われたら，歯科処置やほかの体への処置のときに，前もって抗生物質の内服が必要かどうかを尋ねたほうがよい．もし，弁からそのような漏れがあるなら，前もって歯科医に伝える．そうしないと，最後の段階で治療を突然取りやめるような事態になりかねない．

皮膚の合併症

神経性無食欲症患者の皮膚の症状は，次の3つの因子に規定される．摂取し排泄した食物の栄養面およびカロリー量，嘔吐や排出行動の手段，および疾患の持続期間である（表4.2）．蛋白質カロリー異栄養症と，ある特定の栄養の欠乏は，いずれも神経性無食欲症で起こる多くの皮膚症状の原因となる．ほかに症状がなくとも，栄養補給と欠乏栄養素の補正は必要な特異的治療である．

乾皮症

乾皮症，もしくは皮膚乾燥症は，栄養が不足しているほとんどの患者にみられる．乾皮症はビタミン全般と微量元素の不足により二次的に生じると考えられており，神経性無食欲症でよくみられる sick euthyroid syndrome^{訳注}に関連していると考えられている．乾皮症は繰り返し皮膚を洗うと悪化するが，このことは強迫性障害の合併を示唆しているかもしれない．乾皮症は保湿剤の軟膏やクリームで緩和し得るが，栄養の改善なくしては解決しない．

> 訳注：甲状腺機能が正常な病的症候群．重篤な全身性疾患のある患者にみられる甲状腺ホルモン濃度の異常．この患者の甲状腺機能は実際には正常である．甲状腺ホルモン値異常に対する治療をして効果があるかは不明で，一般的には甲状腺ホルモン剤は投与しない（p.65 の訳注も参照）．

うぶ毛

うぶ毛（多毛症）は，細く薄い毛で，神経性無食欲症における重度の蛋白質カロリー異栄養症の場合にみられる．興味深いことに，飢餓がほかの原因

表 4.2 出現部位別にみた皮疹

部位	皮膚症状	原因	解説
毛	抜毛癖	患者が自分の毛を抜くことによるまだらな脱毛，非炎症性で非瘢痕性	時々みられる．短期的にはクロミプラミンの投与が有効．抜毛行為がなくなれば発毛する
	休止期脱毛	正常な休止期の棍（状）毛が，身体的もしくは心理的ストレスにより広範に抜ける	よくみられる．ストレスが除去されれば発毛する
	捻転毛	髪の毛の軸が 360 度まで捻転する毛幹異常	一般的ではない．おそらく高カロテン血症または甲状腺機能低下症による
爪	爪異栄養症	蛋白質カロリー異栄養症や，フェリチン，ビタミン B_{12}，葉酸，亜鉛，マグネシウム，カルシウム，リンといった特異的欠乏による異常な爪の形成	時々みられる．栄養不足が解消されれば正常な爪に回復しやすい
	匙状爪（スプーン状爪）	鉄欠乏による爪のスプーン状変形（中央がくぼみ，両外側が上方に曲がる）．蒼白と舌炎またはその一方を伴うこともある	時々みられる．血清フェリチン測定が勧められる．食事性の原因は考えにくく，消化器症状の評価，自己瀉血の可能性，便潜血反応検査について考慮する
口の周囲／口	口角炎	口の口連の亀裂で，多くはリボフラビンやほかのビタミンの欠失と関連．真菌感染症や舌で口を舐める癖を除外する	時々みられる．総合ビタミン剤での治療が勧められる
	腸性肢端皮膚炎（手も同様）	亜鉛欠乏で顔と手に生じる水疱形成，鱗屑，びらん	一般的ではない．亜鉛の経口補充が有効．銅は亜鉛の吸収過程で競合するため，長期間，銅が補充されている場合は亜鉛欠乏を考慮する
	壊血病（足も同様）	ビタミン C 欠乏による歯肉肥厚と易出血性．斑状出血，毛包周囲の出血，毛包の角化栓子，創傷治癒能の低下にも注意したい	一般的ではない．貧血，骨膜下出血，深部出血，古い傷の離開と関連している．ビタミン C 補充で治療する
眼窩周囲	紫斑	眼周囲の小さく赤い点（点状出血）で，マスク様の分布をする．外傷や嘔吐での力みによる小血管の破裂による	頻繁にみられる．ほかの身体運動による胸腔内圧の上昇，例えば咳で力むことなどもあるだろう
	結膜下出血	嘔吐での力みによる血管損傷の結果，結膜下で出血をきたし充血する	頻繁にみられる．充血を起こすほかの原因を除外する

（次ページにつづく）

手	ラッセル徴候	手背や指の，複数の小痕もしくは胼胝訳注1．催吐のために手が口腔に置かれ，上切歯と手の皮膚が繰り返し摩擦することによる	頻繁にみられる．痕は残るが，催吐が止まれば痕の大きさは小さくなる
	汗疱 (神経皮膚炎)	小さく，痒くて，液体の充満した疱疹．普通，手指の側面にできる．神経性無食欲症に関連した強いストレスで増悪する	一般的ではない
	高カロテン血症	カロテンの沈着による皮膚黄染．手掌と足底によくみられる．血清カロテン値の上昇は，基礎代謝率の低下により肝臓でのカロテン分解速度が低下するためである．ニンジン，カボチャ，ホウレンソウの摂取はカロテン消費を増やし本症状を悪化させる	頻繁にみられる．強膜の色調変化がないことによって，黄疸のようなほかの皮膚黄染の原因を鑑別したい．通常の栄養状態に戻ればカロテン代謝は早くなり，改善する
	先端チアノーゼ	手と足が冷たくなり紫色に変化する．毛細血管充満時間（capillary refill）訳注2が遅延する．重度の蛋白質カロリー異栄養症でみられる	時々みられる．再栄養で改善する
	腸性肢端皮膚炎 (口の周囲も同様)	亜鉛欠乏で顔と手に生じる水疱形成，鱗屑，びらん	一般的ではない．亜鉛の経口補充が有効．銅は亜鉛の吸収過程で競合するため，長期間，銅が補充されている場合は亜鉛欠乏を考慮する
	凍瘡	平坦で赤い病変．指，鼻，耳の先端に両側性に出現．寒冷曝露で拡大する	一般的ではない．自然に消失することが多い．寒冷曝露を避け，病変出現部位を被覆する
体幹／背部	うぶ毛	細く薄い毛．神経性無食欲症による重度の蛋白質カロリー異栄養症でみられる．興味深いことだが，飢餓がほかの原因で起きているときにはみられない	頻繁にみられる．体脂肪が再び蓄積すれば改善する
	薬疹	さまざまな皮疹があるが，多くは薬剤による．緩下剤，浣腸，催吐薬，利尿薬，漢方薬，その他のダイエット用錠剤などの薬剤は，排泄の手段として用いられることがある	時々みられる．薬剤の乱用はまず疑うもののひとつである
	ペラグラ (足，手も同様)	日光に曝露する部位（手，足，脛）の，色素沈着のある鱗屑斑．頸の周りに起こる特徴的な斑は「カザールの頸飾り」という．ナイアシン（ビタミンB_3）やトリプトファンの欠乏による	まれ．皮膚炎は，下痢，認知症，死亡などのより重い症状に先立って生じる．栄養補充を要する

（次ページにつづく）

体幹／背部	色素性痒疹	かゆみのある赤色斑で，不規則な色素沈着に進展する．背部，頸部，胸部に生じ得る．原因は不明	まれ．神経性無食欲症によるケトーシスがこの皮膚変化の病因である可能性がある
	乾皮症（足／ふくらはぎも同様）	ビタミンや微量元素の欠乏で起こる皮膚の乾燥．sick euthyroid syndrome でも起こり得る	よくみられる．保湿剤やクリーム塗布で緩和されるが，通常の栄養状態に戻らないと症状は消失しない
足／ふくらはぎ	壊血病（口を含めどこでも）	斑状出血，毛包周囲の出血，毛包の角化栓子．創傷治癒能の低下，歯肉肥厚，易出血性もみられる．ビタミンC欠乏による	一般的ではない．貧血，骨膜下出血，深部出血，古い傷の離開と関連している．ビタミンC補充で治療する
	浮腫	再栄養のときにしばしば起こる体液貯留で，基礎代謝率が低いことによる．むちゃ食いや排出行動による間歇的な体液喪失によっても起こり得る．それはレニン・アンジオテンシン・アルドステロン系の過剰な亢進を引き起こす	よくみられる．再栄養に伴う浮腫は体液の移動によるものなので積極的には治療すべきでない
	乾皮症（体幹も同様）	ビタミンや微量元素の欠乏で起こる皮膚の乾燥．sick euthyroid syndrome でも起こり得る	よくみられる．保湿剤やクリーム塗布で緩和されるが，通常の栄養状態に戻らないと症状は消失しない
	ペラグラ（体幹，手も同様）	日光に曝露する部位（手，足，脛）の，色素沈着のある鱗屑斑．ナイアシン（ビタミンB_3）やトリプトファンの欠乏による	まれ．皮膚炎は，下痢，認知症，死亡などのより重い症状に先立って生じる．栄養補充を要する
どこにでも起こり得る皮膚変化	人工皮膚炎訳注3	変わった形をした病変で，体のあちこちに散在する．切り傷や頭部打撲，火傷といった自傷行為による．病変は擦過傷，潰瘍，打撲傷，円形の皮膚陥凹や痂皮もあり得る	よくみられる．自傷行為があると診断するのは難しい．というのは，患者は自分がつくった病変をそのまま見せたがらないからである．うつ病や希死念慮について注意深く聴取し，心理療法を行う
	自己瀉血	瀉血部の静脈上に針痕がみられる．肘前窩が最も多い	時々みられる．血清ヘモグロビン値を測定する（自己瀉血は重度の貧血を頻繁に起こすため）．ロキサピン loxapine訳注4 は本症状を緩和し得る
	熱性紅斑（網状色素性斑状発疹）	不規則で強い色素沈着のある単独もしくは複数のレース状病変で，どこの皮膚にも起こる．自分の体を温めるために熱湯入りの瓶など熱い器具を長時間使い続けていたことによる．飢餓性の低体温からくる持続的な寒気がある	時々みられる．色素沈着は行動変容がないと不可逆性．斑の悪性化が報告されている

（次ページにつづく）

どこにでも起こり得る皮膚変化	瘙痒症	飢餓性の乾皮症による皮膚のかゆみと擦過傷で,皮膚の免疫機能低下かオピオイド活性の上昇による	時々みられる.軟膏やクリームで保湿し,低用量抗ヒスタミン薬で治療
	壊血病 (足,口も同様)	斑状出血,毛包周囲の出血,毛包の角化栓子,創傷治癒能の低下,歯肉肥厚,易出血性もみられる.ビタミンC欠乏による	一般的ではない.貧血,骨膜下出血,深部出血,古い傷の離開と関連している.ビタミンC補充で治療する

訳注1:繰り返される摩擦あるいは間欠的な圧力による上皮角質層の限局性肥厚.
訳注2:Blanch test ともいう.爪床を5秒間圧迫し解除後,爪床の赤みが回復するまでの時間.2秒以上なら,緊急治療を要すると判断され,2秒未満なら循環に関しては問題ないとする.
訳注3:習慣性の掻破,掻傷,あるいは抜毛,詐病,精神障害の結果,自らによって引き起こされる皮膚病変.
訳注4:抗精神病薬の一種,日本では未発売.

で起きているときにはうぶ毛は起こらない.うぶ毛は基本的に背部,腹部,前腕に起こり,細く,柔らかく,ほんの少し色素沈着のある柔らかい毛だが,皮膚の色が濃い人種では比較的濃くなる.うぶ毛は神経性無食欲症で体重減少が起きているときに生じ,栄養により体脂肪が再び蓄積すると消失する.うぶ毛の診断は臨床的になされ,組織学的には正常な毛と区別できない.

休止期脱毛

休止期脱毛は,休止期の棍(状)毛訳注が広範囲に抜けてしまうことを特徴としており,身体的もしくは心理的なストレスによって引き起こされる.休止期脱毛では,毛根はしばしば成長期から休止期に完全に変化している.そうした成長期-休止期比の変化は,脱毛の増加につながる.毛の喪失はストレスを受けた2~4ヵ月後から始まり,しばしばそれは体重減少の急性期に当てはまる.休止期脱毛は患者の体重が一定になると続かなくなる.頭皮の検査は炎症所見を除き正常である.髪の喪失は広範であって,限局しているときには抜毛癖であることが多い.

訳注:脱毛する前の静止状態の毛髪.毛根球は棍状の塊をなす.

瘙痒症

飢餓に関連した瘙痒症は,神経性無食欲症患者において重要な皮膚症状である.神経性無食欲症における瘙痒症では,乾皮症,栄養不良による皮膚の

免疫機能異常，オピオイド活性の上昇がみられる．臨床的に，患者は皮膚の苔癬化[訳注]と，同定可能な皮膚異常を伴わない擦過傷を呈する．治療法には，軟膏やクリーム，低用量の抗ヒスタミン薬を用いた皮膚の保湿がある．

> 訳注：アトピー性皮膚炎あるいは慢性の接触皮膚炎において典型的にみられる．掻破により生じる角質増殖を伴う皮膚の皮革様硬化と肥厚をいう．

高カロテン血症

高カロテン血症は組織へのカロテン沈着による皮膚の黄染である．神経性無食欲症で基礎代謝率が低下すると，肝臓におけるカロテンの分解速度が低下し，血清カロテン値が上昇する．高カロテン血症はカロテンの摂取が亢進すると増加し，ある種の低カロリー食品，例えばニンジン，カボチャ，ホウレンソウでみられる．甲状腺機能低下症と小児期だけは高カロテン血症があるのが普通で，両者とも，肝臓におけるカロテン代謝が低下するためである．

高カロテン血症の存在は，神経性無食欲症と吸収不良を区別するのに有用である．血清カロテン値は吸収不良による体重減少のある患者では低値である．

カロテンによる色素沈着は手掌または足底で強く，強膜には色調変化がないことから黄疸と区別可能である（黄疸が胸膜で起こるのは，ビリルビンがエラスチンの豊富な強膜組織に高い親和性を有しているからである）．

患者には，高カロテン血症は病的続発症を起こさず，体重が戻れば消失することを保証する．

浮　腫

末梢の浮腫は再栄養の過程でしばしば起こる．神経性無食欲症で代謝率が低くなると体液貯留を生じやすくなるからである．体液貯留は重大な問題になり得て，合計で10kgに達することもある．余剰水分が最も明らかとなる組織は，歩行している患者では足や足首で，ベッド上臥位の患者では仙骨のあたりである．再栄養時に出る浮腫は「圧痕 pitting」浮腫である．くぼみもしくは圧痕は，診察者が指で持続的に骨性隆起を中等度圧迫した後に起こり，遷延する．圧痕浮腫は神経性大食症や妊娠，うっ血性心不全，腎性蛋白喪失による低アルブミン血症，蛋白漏出性胃腸炎，肝疾患，そして重度の蛋白制限状態にある神経性無食欲症で起こる．再栄養時の浮腫は，体液の移動

によるものなので，積極的な治療を行うべきではない．利尿薬は，月から年単位の期間で浮腫を再燃させるので，使用を避けるべきである．浮腫は，過剰な塩分摂取をやめ，股関節を屈曲せずに足を体と同じ高さにして横になっていると，大抵2週間以内に軽快する．股関節を屈曲させると足の静脈圧が増加する．浮腫で不快感が強まっているときは，弾性ストッキングを使用するのもよい．

先端チアノーゼ

先端チアノーゼとは，紫色で冷たい手足を意味する．先端チアノーゼは四肢への血流低下と末梢血管再充満時間の延長に関連して生じている．先端チアノーゼは大抵重度の蛋白質カロリー異栄養症があることを意味している．病理組織学的異常があるわけではない．

爪の異栄養症

爪の異常な形成は，鉄，ビタミンB_{12}，葉酸，亜鉛，マグネシウム，カルシウム，リンの単独の欠乏症と同様に，蛋白質カロリー質異栄養症でもよくみられる．爪の異栄養症は指の不同性に影響し，爪の真菌感染症との鑑別が困難になる．

尋常性痤瘡（にきび）

神経性無食欲症の患者が体重を戻していくのに伴って，にきびが生じ得る．患者は，体重が減少すると思春期前のホルモン状態になると説明されて何か得をしたように感じたかもしれないが，体重が増加すると再度，月経や気持ちの持ちようやにきびといったことについて思春期の状態に戻らざるを得ない．にきびには標準治療[訳注]が有効である．

> 訳注：最近，尋常性痤瘡において皮疹を有意に減少させるレチノイド作用物質の外用製剤が国内でも使用されている（Kawashima M, et al.：Adapalene gel 0.1％ is effective and safe for Japanese patients with acne vulgaris：a randomized, multicenter, investigator-blinded, controlled study. J Dermatol Sci, 49（3）：241-248, 2008.）．この物質アダパレンは，核内レチノイン酸受容体（RARγ）に結合し，標的遺伝子の転写促進を誘導することにより，レチノイド様作用を示すとされる．

匙状爪（スプーン状爪）

　匙状爪は，スプーン状爪とも呼ばれ，ちょうどスプーンのように中心が陥凹し辺縁が上方にめくれあがる形態をとる爪の変形である．匙状爪は鉄欠乏によって生じる可能性があり，小球性低色素性貧血と関係している．しかしながら鉄欠乏を有する多くの患者では匙状爪はみられない．鉄欠乏の確定診断のためには血清フェリチンを測定せねばならない．鉄欠乏は舌炎の原因にもなり，舌乳頭の平坦化を伴う．鉄欠乏は月経の持続や赤肉[訳注1]の摂取不足があるとよく起こる．まれに，鉄欠乏はセリアック病[訳注2]のような消化器疾患を診断する手掛かりとなり得る．すべての患者で鉄欠乏の原因を注意深く精査する必要がある．食事性因子に原因を求めるより，消化器症状の既往，自己瀉血の可能性や便潜血検査について考慮する．40歳を超えた長期化した神経性無食欲症患者で鉄欠乏が指摘され，特にそうした患者で月経が止まっていたら，小腸癌を見逃さないように消化器系の原因について精査すべきである．

　　訳注1：牛肉，羊の肉などは赤肉と呼ばれ，鳥の胸肉，豚肉などは白肉と呼ばれる．
　　訳注2：セリアックスプルーともいう．小児および成人に起こり，グルテン過敏性と上部小腸粘膜萎縮を特徴とする．下痢，吸収不良，脂肪便，栄養およびビタミン欠乏などの症状を有する．

口角炎

　口角炎は，口の交連部に亀裂が入る状態である．通常，リボフラビンやほかのビタミン欠乏症に関連しているが，真菌感染症や口まわりを舐める癖は除外しなければならない．リボフラビンは通常検査できず，リボフラビン欠乏は多種類のビタミンやミネラル欠乏症の一部とみなされる．このため，総合ビタミンの錠剤による治療が推奨される．

腸性肢端皮膚炎

　腸性肢端皮膚炎は亜鉛欠乏で起こる皮膚の特徴についての名称である．腸性肢端皮膚炎は口周囲と口先端に生じる膿疱，鱗屑，びらんとして現れる．味覚の変化（味覚異常もしくは味覚不全），びまん性脱毛や口角炎と関係していることもある．腸性肢端皮膚炎の病理は表皮肥厚，不全角化，および表皮ケラチノサイトの風船状変性として現れる．

　神経性無食欲症の亜鉛欠乏は亜鉛摂取不足（例：海産物や乳製品の摂取不足）によって生じる．興味深いことに，亜鉛欠乏は長期にわたる銅の補充に

よっても起こり得る．なぜなら吸収過程で銅は亜鉛と拮抗し合うからである．経口で亜鉛を補充することは，亜鉛欠乏症の治療に有効である．食事に含まれる亜鉛が不十分な場合，亜鉛は毎日 14〜28mg を少なくとも 2ヵ月以上，錠剤で投与することができる．

ペラグラ

ペラグラは，日光に曝露する部位（手，顔，脛）の，色素沈着のある鱗屑斑として出現する．頸の周りに起こる境界明瞭で特徴的な強い色素沈着は「カザールの頸飾り」と呼ばれる．ペラグラはナイアシン（ビタミンB_3）かトリプトファンのいずれかの欠乏による．ナイアシンは電子伝達系をなす蛋白質群のひとつで，解糖系やほかの代謝経路の基本的な構成因子である．皮膚炎は，下痢，認知症，死亡など，ペラグラのより重い症状に先立って生じる．ペラグラの病理組織所見は腸性肢端皮膚炎と区別できない．

壊血病

壊血病はビタミンC欠乏により引き起こされる．ビタミンCはコラーゲンを生合成する過程でプロリンとリシンの水酸化に必要である．ビタミンC欠乏症の患者は容易に出血し，多くの患者で皮下出血や歯肉肥厚，斑状出血，毛包周囲の出血，毛包の角化栓子，創傷治癒能の低下をきたす．貧血，骨膜下出血，深部出血，古い傷の離開も起こる．壊血病は，治療がなされないと致死的となる．血清ビタミンC値は通常検査できないので，ビタミンCを，早めに，一日あたり 500〜1,000mg を 3 週間投与する．引き続き，総合ビタミンをビタミンC換算で少なくとも 10mg 毎日投与する．

異常行動による皮膚の合併症

熱性紅斑（網状色素性斑状発疹）

熱性紅斑（網状色素性斑状発疹）は，不規則で，強い色素沈着のある網状斑で，熱湯入りの瓶など熱い器具を長時間使い続けていたことによる．神経性無食欲症患者は飢餓のため体温が下がり，常に寒さを感じているため，自ら体を温めている．熱性紅斑は病理組織学的にほかの皮膚病変と区別が可能である．強い色素沈着は，行動が変容しても消退しない可能性もある．まれ

に，網状斑の中心から悪性化したという報告がある．

自己瀉血

　神経性無食欲症の患者が体重を減らしたり自己を傷つけるために自己瀉血をしていると，脱血した静脈で線状の針痕がみられる．位置は肘前窩が最も多い．自己瀉血は重度の貧血を頻繁に起こすので，血清ヘモグロビン値を測定する．自己瀉血をするような神経性無食欲症の患者は，多くの場合医療従事者である．原著者の臨床経験によれば，ロキサピン loxapine^{訳注}（Loxitane, Loxipac, Loxapac, Loxapax）により本症状が改善した．

　　訳注：抗精神病薬の一つで主として統合失調症患者の治療に用いられる．日本では未発売．

人工皮膚炎

　切り傷，切断，打撲，火傷などによる自傷痕である．変わった形の擦過傷や潰瘍，斑状出血，円形の皮膚陥凹や傷が，体のどこにでもみられる．自傷行為があると診断するのは難しい．というのも，患者は自分が起こした病変があると告白したりそのまま見せようとはしないからだ．斑状出血については脚気や凝固異常症を考慮するだろうし，足にタバコの先を押しつけた痕は糖尿病による皮膚症状に似ているであろう．大抵の患者は，自己の感情面での痛みを身体的疼痛で鈍くさせようと自傷行為をしているので，診断がついたら心理療法をするべきであり，うつ病や希死念慮について注意深く聴取する必要もある．

抜毛癖

　抜毛癖（やむにやまれぬ抜毛）のある患者は，炎症も傷跡も伴わない脱毛症をきたす．抜毛癖のある患者の毛の喪失は典型的には頭皮の一部に限局していて，休止期脱毛が頭皮全体に起こるのと対照的である．抜毛癖では毛が喪失している範囲は不明瞭であるのに対し，円形脱毛症ではその境界は明瞭である．甲状腺機能亢進症で起こる毛の喪失は前頭部から側頭部まで広がっており，抜毛癖の広がりとは異なる．抜毛癖の組織病理は明瞭で，毛軟化症を示す．クロミプラミンかほかの選択的セロトニン再取り込み阻害薬（SSRI）の短期投与が効果的な場合がある．

まれな皮膚所見

色素性痒疹

色素性痒疹は原因不明のまれな炎症性変化で，かゆみのある紅色丘疹を特徴とし，網状の強い色素沈着を残す．起こりやすいのは背部，頸部，胸部である．神経性無食欲症があり色素性痒疹を起こした症例が報告されている．筆者らは，神経性無食欲症で起こるケトーシスがこの色素性痒疹の病因の一端をなしているのではないかと考えられている．

捻転毛

捻転毛は毛幹異常のひとつで，それぞれの髪の毛が360度まで捻転するものである．ある報告によると，捻転毛は神経性無食欲症患者の82％に存在するという．筆者らは，捻転毛は神経性無食欲症で起こる高カロテン血症または甲状腺機能低下症によるのではないかという仮説を考えている．

凍瘡

凍瘡は，炎症で起こる赤から紫色の斑で，複数の指の近位，鼻や耳の先端に，両側性かつ対称性に出現する．凍瘡は二次的に異常な血管反応を起こし，寒冷曝露で拡大する．神経性無食欲症で起こる凍瘡は，体温調節と血管活動性の変化に関連していると推測されている．神経性無食欲症における凍瘡は，寒冷曝露を避け，病変出現部位を被覆することで大抵は消退する．

汗疱

汗疱は，神経皮膚炎ともいい，点状でかゆい疱疹で，手指の側面にできるものが最も明瞭である．組織学的には，汗疱は水疱形成を伴うスポンジ状の皮膚炎である．強いストレスで増悪していることもあるようだ．

発疹性の神経線維腫症

神経性無食欲症の発症に続いて安定していた神経線維腫症が急速に悪化したという報告が一例ある．

催吐行為に関連した徴候

ラッセル徴候

　Gerald Russell が神経性大食症を初めて記載した 1979 年，Russell は，上切歯と手の皮膚が繰り返し摩擦して手背部に胼胝ができている，と報告した．胼胝は，利き手の指で咽頭を無理に抑えるたびに歯がその指に繰り返し起こす痕である．手指の背側に 1～3 つの痕が残る．ラッセル徴候は嘔吐型の神経性無食欲症でもみられる．組織病理は通常の瘢痕化組織の所見である．痕は可逆的ではないが，催吐が止まれば痕の大きさは小さくなる．

紫　斑

　嘔吐で力が入ると，顔面の小血管が破れて紫斑となる．紫斑は眼球周囲によく起こり，マスクのような広がりをみせることもある．紫斑は，脚気や，過剰な運動による胸腔内圧の上昇，もしくは隠れて自己注射をしている徴候のひとつである．点状出血や紫斑に明瞭な境界があるとき，自傷行為によることが多い．点状出血や紫斑は血液により起こるので，その色は赤か赤っぽい．体が血液細胞を壊すと，色調は黄色（ビリルビンの色），そして次に緑色（ビリベルジンの色）になるので，色調変化があればその点状出血や紫斑は新しいものではない．

結膜下出血

　無理に嘔吐すると目の小血管を傷めるので，結膜下出血を起こす．

浮　腫

　過食嘔吐は脱水を起こす．この異常を補正するために，人体はレニン・アンジオテンシン・アルドステロン系を用いてもっと体液を体内に保持しようとする．過食嘔吐が持続すると，脱水／液体貯留のサイクルは周期性浮腫を引き起こす．体液貯留の途中では，浮腫は体重を急激に増加させ，しばしば過食嘔吐をもっと悪化させる．周期性浮腫は過食嘔吐の周期が破綻するまでくり返し生じる．アンジオテンシン受容体阻害薬は貯留する体液総量を減少させ得るが，腎機能低下を起こす可能性もあり，有効なのは投薬中だけである．

薬疹

　摂食障害の患者は，病院の処方薬か，市販薬か，ハーブか生薬かを飲んでいて，それらを催吐か減量のために使用していることがある．緩下剤，浣腸薬，坐薬，催吐薬，ハーブ，「ダイエットピル」などがある．緩下剤の乱用はばち指を起こし，サイアザイド系利尿薬は光過敏症を誘発し，吐根は皮膚筋融解症様の症候に加担しているとされており，フェノチアジン系薬剤は固定薬疹を起こし得る．神経性無食欲症のばち指形成はセンナ緩下剤の常用により起こり，使用を中止すると必ず消える．薬剤による皮疹は，患者ごとに，薬剤の特徴や薬物相互作用により，ほかにもあり得る．現病歴を聴取するときに，指示通り服薬していなかったり薬物を乱用していたりする可能性がかなりあると疑う必要がある．

医療従事者へのヒント

- 異常な皮膚状態，特に自傷行為の徴候がないか視診する．治療中に皮膚の異常がしばしば現れる場合には，継続的に観察しそれを記載する．
- 皮膚に新しい発疹があれば医師に報告する．
- いずれの皮疹の治療も患者とラポールを形成するのに役立てよう．患者はその皮疹について助言を受けたり治療をしてもらうことを喜ぶ．それはおそらく，患者が自分の外見についての自尊心が低いからなのだろう．

患者への情報提供

- 新しくできた皮膚の発疹があれば，担当医に伝えたほうがよい．
- 皮膚の発疹は，何かの欠乏症やほかの病気，もしくは合併症がみつかるきっかけになるかもしれない．

呼吸器系

肺機能

　神経性無食欲症の患者における呼吸筋の筋力低下は，唯一，共通してみられる異常である．この結果，有酸素運動に伴って息切れが増えることになる．呼吸筋の疲労は胸部 CT でも指摘し得るが，最も異常を指摘しやすいの

は呼吸機能検査による最大吸気圧と最大呼気圧の計測である．神経性無食欲症で起こる肺の気腫性変化（後述）では，通常の肺機能検査の結果は変化がない．

肺の異常

誤嚥性肺炎は胃内容物を誤嚥することによって生じる．誤嚥性肺炎は，嘔吐があったとき，食道逆流があったとき，筋力低下，意識レベル悪化，体内に経鼻胃管があるときに起こりやすい．肺炎は化学性か細菌性である．胸部単純写真は，誤嚥後24時間以内では変化がみられないこともある．

神経性無食欲症ではウイルス感染は比較的少なく，細菌感染は一般人口における頻度と同程度である．しかし，神経性無食欲症では細菌感染に対する生体反応が弱くなっている．さらに，発熱し白血球が増加するまでに時間がかかり，しばしば診断が遅くなる原因になる．患者の歯並びが悪いときは，嫌気性菌による肺炎を考慮する．神経性無食欲症の患者では肺膿瘍や膿胸へ進展しやすい．

神経性無食欲症の患者では気腫性変化が起こりやすい．これは総肺組織量の減少があるということである．こうした変化はずっと同じままなのではなく，低栄養が悪化すると増加し，改善すると減少する．肺に気腫性変化のある神経性無食欲症では，どの患者も喫煙すべきでない．この情報によって患者の回復しようとする気持ちを高めることができる．

ほかの状態

自然気胸，縦隔気腫，そして皮下気腫が，無理に嘔吐することによる胸腔内圧の上昇に伴って発生し得る．

合併症の頻度

あまりみられない：誤嚥性肺炎，肺膿瘍や膿胸に進展してしまうような細菌性肺炎，呼吸筋の筋力低下，自然気胸，皮下気腫，肺の気腫状変化
まれ：緩下剤の乱用によるばち状変形

> 医療従事者へのヒント
> ・摂食障害で起こる呼吸器症状は普通，摂食障害そのものと関連がなく，通常どおり対応する．

- 経管栄養や意識レベルの低下があるときは，誤嚥性肺炎はより起こりやすくなる．誤嚥性肺炎は咳嗽，息切れ，発熱が起こる．神経性無食欲症の患者は低体温で，発熱しにくいので，発熱する前に細菌感染が拡大している可能性がある．徴候や症状が通常疑うより少なくとも，感染があると疑って検査をすることが推奨される．誤嚥性肺炎で胸部単純写真に異常が現れるのは，誤嚥後 24 時間以上経過してからで，脱水があるときには特にそれが遅くなる．
- 重症の低栄養がある場合，特に体液の減少を有する場合には，手足のチアノーゼが頻繁に起こる．うっ血性低酸素症[訳注]による血液の二次的な酸素不飽和が原因で，低酸素血症は本質的な原因ではない．中心性チアノーゼは特に口唇で明らかで，ヘモグロビンの酸素飽和度低下で起こる．中心性チアノーゼは神経性無食欲症に典型的な所見ではない．

訳注：組織血液量が正常，あるいは増加した状態で，組織への血液供給量の減少のためではなく，静脈血流の障害あるいは動脈血の流入低下のために血管内のうっ滞が起こり，このために生じる組織の低酸素状態．

患者への情報提供

- 神経性無食欲症は普通，肺を侵すことはなく，肺に影響が長期間出続けることもない．
- 栄養のために鼻からチューブが入っているときには，肺炎を起こす可能性が少しばかり増える．
- 神経性無食欲症では指や爪先の色が青や紫に変わることがある．治療は脱水を補正して体重を増やすことである．

心臓と血管

　神経性無食欲症における死因の約 2 分の 1 は突然死で，心原性不整脈による虚脱が原因である．神経性無食欲症では狭心症，心不全，繰り返す意識消失，心臓塞栓も起こり得る．循環器科医や内科医は，摂食障害の心臓合併症に気づかなかったり，それらを重視していない場合がある．心臓合併症の重要さを適切に認識するために，摂食障害を有する患者で起こる不整脈について，原因と治療に焦点を当てた研究が期待されている．

心臓の解剖

蛋白質カロリー異栄養症は，左室筋量の減少や，僧帽弁逸脱（MVP）の発症もしくは既存の僧帽弁逸脱の悪化を起こし，後に心内膜[訳注1]における心筋線維の変性をきたし得る．通常，こうした変化は月から年単位で徐々に進行する．蛋白質カロリー異栄養症が存在するときのみ起こるもので，神経性大食症では起こらない．こうした変化は体重が戻れば再び改善する[訳注2]．

低アルブミン血症は頻繁には起こらず，食事に含まれる蛋白質の量と質の両者が低いときに限り常に起こるが，心膜周囲への小さな滲出が，特に低アルブミン血症が共存するときには起こり得る．心膜周囲の滲出液はまれに症状を起こすので，何らかの治療が必要である．

訳注1：心臓の最も深層の膜層で，内皮，内皮下の結合組織を含む．
訳注2：原著者の一人は，25年の経過を有する過食嘔吐型神経性無食欲症の57歳女性が心不全徴候を呈したが1年間の栄養療法で心機能改善をみた，と報告している（Birmingham CL, et al.：Eat Weight Disord, 2007；本項の参考文献として掲出されている）．

心機能

神経性無食欲症および神経性大食症，特定不能の摂食障害（EDNOS），いずれにおいても，ビタミンやミネラルの欠乏は心機能を変化させ得る．ビタミンB_1（チアミン）の欠乏は，まれにではあるが，心不全を伴う湿性脚気[訳注1]を起こす．摂食障害の患者では，ビタミンB_1の欠乏はよくウェルニッケ脳症を起こす．マグネシウムの欠乏は，不整脈やQT間隔の延長，うっ血性心不全の原因になる．リンの欠乏でうっ血性心不全が急速に発症し得る．再栄養の過程で血清リン濃度は急速に低下する．というのは大量のリンが再栄養の過程で消費される[訳注2]のに，体内に貯蔵してあるリンの量はひどく少ないからである．しかしながら，リンの欠乏に伴う合併症は血清リン濃度が基準範囲下限値の半分を下回るまでは起こりにくい．カリウムの欠乏は不整脈の原因となり，うっ血性心不全を悪化させ得る．セレニウムの欠乏も心不全を起こすが，体内にセレニウムの蓄積が多い（17年分の備蓄があるとされる）ためこれはまれで，セレニウムの欠乏した土壌で栽培された作物を食べている人たち，つまりニュージーランド，中国，カナダのブリティッシュコロンビアに住む人たちがほとんどである．さらに，葉酸やビタミンB_{12}，鉄，銅の欠乏からくる貧血は，心臓の仕事量を増加させ，ほかの理由によるうっ血性心不全を悪化させる．摂食障害患者における心臓を原因

第 4 章　臓器別合併症

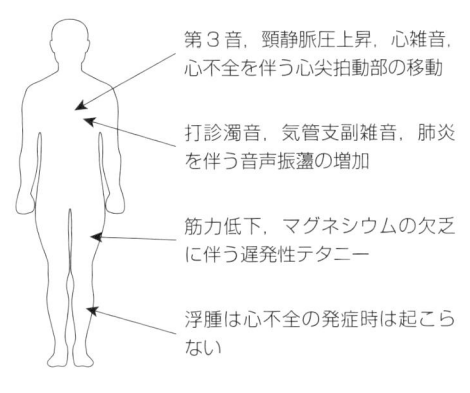

```
                      第3音，頸静脈圧上昇，心雑音，
                      心不全を伴う心尖拍動部の移動

                      打診濁音，気管支副雑音，肺炎
                      を伴う音声振盪の増加

                      筋力低下，マグネシウムの欠乏
                      に伴う遅発性テタニー

                      浮腫は心不全の発症時は起こら
                      ない
```

図 4.1　心臓／肺の身体所見

とする身体所見を，図 4.1 に記載した．
　訳注 1：浮腫性脚気ともいう．多発性神経障害に加え，うっ血性心不全が起こる．
　訳注 2：再栄養過程で ATP を合成するためにリンが大量に消費される．

心不全

　心不全は心筋の機能低下による．心不全は，運動耐用能の低下と易疲労性を伴う運動時の息切れとして出現する．心不全が悪化すると，運動量は少なくても症状が出るようになり，安静時でも息切れが出るまでになる．臨床所見には，静脈圧の上昇や浮腫，3 音聴取などがあり得る．検査所見の中で重要で，診断の確定と鑑別疾患の除外に役立つものは，心電図や胸部単純 X 線写真，心臓超音波検査である．
　神経性無食欲症の患者は，心拍数が低く，心臓の自律神経系制御に異常があり，ピーク時運動における収縮期血圧が正常対照と比較して低く，心エコーや放射性核種を用いた心室造影で壁運動に異常な箇所が認められ，しばしば息切れや動悸，胸痛がなかったりする．マグネシウムやリン，チアミン（ビタミン B_1）やセレニウムの欠乏は，心筋収縮を弱くさせる．吐根を服用すると，可逆性ではあるが心筋収縮が低下することがある．神経性無食欲症患者に起こる心不全の原因を表 4.3 にまとめた．

不整脈

　蛋白質カロリー異栄養症は，心臓の調律や再分極を変化させ，QT 間隔が

表 4.3 心不全の原因

原因	エビデンスレベル	特徴	治療のコツ
リン欠乏	Good	突然発症 血清リン値が急速に低下する	栄養療法を中止 経口もしくは静注でリンを投与
吐根中毒	Good	吐根の中毒症状は患者によりさまざま	使用を中止すれば症状は治まる
蛋白質カロリー異栄養症	Good	発症は緩徐	再栄養 栄養に蛋白質を十分入れる
マグネシウム欠乏	Good	血清マグネシウム低値があってもまれ	マグネシウム静注
セレニウム欠乏	Good	まれ 大抵は慢性の神経性無食欲症で起こる	セレニウムを経口もしくは静注で投与
甲状腺中毒症状	Good	神経性無食欲症と症状が酷似しているので鑑別が困難 TSH をチェック	甲状腺機能亢進症を治療 β ブロッカーを考慮
アルコール	Good	アルコールは心毒性を有する	禁酒 チアミン投与
チアミン欠乏	Good	ウェルニッケ脳症として発症 心不全で発症するのはまれ（湿性脚気のとき）	再栄養時はどの患者にも常にチアミンを補充するようにする
低血糖	Poor	血糖低値は肝貯蔵グリコーゲンの不足からくる	糖を静注して再栄養中の低血糖を防ぐ
自律神経失調症	Poor	入院して 3〜10 日栄養を入れると治る	不整脈治療ではメトプロロール metoprolol 訳注を考慮

訳注：アドレナリン β_1 受容体選択的遮断薬.

延長したり，ST/T 波が異常をきたしたりする．QT 間隔とは心室が分極してから再分極するまでに必要な時間である．血圧や心拍数は低下して，自律神経による心調律能の低下は，心拍数や心臓再分極の変動度増加として特徴づけられる．QT 間隔を延長させ不整脈発生のリスクを増加させる薬剤には，三環系抗うつ薬，精神安定薬，消化管運動機能改善薬，エリスロマイシン，抗ヒスタミン薬がある．暫定的な説では，再栄養にかける時間が短いときに起こる心拍数変動度の減少が，不整脈の危険を高めているという．心電図異常は神経性無食欲症で時々みられる．ほとんどの心電図異常は，不整脈発生のリスクを増加させるものではない．実際に，2〜3 日の治療で心電図

は正常化する．治療には，脱水や栄養の補正，電解質異常の治療，マグネシウムやリンの欠乏に対する補充，ビタミン投与，QT延長をきたす薬剤の中止などがある．

アテローム性動脈硬化症

　神経性無食欲症の患者は無月経になりやすく，LDLコレステロールは高値，HDLコレステロールは低値で，よく喫煙しており，過大なストレスがある．これらはいずれも，女性における動脈硬化性病変発生の予測因子である．神経性無食欲症8例の剖検報告では，そのうち3例で有意な動脈硬化性病変を認めたと記載されている．神経性無食欲症の患者はしばしば複数のタイプの胸痛を訴える．神経性無食欲症患者における胸痛の原因には，胸壁の痛み，逆流性食道炎，食道攣縮，腹部鼓腸による胸痛，ブールハーヴェBoerhaave症候群，機能的要素，定型または非定型狭心症がある．動悸を胸痛のように感じることもある．ある研究によれば，約20％の患者に定型もしくは非定型狭心症に一致する痛みがある．

細菌性心内膜炎

　心内膜炎は神経性無食欲症の患者でいくらか多く起こりやすい．それは僧帽弁逸脱症，う蝕，多形核白血球の機能異常によって起こる．これらは，マグネシウム欠乏症，亜鉛欠乏症，重度の蛋白質カロリー異栄養症と関連がある．

薬物投与量の過量と心臓

　神経性無食欲症患者における薬物過量は，ほかの患者の場合と同様に対応する．注意事項は以下のようである．
- 栄養状態の低い患者では，肝グリコーゲン貯蔵がないので低血糖が簡単に悪化しやすい．
- ウェルニッケ脳症は，リンやマグネシウムの欠乏があるときや，チアミンの前にブドウ糖を静注してしまったときに，悪化しやすい．
- 血清クレアチニン値は基準範囲下限かそれよりも低く保つべきだ．というのは，患者は筋肉量が少ないので，血清クレアチニン値が基準範囲内であるというのは腎機能が低下しているということだからである．
- さまざまな欠乏は，入院時にはなくても入院中に起きることがある．

- 補正後QT（QTc）間隔の延長（440ミリ秒以上）は不整脈の発症を予想させるが，若年女性では中年男性よりもかなり発症しにくい．
- 胃の低運動と食道逆流症は起こりやすい．このため嚥下した錠剤は胃に長時間残りやすく，誤嚥の頻度が増加する．
- 患者は，年余にわたり手元にためてきた錠剤や，家族からもらい受けた錠剤，もしくはエフェドリンのような刺激物を含む市販のやせ薬を服用することが多い．
- 院内で自傷行為をすることが非常に多い．神経性無食欲症の患者は，分裂傾向にあったり，窃盗癖（約3分の1）があったり，こっそりとひどいことをする名人のことがある．患者はよく中心経腸栄養ルートを引き抜いたり，空気塞栓症を起こす危険もあるのに栄養剤を勝手に捨てたり，栄養チューブを自分で引き抜いたり，チューブに結び目をつくって元通り自分で再挿入したり，院内で過量服薬したりする．

低血圧

神経性無食欲症の患者では血圧を測らなければならないが，大抵血圧は低く，およそ90/70mmHg前後である．体液減少がなければ，この低血圧が症状に至ることはないと考えてよい．内頸静脈圧が低いときは体液減少がある．体液減少がなくても起立性低血圧は起こり得て，これは血管と自律神経の反応性低下によるものである．低体温も神経性無食欲症でよく起こる．低体温も低血圧と血管の反応性低下を起こす．

心拍数の変動度

神経性無食欲症患者の心拍数は常に低く，1分間に45〜60前後である．しかしながら，運動選手の心拍数は1分間に30回程度と低いのに症状は全くなく，疾患罹患率や死亡率は非運動者と同程度である．心拍数の変動度や伝導速度の変化は，自律神経による心調律機能が低下している徴候で，突然死がより起こりやすくなっていることを意味している．神経性無食欲症では心音は正常で，胸壁が薄いためにいくらか強く聴こえる．僧帽弁逸脱症は健康な若年女性の約17%に認められるが，神経性無食欲症ではもっと頻度が高い．僧帽弁逸脱の程度は栄養状態が改善するほど改善し，悪化するほど悪化する．そういうわけで，聴取される収縮中期クリックは，栄養状態が悪化すると頻度が増加し，収縮中期雑音を伴い，僧帽弁逆流による全収縮期雑音

を残してやがて消失する．この雑音は栄養状態が改善するにつれて消失する．僧帽弁逸脱症の心雑音は，患者に立位をとらせバルサルバ手技を行うと最もよく聴取できる．

心電図

　心電図異常は，神経性無食欲症の患者ではしばしば，神経性大食症の患者ではたまにみられる．ほとんどの心電図異常は重要なものではなく，不整脈や心不全の危険は高まらない．ほとんどの心電図異常は，栄養療法と薬剤投与を数日間行えば正常化する．治療では，脱水や低栄養，電解質異常，マグネシウム欠乏，リン欠乏，ビタミン欠乏を補正し，QT 間隔を延長する可能性のある薬剤は中止する．QT 間隔とは，心室が分極してから再分極するまでに必要な時間である．三環系抗うつ薬，精神安定薬，消化管運動機能改善薬，エリスロマイシン，抗ヒスタミン薬は QT 間隔を延長させるので，不整脈発生の危険を増加させる．

　QT 間隔は，心拍数，自律神経の緊張度（副交感神経や交感神経の程度），テストステロン，そして薬剤によって変化する．QTc 間隔は，QT 間隔を患者の心拍数で補正したものである．こうして，徐脈により起こる QT 間隔の延長を補正する．QTc 間隔が 440 ミリ秒を超えると，不整脈の発生頻度が増加する．不整脈や房室ブロックのある患者では，心電図モニターは必須である．房室ブロックとは，多源性心室性期外収縮（PVC），PVC ラン，心室頻拍，torsades de pointes，R on T，2 度もしくは 3 度の房室ブロック，もしくは，意識消失をきたすようなほかの不整脈のことである．標準的ガイドラインに従って抗不整脈薬を使用する．神経性無食欲症や神経性大食症の患者における抗不整脈薬に関する RCT は現在までに存在しない．原著者の一人は，不整脈に対してメトプロロール 25mg 投与が有効であることを経験している．

　各患者におけるベースラインの心電図と比較することが重要である．同様に，T 波の変化，ペースメーカー波形およびそのリズム，その他の変化が起こり得るので，心電図は奇妙な形にみえる．症状も，体液量やミネラルの不足も，薬剤もないときは，低栄養ただそれだけによる心電図異常が最も疑わしい．これらのいずれかの状況があるときは，心電図変化は薬剤かミネラルの不足のいずれかによることが多い．失神のエピソードは，ほかの原因が指摘されるまでは，不整脈によるものであると考えたほうがよい．

鑑別診断

神経性無食欲症の患者にd-フェンフルラミン d-fenfluramineかl-フェンフルラミン l-fenfluramine，フェンテルミン phentermine[訳注]の使用歴が3ヵ月以上あるなら，弁機能不全はその服薬歴によって起こったものかもしれない．こうした場合には，弁機能不全を除外するため心臓超音波検査を施行する．甲状腺機能亢進症は，不整脈の予測因子であると同時に，摂食障害の症状を悪化させ得る．神経性無食欲症の鑑別診断では，アジソン病を考えなくてはいけない．アジソン病では高カリウム血症と低ナトリウム血症が起こる．吐根の反復投与は心筋症を引き起こし得る．

訳注：フェンフルラミン，フェンテルミンは，抗肥満薬として米国で用いられている薬剤だが日本では未発売．

医療従事者へのヒント

- 不整脈は神経性無食欲症患者の死亡原因として最も頻度が高い．
- 神経性無食欲症患者の心機能は普通，正常範囲内である．しかしながら，心筋壁は通常薄く，わずかではあるが僧帽弁逆流が増加しており，クリックもしくは雑音を聴取する．
- 心臓の刺激伝導系が電気的に再分極するのに必要な時間はQTc時間と呼ばれ，心電図報告書に記載がある．神経性無食欲症ではQTc時間はしばしば延長し，この延長が不整脈や突然死のリスクを増加させる．QTc時間が450ミリ秒を超えているときには医師に連絡する．
- 心不全は，血清リン値が基準範囲下限値の半分以下に低下したときに起こり得る．血清リン値が基準範囲の下限値以下に低下していたら，医師と相談する．
- 心拍数と血圧を，寝ている状態から坐位と立位にて計測せよ．薬剤や脱水，神経性無食欲症の影響は，臥位ではないときに明らかになるからである．
- 立位や運動，不安によらずに生じる心拍数の変動は，自律神経系の機能異常による可能性があり，不整脈の発生頻度を上昇させる．

患者への情報提供

- 胸痛や動悸，めまいがあるときは，看護師や医師に相談したほうがよい．それらは摂食障害による心不全の症状かもしれないからである．

・神経性無食欲症で心臓に起こる合併症は，元に戻り得る．

消化器系

唾液腺

　耳下腺や顎下腺の肥大は，神経性無食欲症と神経性大食症の双方に起こる古典的な症状で，身体診察でないとわからない診断上カギとなる所見である．蛋白質カロリー異栄養症そのもので起こるが，嘔吐があるとより起こりやすく，より肥大しやすい．唾液腺乳頭は液体が口腔内に流入してくる場所で，嘔吐により腫脹した唾液腺乳頭後方の唾液圧が増加するので唾液腺肥大を起こし得る．摂食障害の治療が奏効すると耳下腺と唾液腺の肥大は消退するのが普通だが，それまでに数ヵ月を要する．耳下腺を温めるのと同時に，生理食塩水やレモン水を口腔内洗浄剤として口腔洗浄をすると，耳下腺が元通りになるのは早まる．レモンは唾液を少なくするが，酸性なので歯痛を起こすことがある．もしすごく痛いなら，使用し続けることは無理である．まれに，片側性の緊張性耳下腺腫脹が起こることがあり，耳下腺への黄色ブドウ球菌の感染による急性滲出性耳下腺炎を考慮すべきである．飲水が適量で，良好な口腔衛生状態が維持できているなら，このようなことはまれである．

　唾液腺から分泌される酵素アミラーゼにより，嘔吐の後で高アミラーゼ血症となる．血清アミラーゼは膵臓，尿道上皮，小腸粘膜から分泌されるのに対して，リパーゼは膵臓だけから分泌される．そういうわけで，膵炎を除外するには摂食障害患者ではリパーゼを測定する．アミラーゼ上昇の原因組織がどこなのかを見極めるには，ほかにアミラーゼアイソザイムを分析する方法がある．

食　道

　嘔吐を繰り返していると，異常な消化管蠕動運動，下部食道括約筋圧（LES圧）の低下，食道逆流症，喀血（血液を嘔吐すること），食道炎，食道破裂（ブールハーヴェ Boerhaave 症候群）が起こり得る．ブールハーヴェ症候群は破局的で，集中治療が必要な緊急事態である．繰り返す嘔吐が起こす慢性的な続発症には，食道狭窄症やバレット Barrett 食道がある．バ

レット食道は正常な食道上皮が扁平上皮に置き換わる現象である．これは前癌状態なので，上部消化管内視鏡で定期的に経過観察する．マロリー・ワイス Mallory-Weiss 裂傷（症候群）は重大な胃食道出血を起こし得る．マロリー・ワイス裂傷は嘔吐の物理的圧力で胃食道接合部に生じる．栄養異常そのものにより，頻度は少ないながらも食道の機能異常がみられる．骨粗鬆症に対しビスホスホネートを投与するときは，それに伴う食道炎や食道狭窄を起こさないように注意する．

胃

胃の運動はよく低下する．この状態は胃運動停止や早期満腹感，ひいては食道逆流症の原因になる．神経性大食症における過食時と，神経性無食欲症の再栄養時に，急性胃拡張や胃破裂が起きたという報告がある．胃拡張は，悪心，嘔吐，腹痛を主要徴候とし，保存的に，経鼻胃管から吸引し補液と電解質補正で加療すると，ほとんどの場合改善する．まれに起こるのが胃破裂で，激痛や敗血症，ショックとなり，緊急外科手術が必要になる．

胃 石

胃石は胃内で形成されてそこにとどまる生体内異物である．例えば，抜毛癖は毛でできた胃石を発見するカギになる．新しく出現した，悪化している，もしくは通常考えにくい消化器症状は，摂食障害と直接は無関係な消化器系の原因を考えるべきで，そのひとつの例が胃石である．腹部CTが，特異度は低いが感度は高く，胃石を診断するのにまず行う検査として推奨される．腹部単純X線写真と腹部超音波検査は特異度が低い．CTでやはりそれらしければ，上部消化管内視鏡検査で診断に至る．

小腸と大腸

上腸間膜動脈（SMA）症候群は，ひどく低体重な患者に腹部膨満や上腹部痛として食後に出現し，食事量が多いとより起こりやすくなる．診断は，十二指腸第三部 third portion の狭小化とその近位の腸管拡張を画像検査で示すことによりなされる．経腸栄養は必ず必要で，それは，上腸間膜動脈症候群があると，普通の食事を摂取するだけで，部分的な腸管閉塞から腹痛を悪化させてしまうからである．

摂食障害のある患者では，腸管蠕動運動が緩徐かつ異常であることが多

い．そのため，食後の腹部膨満感，小腸ガスの増加，便秘，宿便，そうかと思えば噴出するほどの下痢といった症状が起こる．刺激性緩下剤は生理的な消化管蠕動運動を低下させるので，緩下剤の乱用はそうした症状を起こしたり悪化させたりする．緩下剤の乱用者は，いつも便秘のかわりに下痢の話をしている．噴出する下痢の根底にある問題は便秘である．小さく固い便は川を堰止める丸太のようで，1日から数日間かけて消化管内圧が上昇しないと下痢が流出しないし，消化管内圧がまた上昇するまで何日もかけて便秘になるのだ．下痢のひどい腸管は時に重症化して，腸管切除が必要になったりする．緩下剤を慢性的に反復使用していると，便潜血から大量失血までさまざまな程度の胃腸管出血の原因となる．緩下剤は爪のばち指を起こすが，使用をやめれば元に戻る．セリアック病と炎症性腸疾患は神経性無食欲症に併存し得るが，神経性無食欲症の存在によって増加することはない．慢性化した神経性無食欲症の患者には，骨盤底筋群の筋力低下により，直腸脱や宿便，便失禁が起こり得る．

肝臓と胆嚢

　肝臓と胆嚢は通常異常がなく，摂食障害の罹患による影響を受けない．重症の蛋白質カロリー異栄養症があると脂肪肝をきたす．胆嚢収縮は緩徐になり，体重減少を繰り返しているとコレステロール結石がより起こりやすくなる．

膵　臓

　膵臓は通常正常で，膵酵素製剤を患者に服用させる必要はない．神経性無食欲症は1型糖尿病を併発し得る．神経性大食症と，神経性無食欲症の嘔吐型で，急性膵炎が発症し得る．飲酒と胆道系異常は互いによく関連し，いずれも神経性無食欲症の管理を複雑にする．腹痛や悪心，嘔吐といった，膵炎を疑わせる徴候があるならば，血清アミラーゼとアミラーゼアイソザイムを検査すると診断確定に有用である．しかしながら，腹痛は軽視されてしまうかもしれない．患者には複数の腹部症状を訴えた既往があり，アミラーゼ上昇は嘔吐のためであるとみなされ得るからである．そういうわけで，血清リパーゼを検査し腹部超音波検査をオーダーすると，確定診断ができる．もし膵炎と診断したら，消化管を休め，経鼻胃管で吸引し，静脈ルートから補液をする．

消化

患者が緩下剤を使用していなければ消化は正常である．緩下剤を使用していると食物は生理的条件よりも早めに通過するのでカロリー吸収が多少減少するかもしれない．

合併症の頻度

日常的にみられる：食後の腹部膨満感を伴う胃と食道の運動性低下，便秘，唾液腺（耳下腺と顎下腺）の拡大
よくみられる：噴出するような下痢，マロリー・ワイス裂傷
あまりみられない：食道炎，脂肪肝，上腸間膜動脈症候群
まれ：消化性潰瘍，食道狭窄症，バレット食道，ブールハーヴェ症候群，食道裂傷，直腸脱，胃石

医療従事者へのヒント

- 腹部膨満感，小腸ガスや食後の過剰な満腹感は頻繁に起こる．こうした症状は，通常の食事と，過剰でない適切な水分摂取をして，もし必要なら消化管運動機能改善薬を使用すると，改善する．
- 患者が食物を吸収するのに必要な能力と，消化に必要な肝臓や膵臓の機能性は正常である．胆道系や膵臓のサプリメントは必要ない．
- 緩下剤の乱用歴がある患者では，小腸の蠕動運動が生理的状態よりも低下しているかもしれず，この点について緩下剤の減量を計画する際などは注意が必要である．さもないと便秘や満腹が治療の妨げとなるであろう．

患者への情報提供

- おなかが弱っているため，いくらかおなかが膨満する感じがしたり，けいれんしたり，おなかの動きがいつもどおりでないように感じるかもしれない．しかし，体重と食事習慣が戻れば，そういうことは改善する．
- おなかが元どおりになるのを助けるため，処方薬が必要になるかもしれない．医師が処方する．処方された薬だけを服薬すれば，おなかは早くよくなるだろう．
- 神経性無食欲症はおなかや消化機能に永久的な影響を残さないが，下剤の長期使用はそういったことを起こす可能性がある．

内分泌系

視床下部／下垂体

　視床下部／下垂体の変化は，体重減少による二次的なものである．卵胞刺激ホルモン（FSH）と黄体ホルモン（LH）が前思春期レベルまで低下し，女性では二次性無月経に陥る．抗利尿ホルモンも低下する可能性があり，部分的に尿崩症となる．オランザピン（商品名：ジプレキサ）やメトクロプラミド（商品名：プリンペラン）のようなドーパミン拮抗薬はプロラクチンを上昇させ，リビドーの低下や乳房の充血，乳汁分泌をきたし得る．成長ホルモン（GH）は神経性無食欲症で上昇し，インスリン様成長因子（IGF-1）は低値となる．こうした変化はいずれも栄養療法で元に戻るので，治療を行う必要はない．

甲状腺

　飢餓に対する適応として，体内を循環する活性型甲状腺ホルモン（サイロキシン（T_4）とトリヨードサイロニン（T_3））を減少させ，不活性型甲状腺ホルモン（reverse T_3）を増加させる一方で，甲状腺からの調節ホルモン（甲状腺刺激ホルモン，TSH）は一定範囲内に維持する形で，代謝率が下方に調節される．この「体温中枢の下方修正」は，sick euthyroid syndrome[訳註]と呼ばれて，甲状腺機能低下症とは異なる．通常の活性型甲状腺ホルモンの低下（甲状腺機能低下症）がある場合は，TSHは上昇する．それに対し，sick euthyroid syndromeは栄養状態の低下に対する生理的な適応であって甲状腺機能低下とは異なるから，治療を行うべきではない．

　まれに，甲状腺機能亢進症が神経性無食欲症に併発することがある．もしそうなったら，甲状腺機能亢進状態は神経性無食欲症の症状を急性増悪させるだろう．なぜなら，その症状は神経性無食欲症の症状に似ているからである．

訳注：かつてはlow T_3症候群の名前で広く知られていた状態．最近はsick euthyroid syndromeと記載されていることが多い．日本語に訳している例として，甲状腺機能正常症候群があるが，学会報告などでは英文名のまま用いられる場合が多い．

副　腎

　神経性無食欲症では高コルチゾール血症を生じる．血清コルチゾール値が上昇しても，副腎皮質刺激ホルモン（ACTH）は血清コルチゾール値を正常化させるように制御し，ACTHを制御するホルモンであるコルチコトロピン放出ホルモン（CRH）に対しACTHの反応は低下する．

　視床下部-下垂体-副腎系（HPA axis）については，神経性大食症や神経性無食欲症の患者ではほとんど調べられていない．大部分の研究では，神経性大食症患者では血清コルチゾール値とACTH値は生理的状態と変化がないとしている．ほかの研究では，神経性大食症の患者のうち体重が正常範囲の女性で，血清コルチゾール値とACTH値は上昇するが，それらのCRHに対する反応性が鈍化しているとしている．神経性大食症には，デキサメサゾン抑制試験で抑制されない患者がいくらかいる．こうした検査結果は，併存している病態によって修飾されているのかもしれない．例えば，神経性無食欲症で部分的に回復しているような場合が，その一例である．

卵　巣

　神経性無食欲症では無月経が起こるが，これは視床下部／下垂体の機能異常による二次的なもので，脂肪からのホルモン生成量の減少で下垂体ゴナドトロピンの循環量が減少している．無月経があっても，排卵はまだ残存していることがある．そのため，無月経状態であっても，妊娠するのを防ぐためには避妊薬を使用しなければならない．月経障害は，重度の体重減少に陥る前からしばしば始まり，体重が復調した後も月単位で相応の期間残存する．生理的な月経機能を停止し得るほかの要因には，心理的ストレス因子，エストロゲン代謝の妨害，そしてエストロゲンの視床下部へのフィードバックの失調などがある．

　骨盤部の超音波検査が，月経の停止した状態でも生理的に標準的な卵巣重量が保たれているかどうかを判断する一助として使用される．この検査は，正常な卵胞が形成されているかどうかを診るためにも用いられる．卵胞の存在は，体重が生理的レベルに到達してきていて卵巣が正常機能可能であることを示している．しかしながら，病気からきちんと治りきる前に着床した患者では，正常な妊娠経過をたどる可能性が少ない．低体重，高い確率での自然流産，先天奇形，未熟児，周産期死亡，そして母子愛着形成の低下が報告されてきている．人工妊娠には，黄体形成ホルモン放出ホルモン（LHRH），

パルス療法などがあるが，そうした技術は医学的にも心理学的にも推奨できない．

乳　房

神経性無食欲症の患者における乳房の大きさは，成人の場合小さくなり，前思春期の女性では増加しなくなる．

血中プロラクチン濃度が上昇するような投薬を行っている場合は，乳房充血や乳汁分泌が起こり得る．

体温調節

神経性無食欲症患者は，自身が低体温であることを自覚しておらず，低体温の予防もできていない．低体温はしばしば見られ，発熱物質への反応も低下している．

ほかのホルモン

レプチンは減少するが，単に脂肪組織の減少に伴い低下しただけである．グレリンは神経性無食欲症では上昇することがあるが，体重が元に戻るにつれて正常化する．現在，ほかの多くの腸管ホルモンについて研究が進行している．ペルオキシソーム増殖因子活性化受容体 peroxisome proliferator-activated receptor（PPAR）[訳注]は正常である．

> 訳注：転写調節機能を有する核内ステロイド受容体ファミリーのひとつ．受容体には $α$，$δ$，$γ$ のサブタイプがある．フィブラート系薬剤が $α$ 受容体（PPAR$α$）に結合し活性化すると脂質異常改善作用を示し，糖尿病治療薬ピオグリダゾンが $γ$ 受容体（PPAR$γ$）に結合するとインスリン抵抗性改善作用を示す．

低血糖

低血糖は，再栄養時には最も頻発し危険である．健康な人では，ブドウ糖を含む食事を摂取すると血清ブドウ糖値が上昇し，次に膵臓からインスリンが分泌されてブドウ糖は細胞内に移動する．血糖値が低下しすぎるのを防ぐために，膵臓からグルカゴンが分泌される．グルカゴンは肝臓に貯蔵されたグリコーゲンを分解し，ブドウ糖として血中に放出する．しかしながら，神経性無食欲症の患者では，肝臓に貯蔵されているグリコーゲンの量が少ない．結果として，再栄養が始まりインスリンが分泌されると，低血糖が起こる．この低血糖は，頭痛や昏睡，意識レベル低下，けいれん，そして死亡の

原因となる．再栄養中にこうした症状が出現したら，その症状が出たとき，食事の1～2時間後，そして夜間に血糖値を計測する．夜間に血糖値を測定することは特に重要である．なぜなら，患者は低血糖に気づかないかもしれないし，食物を探すこともないだろうからである．血糖値が2.5mmol/Lよりも低値ならば，低血糖症の診断は確定的である．ほかの方法として，グルカゴン試験を行う方法がある．空腹時に1mgのグルカゴンを静注して，静注前，10分後，20分後に血中ブドウ糖値を測定する．この試験で，血糖値が7mmol/L以上に上昇するか，もしくは，6.5mmol/L以上にまで少なくとも2mmol/L上昇していれば，生理的反応と判断される．低血糖は再栄養とブドウ糖の持続静注で治療すべきで，その速度は，血糖値が5mmol/Lを超えるように維持できる十分な速度である．ブドウ糖によってウェルニッケ脳症が悪化するのを防ぐため，ブドウ糖静注を開始する前に100mgのチアミン（ビタミンB_1）を静注もしくは筋注しなければならない．その後もチアミン100mgを10日間内服させる．

合併症の頻度

日常的にみられる：無月経，不妊，低体温，乳房組織の減少，リビドの減少，低血糖症

よくみられる：sick euthyroid syndrome，薬剤による高プロラクチン血症（無月経にもかかわらず，排卵と妊孕性は残存していることがある）

まれ：部分的尿崩症，同時に発症した甲状腺機能異常による神経性無食欲症の悪化

医療従事者へのヒント

- 月経の消失は，排卵がないこととは異なる．まだ排卵しているかもしれないので，妊娠する可能性がある．避妊具を使用しなければならない．
- 経口避妊薬は，神経性無食欲症で起こる骨粗鬆症の治療にはならない．
- 思春期後の女性で，体重減少に従い乳房の大きさが小さくなってくるのは，正常である．体重が戻れば元に戻る．
- 神経性無食欲症に罹患している思春期後の女性では，乳房発育は停止する．

> **患者への情報提供**
> ・生理がないのがやっかいならば，医師が経口避妊薬を処方することもできる．
> ・生理がまだ再開していない場合でも，排卵はまだ起こっているかもしれないため，妊娠することもある．避妊具を使用しなくてはならない．
> ・神経性無食欲症では胸が小さくなったり，もしくは思春期前ならば胸の発育が止まってしまうことはよく起こる．栄養が元に戻れば，胸もまた膨らむだろう．

腎　臓

腎機能

　水分摂取不足と腎の尿濃縮能低下は，頻尿，夜尿症，尿量減少の原因で，腎結石の遠因となる（尿ケトン体の増加も腎結石の遠因である）．腎臓の尿濃縮能は，心因性多飲が持続していると低下する．体重が著明に低下すると，血清クレアチニン値は生理的範囲を下回るが，クレアチニンクリアランスは体重で補正されているので腎機能が正常範囲であるか否かの指標になる．

　嘔吐や緩下剤の誤用によって，腎機能不全が起こり得る．催吐や，利尿薬もしくは緩下剤の乱用が長期化すると，脱水に陥り，体液量を維持するためにホメオスタシスが働いて，レニン・アンジオテンシン・アルドステロン系が刺激される．もし患者が利尿薬や緩下剤の使用を制限しようとすると，高アルドステロン血症の結果，浮腫を起こし得る．不幸なことに，浮腫の出現は時折，体重増加をひどく不安に思うきっかけとなり，結局また利尿薬や緩下剤の乱用を招いてしまう．このような悪循環を食い止めるのは極めて難しいことである．液体貯留は一時的なもので催吐行為を止めることができれば解決する，と説明して患者を安心させなければならない．続発した浮腫は，治療せずとも1〜2週間で自然消失すると説明することで安心させることが，治療になる．ベッド臥床とし，膝下に塞栓症対策のストッキングをはかせると，二次的な浮腫は一時的に減少するかもしれない．6kgを超過するようなひどい体液貯留が患者のコンプライアンスを脅かすようなら，薬物療法が必要かもしれない．スピロノラクトンはアルドステロンの生理的なアンタゴニ

ストで，1日あたり50〜200mgを投与し，2週間以上かけて減量する．ほかに，アンジオテンシン変換酵素阻害薬（ACE阻害薬）を使う選択肢がある．しかし，神経性無食欲症の患者では，高カリウム血症の危険や腎機能低下でその有用性が制限される．

重症の神経性無食欲症では骨盤筋群の筋力が低下し，神経因性膀胱が起こり得る．尿量貯留やストレス性尿失禁，下部尿路感染症の原因となる．

合併症の頻度

日常的にみられる：夜尿症，頻尿
よくみられる：軽度の高窒素血症（多くは脱水による）
あまりみられない：心因性多飲，尿失禁
まれ：腎結石，神経因性膀胱

医療従事者へのヒント

・夜尿症はよく起こり，低栄養および尿濃縮能低下と関連している．栄養を取れば消失する．

患者への情報提供

・夜寝ている最中に排尿してしまうことは，神経性無食欲症ではよくある．それは腎臓の尿を濃くまとめる力が下がっているためである．体重が戻れば治る．
・十分に飲み物を摂るのが大切だが，飲み過ぎないようにする．血液中の塩分へ悪影響になってしまうためである．医師や栄養士と，どのくらい水分を摂るのがちょうどよいのか相談するとよい．

骨と関節

骨

骨量減少（骨粗鬆症と，その前病態である骨減少症）が神経性無食欲症の患者で起こり，低栄養の程度と持続期間に依存して悪化する．食餌性成分の摂取不足，血中エストロゲン低値，血清コルチゾール高値，緩下剤の乱用，酸塩基平衡の異常が骨粗鬆症に加担する．神経性無食欲症患者の場合，エス

トロゲンは骨減少症の治療に有用でない．神経性無食欲症が，骨伸長が完了する前に始まり，骨端線が閉鎖する前に体重が戻らないと，最終身長が低下する．骨粗鬆症が悪化するに従い，骨折の危険が高まる．荷重による骨折は，まず体重がかかる骨，つまり足，下肢，そして骨盤の骨で起こる．のちに椎体骨折が起こり，身長が低下し，しばしば慢性的な腰痛の原因になる．骨軟化症（骨ミネラル量の減少）を発症したら，神経性無食欲症以外の原因がないか考慮しなくてはならない．神経性無食欲症それ自体は，骨軟化症をきたさない．神経性無食欲症による各種の欠乏が骨軟化症をきたすのはまれである．

関　節

過度の運動によるものがなければ，関節の異常はない．

合併症の頻度

日常的にみられる：思春期の骨伸長度減少，骨量減少
よくみられる：骨粗鬆症，過重による骨折
あまりみられない：骨盤骨折，椎体骨折
まれ：骨軟化症（普通は神経性無食欲症が原因ではない）

医療従事者へのヒント

・骨粗鬆症は，神経性無食欲症ではよく起こる．ビタミンDやカルシウムを適切に摂ることが強く勧められるが，骨量を標準範囲内に戻すものとして唯一示されている方法は，標準的な栄養摂取を蓄積することだけである．

患者への情報提供

・神経性無食欲症では骨が弱くなる（骨粗鬆症という）．しかし，体重が健康なくらいにまで戻れば，骨は通常の強さにまで戻り得ることが示されている．
・骨は一生を通して構築し，再生し続ける．骨の長さが伸びるのは10代で終わりになる．
・ビタミンDやカルシウム，ほかの処方薬を服用するのは大切なことだが，飲めば体重が戻るような処方薬はない．

血 液

ヘモグロビン

　ヘモグロビンは，慢性疾患による貧血のため，通常は多少低値である．これは二次的な鉄芽球性貧血で，基礎病態により赤血球への鉄輸送が損なわれていることに基づいている．神経性無食欲症で起こる貧血の原因は，鉄やビタミン B_{12}，葉酸，そしてまれには銅といったものの欠乏にもある．また，貧血は自己瀉血でも起こり得る．ヘモグロビンが急速に低下したとき，ヘモグロビンが30％以上低下したとき，鉄欠乏を合併しているとき，栄養には異常がないとき，説明のつきにくい針刺し痕があるときは，自己瀉血を疑わなくてはならない．自己瀉血をする人のほとんどは，医療従事者である．薬剤の毒性や低栄養そのもので骨髄不全が起こることはまれだが，生命への危険がある．

白血球

　神経性無食欲症の患者では白血球数は通常やや低めで，それは蛋白質カロリー異栄養症に基づく．しかしながら，好中球数は細菌感染症を防ぐのに必要な数（500/mm^3）を十分上回る．巨核球性貧血はビタミン B_{12} や葉酸，銅の欠乏により起こる．骨髄不全が起こると好中球数が 500/mm^3 を下回る．神経性無食欲症で起こる骨髄不全は，通常は，白血球数や血小板数が減少するというよりはヘモグロビン減少が前面に出る．
　リンパ球数は正常である．
　好酸球数が 500/mm^3 以上に増加しているときは，アジソン病を疑う．

血小板

　血小板数は普通正常である．血小板数はビタミン B_{12} や葉酸，銅の欠乏，また薬剤やアルコールの毒性，もしくは骨髄不全で減少する．

ビタミンK

止血異常があるときは，凝固異常と外傷は否定しなければならない．神経性無食欲症における出血の原因として，ビタミンK欠乏症，肝不全，播種性血管内凝固症候群（DIC）が報告されている．脂溶性ビタミンであるビタミンKは細菌叢ででき，ビタミンK依存性凝固因子（第Ⅱ，Ⅶ，Ⅸ，Ⅹ因子）は肝臓で合成される．この2つのプロセスの双方が，神経性無食欲症では相対的に低下する．

合併症の頻度

日常的にみられる：栄養を原因とした軽度の貧血と白血球減少症
よくみられる：鉄欠乏性貧血
あまりみられない：ビタミンB_{12}や葉酸の欠乏による貧血もしくは白血球減少症，自己採血による貧血
まれ：銅欠乏による貧血，薬剤毒性による骨髄不全，凝固異常症

医療従事者へのヒント

・神経性無食欲症の患者では，軽度の貧血や白血球減少症はよく起こる．栄養療法以外の特異的な治療は特に必要がない．
・軽度の白血球減少症は，感染症の罹患リスクと関係がない．
・各種の欠乏状態は重症な貧血や白血球減少，血小板低下の原因になるので，特異的な治療が必要になるかもしれない．

患者への情報提供

・神経性無食欲症でヘモグロビンや白血球の数が減るのは，よくあることである．症状は普通みられない．しかし，その貧血や白血球減少症がビタミンやミネラルの欠乏，もしくはほかの病気が原因で起こっているときは，元になっているこうした状態を治療することが必要となる．鉄欠乏性貧血は，摂食障害がある場合，特に菜食主義や厳格な菜食主義の場合ではよく起こる．

免　疫

　神経性無食欲症ではウイルス感染症の頻度は低くなり，細菌感染症の頻度は一般人口と比較して同等であるが，細菌感染症に対する反応とそこからの回復が遅延している．こうした現象が起こる原因は不明であるが，サイトカイン産生が減少する結果，感染局所への白血球遊走能が低下することと関連しているのかもしれない．神経性無食欲症では細菌感染に対する発熱反応も低下している．

細胞免疫

　細胞を介した免疫は，低栄養が非常に重度であるときだけ低下する．低マグネシウム血症は白血球の機能を低下させる．亜鉛欠乏症は細胞機能を低下させる．ビタミン B_{12} と葉酸の欠乏は白血球数を低下させる．まれだが白血球数は $500/mm^3$ よりも少なくなるので，感染症がより起こりやすくなる．

抗　体

　抗体の産生と発現量（血中濃度）は正常である．

合併症の頻度

日常的にみられる：有意ではないほどの好中球数減少
よくみられる：細菌感染が起こると，症状はひどくなり合併症がより起きやすくなる．この典型例が細菌性肺炎で，神経性無食欲症では肺膿瘍や膿胸に進展しやすい
あまりみられない：マグネシウムや亜鉛の欠乏症による細胞反応の減少
まれ：骨髄不全による無顆粒球症

> **医療従事者へのヒント**
>
> ・ウイルス感染症と細菌感染症は頻繁には発生しない．神経性無食欲症ではウイルス感染症が起こりにくくなる．しかし，細菌感染症がいったん起こると，重症化しやすい．
> ・神経性無食欲症では感染に対する発熱反応が低下している．

> **患者への情報提供**

- 神経性無食欲症では,免疫系は通常正常である.普通どおりワクチン接種を受けられるし,ほかの人よりウイルスや細菌に感染しやすくなることもない.
- 実際に(肺炎や尿路感染症など)細菌に感染してしまったら,熱を出さないだろうから感染はよりひどくなるかもしれない.このため,細菌に感染したら早く治療を受けるべきである.

[訳:古賀晋一郎]

第3部　診断と臨床像

第5章

栄養療法の合併症

栄養の基本

　栄養は蛋白，脂肪，炭水化物といった主要栄養素と，ビタミンやミネラルといった微量栄養素に分けられる．

　栄養不良とは，栄養素の相対的な欠乏もしくは過剰を意味している．栄養不良の患者は，鉄欠乏のような，単一の栄養不良の場合もあれば，蛋白質カロリー異栄養症，鉄欠乏，ビタミンB_{12}欠乏といった，複数の栄養不良の場合もある．栄養素は食物として摂取され，消化管から吸収され，血液を通って体内に蓄積される（例：ビタミンB_{12}は肝臓に蓄積される）．健康な人でさえ，体内での貯蔵動態はそれぞれの栄養素によりさまざまである．例えば，栄養素が摂取されなくなった後それらが貯蔵されている平均時間というのは，亜鉛は体内に貯蔵されないが，ビタミンB_{12}は3〜5年，セレンとビタミンAは17年持続するだろう．ほとんどの医師は，血中濃度を測定することで，栄養不足を評価しようとしている．しかしながら，栄養素の血中濃度は体内に貯蔵されている量に関しては有用な指標でないことが多い．栄養素の摂取が需要量よりも少なければ，その貯蔵量は次第に減少していく．しかし，貯蔵が枯渇しても血清濃度は基準値内にとどまるだろう．栄養を貯蔵する臓器に何らかの炎症があった場合（例：肝臓に何らかの炎症があり，ビタミンB_{12}が血中に放出されるとき），栄養素輸送蛋白に異常があった場合（例：図5.1のようにレチノール結合蛋白質がビタミンAの輸送に必要とされるとき），もしくは栄養素が機能するために必要な補酵素が欠乏している場合（例：図5.2のように，チアミン（ビタミンB_1）はマグネシウムとリン酸がないと機能できない）に，栄養素の血清濃度は正確ではなくなる．

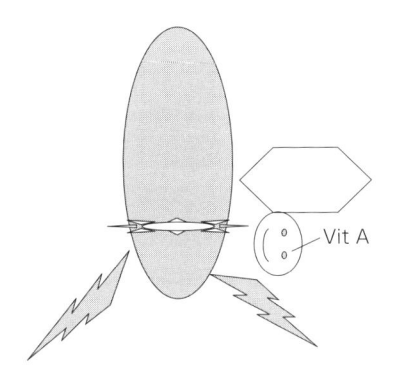

図 5.1
ビタミン A が組織に到達するには特別な蛋白質が必要である．ビタミン A が機能するのには輸送蛋白質が必要となる．

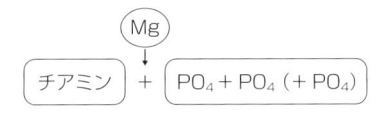

図 5.2
チアミンはリンとマグネシウムがないと機能できない．

それゆえ，血清濃度が正常であったとしても，栄養素が欠乏して病態生理学的異常が生じる．

栄養バランス研究は，摂取と排出を比較することによって欠乏状態を検査している．このため，患者に栄養素の欠乏が何もないならば（例：マグネシウムのように），注入された栄養素は一定の期間ですべて排出される．反対に，何らかの欠乏があれば，注入された栄養素の一部は保持され排出されない．同様に，体内の全栄養量は，一方は摂取量，一方は消費量と排出量，その両者の差で決まってくる．これは，浴槽の水量予測と似ている．浴槽の水量は，水がたまっていく速度と水が抜けていく速度によって決まり，排出口の栓が閉じているかどうかにより変わってくる．ちょうど浴槽のように，摂取によって決められた速度で，体内の栄養量は徐々に変化し，数日，数週，数ヵ月，数年で平衡に達する．正常な血清栄養素濃度を決めるそのほかの要素として，深刻な栄養不良のある患者では，栄養利用率の低下が挙げられる．栄養不良の患者は，代謝率が低く，組織の形成と再生が低下している．

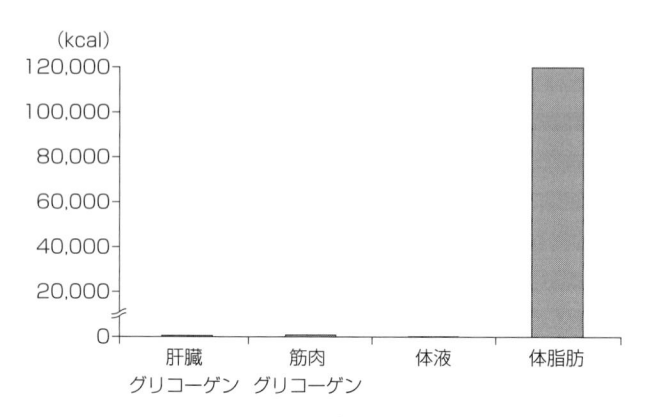

図 5.3　ヒトのエネルギー貯蔵部位（臓器別）

しかし，いったん栄養投与が再開されると，栄養利用率は，体重増加と代謝率に関連して，著明に高まる．それは数週間かけて低下し，その後数日で正常化する．

　ビタミンとミネラルの血中濃度は，体内のそれらの貯蔵量を推し量るのに十分な指標ではない．代謝率を下げ，栄養の利用率を下げ，栄養素の血清濃度と貯蔵の間に新たな平衡状態をつくることで，身体は減少した栄養摂取量に適合している．急速な栄養投与は，代謝率や栄養利用率を高め，栄養素の欠乏が明らかとなり，さまざまな合併症を引き起こし，時には死に至る．

エネルギー

　体が機能するのに必要なエネルギーをもたらすのは，栄養である．体が摂取するエネルギーの90％以上は，脂肪組織に貯蔵される．残りは，少量の炭水化物（グリコーゲン）として肝臓と筋肉に貯蔵される（図5.3）．

蛋白質カロリー異栄養症

　身体は必要エネルギーより摂取エネルギーが少なくなると，貯蔵されたエネルギーを消費する．身体のすべての組織は，糖をエネルギー源として必要

としている．脳だけは，数日の飢餓状態があると，ケトン体をエネルギー源として利用することができる．血糖値が下がると，インスリンも低下し，グルカゴンは上昇し，その後コルチゾールとカテコールアミンが上昇する．この結果，肝臓のグリコーゲン，つまり，貯蔵された炭水化物が分解されて，血中に糖を放出する．肝臓のグリコーゲンは1日もつ．しかし，飢餓が継続したり，肝機能障害があったり，子どもの場合は，炭水化物はそれよりも早く消費されてしまう．その次に，身体は脂肪を分解した糖を利用する．脂肪組織から分解された脂肪は血中に遊離脂肪酸を放出する．これら（脂肪と遊離脂肪酸）は肝臓で糖とケトン体に変換される．脂肪は数日から数週もつ．次いで，蛋白質，特に筋肉に蓄えられている蛋白質が分解され，アミノ酸として血中に放出され，肝臓で糖に変換される．

　飢餓状態にあると，貯蔵された炭水化物（つまりグリコーゲン）がまず利用され，続いて脂肪組織（つまり脂肪）が利用され，その次に蛋白質（つまりアミノ酸）が利用される．いったん脂肪が利用されだすと，ケトン体が血中に放出され，軽度のアシデミア（酸性血症）が生じる．約2％の患者で，飢餓によるケトーシスが深刻な状況に陥り，アシデミアが進行する．ほかの患者では，アシデミアは軽度であるが，たった数mmol/L重炭酸が減少することで，アシデミアに陥る．ケトン体は浸透活性があり，腎臓でミネラルを伴って，体内の水分を排泄する．蛋白の喪失は，体内の筋肉，呼吸筋さえ消耗する．

　深刻な栄養不良（マラスムス）にもかかわらず，神経性無食欲症患者のほとんどでは，血清アルブミン濃度は基準値内にある．しかし，患者の一部では，低アルブミン血症，脂肪肝，浮腫，アフリカの飢餓の子どもの写真から知られるような浮腫（クワシオコール）にまで進行している．食事による必要最低限のエネルギーと蛋白質の摂取さえできていれば，低アルブミン血症と低蛋白による栄養不良を防ぐには十分である．そのように，低アルブミンはより深刻な栄養不良を示し，高蛋白食によって治療する必要がある．高蛋白食は，1日あたり体重1kgにつき0.7～1.0gよりも多い1.5gの蛋白質を含んでいる．

どのように栄養の欠乏が進行するのか

　栄養の欠乏は，お金に苦しむ大学生にたとえるとより理解しやすい．最初は，学生は銀行に貯金があり，ポケットにもお金があり，車を持ち，アパートを借り，娯楽に使うお金もある．時が経つと，まず銀行貯金がなくなる．娯楽はいくらか制限されるが，手持ちのお金はある．次に車を売るようになる．次第に財産がなくなり，ついには手持ちのお金もほとんどなく，銀行にもほとんどあるいは全くない状態で，車もなく，外出もできず，寮で部屋を共用するようになる．お金を栄養素に置き換えると，銀行のお金は，貯蔵している栄養素の量を示し，手持ちのお金は血清の栄養素の状態，娯楽に使っていたお金は栄養素が体内で消費される過程を示している．組織の濃度（銀行）は手始めに減少し始め，貯蔵がほとんど尽きても血清濃度は正常である．血清濃度（手持ちのお金）は，体内の栄養素の貯蔵状態を反映しない．栄養素の欠乏による臓器障害（財産の喪失）はその過程のどこかで突然生じる．

　血清濃度は体内の栄養素の量についてはあまり指標にならない．血清濃度は栄養欠乏の最終過程にならないと減少しないからである．体内の栄養の総量の測定は，もし可能であるなら，栄養状態のよりよい指標である．臓器障害は，警告的な症状や徴候なく，突然起こる．重要な欠乏状態の詳細については表5.1に示した．

水分，電解質，ミネラル

　血清クレアチニンは腎機能障害に直面するまでは正常であるかもしれない．血清クレアチニンは，神経性無食欲症患者では一般的に低い．なぜならば，血清クレアチニンは体内の筋肉量を反映し，神経性無食欲症患者の筋肉量は少ないからである．そうした理由で血清クレアチニンは正常より低いはずであり，もしも基準値であるなら，腎機能障害が存在していると考えられる．

　嘔吐は低カリウム血症，低クロール性代謝性アルカローシスを引き起こす．また嘔吐は，胃酸の喪失，脱水，カリウムの喪失をも引き起こす．治療

第5章　栄養療法の合併症

表5.1　重要な栄養欠乏状態

欠乏物質	貯蔵期間	症状	欠乏の特徴	経過観察の仕方と治療法	治療期間
マグネシウム	数週間から数カ月	こむら返り 近位筋優位の筋力低下 眼の焦点の調節障害 短期記憶の低下	血清低値は欠乏を示しているが、多くの場合、血清マグネシウム値が正常にもかかわらず症状は出現する。検査値が正常でも、こむら返り、筋力低下、眼の焦点の調節疲労、短期記憶障害を認める場合、マグネシウム負荷試験を行うべきである	望ましい投与経路はマグネシウムの静注である（順序は下記のとおり）。マグネシウムは筋注もできるが、疼痛を伴う。経ロマグネシウムは吸収されにくいが、ほかの経路からの投与に加えて予防的に投与してもよい	経静脈的に通常5～10日投与する。症状が消失するか、血清濃度が正常を維持する状態まで投与するのが望ましい。適切な補充がされたかどうかを評価する方法として、治療の最後にマグネシウム負荷試験を行うことが、最も信頼できる基準である
リン	数日から数週間	大抵うつ血性 心不全の急性発症によって明らかになる	体内貯蔵量とは関係なく、食事によって吸収されると速やかに上昇する（例：うつ血性心不全やリフィーディング・シンドローム症候群などの危険をふまえての治療が必要である	体重が1週間に1kg以上に急速に増加するときは、毎日血清リンを測定する。その後も、1週間に0.5kg以上増加するときは、はじめの3週間は週3回、その後は週1回測定すべきである	急激に体重が増加する期間にリンを、2週間はリンを予防的に補充する
カリウム	数日から1週間	近位筋の筋力低下 動悸	血清濃度は体内貯蔵量にかなり正確に比例する。血清カリウムはアシドーシスや組織崩壊によって見かけ上、上昇する。血液チューブ内の溶血でも上昇する。そしてアルカローシスでも見かけ上、低下する。血清カリウムは、カリウム損失のために低下し、マグネシウム欠乏による尿細管での再吸収障害のためにも低下する。低カリウム血症のとつとの尿所見としてカリウム5mmol以上腎臓が排泄するならば、マグネシウム欠乏が低カリウム血症の原因と考えるべきである	体重が急激に増加する最初の1週間は毎日血清カリウムを測定する。その後1週間に1kg以上体重増加が継続する場合、週3回血清カリウムを測定するべきである。その後0.5kgずつ体重が増加する場合、週1回測定すべきである	20mmol/Lの塩化カリウム1日3回投与は、2～3週間以上かけて1日1回投与に漸減する。週0.5kg以上体重増加がある場合は、継続する。腎機能障害や尿への排泄が少ない場合、減量もしくは中止する
カルシウム	数カ月から数年	こむら返り 手根部や足の攣縮（潜在性のテタニー） 動悸 不整脈 けいれん	血中で蛋白質に結合していない遊離カルシウムの濃度は血清甲状腺ホルモンによって注意深く正常に調整されている。神経性無食欲症における低カルシウム血症には、カルシウムを摂取する蛋白質が減少しているが遊離カルシウムは減少していない（血清の遊離カルシウムを測定すれば正常である）か、全体的のマグネシウム欠乏がある。副甲状腺ホルモンを分泌が減少するかで、前者の治療は、マグネシウム欠乏の治療である	原発性のカルシウム異常を除外するために、栄養再投与の初期には血清カルシウムを測定する。それ以後、筋肉のひきつりや手根部や足の攣縮が生じなければ、測定を繰り返さなくてよい	イオン化カルシウムが低く、その原因が全体的マグネシウム欠乏でないならば、治療法とその継続期間は背景である原因によって違ってくる

（次ページにつづく）

第3部 診断と臨床像

チアミン	数日から数週間	ウェルニッケ脳症（混乱、眼振、眼筋麻痺、運動失調）神経障害やうつ病性心不全もまれにはあるかが生じる	経静脈的ブドウ糖投与によって欠乏が促進される	経静脈的ブドウ糖投与を避ける。チアミンを測定し、低リン血症、低マグネシウム血症を治療する。ウェルニッケ脳症がある場合は、ただちに経静脈的、または筋肉注射によりチアミン100mgを投与し、10日間毎日チアミン100mgを筋肉注射し、低リン血症と低マグネシウム血症に補正する	20日間のチアミン投与と、リンとマグネシウムの欠乏の補正、低マグネシウム血症を治療する。急性ウェルニッケ脳症を治療する
鉄	数カ月から数年	疲労異食症（正常でない食べ物を切望する、水やや冷たい飲み物を欲することが多い）貧血	極度に経口摂取が少ないため、神経性無食欲症では血清フェリチンが大抵低下している	鉄剤の補給。便秘や黒色便を起こす。胃の不快感を引き起こす。合併する貧血への治療と同時に、また初期の貧血への栄養再投与が進んだ後に鉄剤を補給する。硫酸鉄、グルコン酸もしくはフマル酸を投与する。1日1回300mgを投与し、可能であれば、1日3回に少しずつ増やしていく	鉄剤補給は貧血がなくても最低6カ月間継続し、貧血がある場合は12カ月間継続する
葉酸	数週間	疲労貧血	血清葉酸は食事で速やかに変化するので、その代わりに赤血球葉酸が必要とされる。赤血球葉酸値は神経性食思不振症では通常正常である。もし赤血球葉酸値が低いとすれば、それは緑色の葉野菜の摂取が少ないためである。葉酸は細胞の産生に速やかに使われ、特に赤血球で消費される。貧血で鉄やビタミンB_{12}を補充するときは、葉酸も同時に補充する必要がある。赤血球にかかわらず、葉酸を補充する必要がある。葉酸値が高いのは、葉酸を含むビタミンを摂取したためである	葉酸を経口で5mg内服する	葉酸の補充は1カ月継続するべきである。ヘモグロビン値が高かったり、食事に緑色の野菜が少ない場合はこの限りでない

（次ページにつづく）

第5章 栄養療法の合併症

栄養素	期間	症状	検査・診断	治療
ビタミンB₁₂	3〜5年	疲労感、倦怠感、皮膚と眼瞼の黄染、貧血、認知症、歩行と振動と関節の位置覚の喪失、末梢神経障害	ビタミンB₁₂は回腸末端で吸収されるのみであり、胃で産生される内因子が必要で、肝臓で貯蔵され、体内を通して細胞分裂に必要とされている。低値は大抵経口摂取が少ないことによるが、3〜9％は吸収不良による。吸収不良がビタミンB₁₂欠乏によるかどうかを決定するために、シリング試験は必須である	3日間、毎日ビタミンB₁₂を1,000μg注射し、3〜5年間、毎月100μgを投与する。シリング試験が正常ならば、6ヵ月間注射を継続し、それから経口のビタミンB₁₂を1日に50μg内服する。ビタミンCや鉄のサプリメントはビタミンB₁₂の吸収を阻害するので、同時に投与してはいけない	3〜5年継続する。シリング試験が異常な場合は、生涯にわたり補給を継続しなければならない。しかし通常は、小腸粘膜の萎縮によるビタミンB₁₂と葉酸の欠乏はほとんどであるので、ビタミンB₁₂の次第にシリング試験によるビタミンB₁₂と葉酸のサプリメントを数年内に再検して、非経口投与は終了する
ビタミンK	1週間から数週間	出血または、外傷後遅れて出現する	腸管の細菌はビタミンKを製造する。吸収されたビタミンKは、第VIII因子を除くすべての凝固因子の産生に不可欠である。ビタミンK欠乏は、INRによる凝固能検査によって間接的に評価される。ビタミンK欠乏はINR延長させる。神経性無食欲症の「隠性疾患」による貧血では、ヘモグロビン10g/dLが期待されるが、通常は二次性の鉄芽球性貧血によるものなので、治療を必要としない。これ以上に低い値の場合は鉄、ビタミンB₁₂、葉酸の低値、自己免疫、骨髄機能不全、銅低値、薬物中毒による場合がある。血液腫瘍医は赤血球の異型や血液像で調べる。フェリチン、ビタミンB₁₂、葉酸はべモグロビン10g/dL以下の場合、原因がはっきりしない場合も、血液内科にコンサルテーションを行う	ビタミンK 10mg溶解液の注射投与によって治療する。吸収が不確実で、急性出血がない場合は、経口で5日間、ビタミンK 10mgを投与する	1回注射投与か、5日間経口内服する
ビタミンA	17年	夜盲症、ビトー斑（見かけは強膜にメレンゲのような小さな斑点がある）、眼球の虚脱	血清ビタミンAの測定により欠乏を評価する。この検査は高価なので欠乏が疑われる場合のみ検査すべきである。ビタミンAは肝臓で産生される網膜結合グロブリン（RBG）と血中で結合して網膜結合グロブリン欠乏の蛋白欠乏のある患者や肝臓不全のある患者はビタミンA欠乏がなくても、網膜結合グロブリン低値のため、血清ビタミンAは低値である。逆に、治療したとしても、網膜結合グロブリンが低値のときは、ビタミンAは組織にまで運搬されず、ビタミンA欠乏による組織障害が生じるだろう	欠乏の重症度に応じて1日あたり5,000〜50,000IUの経口ビタミンA内服が必要である。過剰摂取の場合、骨痛、頭痛などの身体内上昇による疼痛などの、多くの全身性の症状が出現する	ビタミンAを数ヵ月間継続する。その間に評価して、可能であれば食事の中のビタミンAを増加させ、ビタミンAを含む総合ビタミン剤を開始する
ピリドキシン	数ヵ月から数年	末梢神経障害、貧血	神経性食思不振症の患者で欠乏することはまれである	欠乏の治療には100mgのピリドキシンを摂取させる	3ヵ月間経口ピリドキシンを継続する

（次ページにつづく）

栄養素	期間	症状	診断・検査	治療	予防
亜鉛	数週間から数カ月	体重減少、味覚低下や味覚異常（味覚障害）、皮膚の剥離・乾燥（特に手掌やかかとの）、細胞性免疫低下	亜鉛は主に男性の前立腺や精液に含まれ、食物繊維と結合して腸管に摂取されるならば、銅と亜鉛は同じ吸収経路を競合する。銅の長期摂取量に逆比例して亜鉛欠乏に陥る。また逆生じて得る。神経性無食欲症患者で、特に肉食以上の栄養主義者では、亜鉛摂取量はとても低い。エストロゲンは尿中への亜鉛喪失を増加させる。神経性無食欲症患者での亜鉛欠乏では、通常、皮膚が乾燥し、味覚が低下する。血清亜鉛は測定できるが、貯蔵されている亜鉛量が反映しない限り、亜鉛の貯蔵量を反映しない。亜鉛は、アルブミン、亜鉛結合グロブリンと結合するので、血清アルブミンが低値の患者では遊離血清亜鉛が正常であるにもかかわらず、血清亜鉛が低くみえる。亜鉛欠乏は味覚試験によって評価できる（例：Accusens T-Test®）。しかしながら、亜鉛欠乏に対する感度と特異度をその試験に求めることはできない	亜鉛として1日あたり14〜28mg（1日あたりグルコン酸亜鉛100〜200mg）を2カ月間投与する	神経性無食欲症患者に対しても亜鉛欠乏者への通常の補充療法を2カ月間行う。欠乏状態であれば6カ月間治療する
リボフラビン		口角炎		毎日総合ビタミンを摂取することで予防できる。欠乏症への治療は1カ月間総合ビタミン・ビタミンBを摂取することである	総合ビタミンとビタミンBを1カ月間、その後1年間総合ビタミンを摂取させる
銅		巨赤芽球性貧血、血小板減少、白血球減少が同時に、または個別に生じる	銅欠乏は神経性無食欲症患者は葉酸欠乏やビタミンB12欠乏と区別がつかない。巨赤芽球が出現するような貧血、血小板減少、白血球減少、銅欠乏を疑うら、4カ月間以上、グルコン酸銅を1日あたり400mg以上摂取すると銅欠乏が生じ得る。その骨髄像は銅欠乏に神経性無食欲症患者ではまれである	硫化された形での銅を1日あたり数mg経口で摂取させる	3カ月間
セレニウム	17年	近位筋の筋力低下 心筋症	セレニウムは果物や野菜に含まれる。カナダや中国の一部では土の中にふない。居頭に並んでいる果実は世界中から集まってきている。よって、セレニウムの摂取が少ないということはまれである。セレニウムはミトコンドリアの代謝機能に欠かせない。欠乏は通常、摂取不良に加えて、吸収不良によっても生じる。神経性無食欲症患者では、欠乏症によって重度の診断不明の筋疾患が進行する場合、セレニウム欠乏を疑う。血清のセレニウム濃度を臨床的な欠乏の診断には有用ではない	有症状の欠乏に対しては、中心静脈栄養のみで管理し、経静脈的にセレニウムを投与する。セレニウム濃度が低い場合、セレニウムが含まれている経口ビタミン剤を摂取させるべきである	

は，生理食塩水で脱水を補正し，カリウムで低カリウム血症を補正することである．

　重篤なカリウムの損失は筋力低下，不整脈を引き起こすが，腎機能障害が改善されて尿量が確保されるまで，カリウムの投与には慎重でなければならない．腎機能障害がある患者では，カリウム投与は致死的な高カリウム血症を引き起こすことがある．

　低マグネシウム血症は，摂食障害患者では高頻度で見受けられる．体内のマグネシウムが欠乏したときの典型的な症状として，筋力が低下したり，夜間下肢がつったり，30分以上焦点を維持する（固視する）のが困難となったり，短期記憶の低下などが生じる．マグネシウム欠乏は，腎臓のカリウム保持能を低下させる．この場合，カリウムを補充しても低カリウム血症は補正されないと考えられる．またマグネシウム欠乏は，低カルシウム血症や低リン血症も引き起こす．

　低リン血症は通常，栄養を与えている間に細胞内にリンが取り込まれる結果として生じる．低リン血症はとても急速に生じ，心不全に陥り，栄養を投与して数日以内に死亡することもある．いわゆる，リフィーディング症候群である．

　摂食障害の患者は，奇妙な食事をしている．そのような奇妙な食事は，銅欠乏のような，普通あり得ない単独の栄養素の欠乏を引き起こす．

摂食障害患者のすべてに栄養不良があるのか

　この質問は正しくもあり，間違ってもいる．神経性無食欲症は重度の体重減少に特徴づけられ，その半分にはむちゃ食いと排出行動がみられるのも特徴である．重度の体重減少は蛋白質カロリー異栄養症を引き起こす．神経性大食症の特徴は，むちゃ食いと排出行動で，それは栄養素欠乏の原因となる．しかし，蛋白質カロリー異栄養症には陥らない．その他特定不能の摂食障害（EDNOS）は拒食または大食のどちらかに似通っている．摂食障害の診断に加えて，栄養不良を引き起こす要素は，摂食障害の罹患期間，摂食障害の最近の病状，食行動と排出行動，食物の摂取と並存疾患である（例：胃腸障害や甲状腺機能亢進症）．例えば，あなたがEDNOSの患者を診察したなら，栄養不良のリスクはより大きい．なぜなら彼女らは，過去数年間，制

限型の神経性無食欲症であった場合が多いからである．それゆえ，それぞれの患者がさまざまな要因のうちどれを原因としていようと，どの摂食障害も低栄養と関連している．

リフィーディング症候群

リフィーディング症候群とは

リフィーディング症候群という言葉には二つの意味がある．歴史的には，栄養再投与時にほとんどすべての患者に生じていた症状や症候を指している（図5.4）．それらの症状や症候は特に下肢の，浮腫や疼痛によるものである．治療開始時に，明らかに正常な体液バランスで正常な血清アルブミン値である患者でも，浮腫または栄養再投与による浮腫は生じる．それは栄養不良に基づく腎機能低下や代謝率低下による．浮腫は脱水や低アルブミン血症があると，より悪化する．

図5.5はリフィーディング症候群の現在の意味を示している．つまり，栄養を与えたことによって生じる不足による症状や症候である．栄養を与えることによるこうした致命的な続発症や，その予防法，治療について次の項で示す．表5.2はリフィーディング症候群を予防するためのプロトコルの概要である．

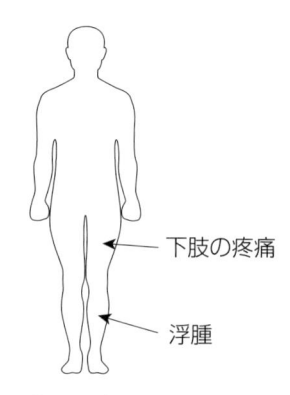

図5.4　リフィーディング症候群の歴史的な意味

第 5 章　栄養療法の合併症

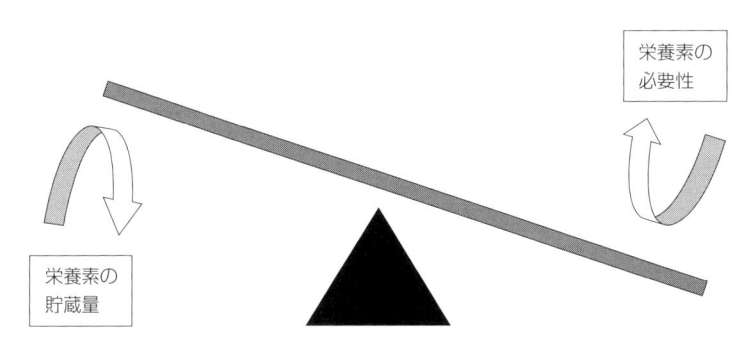

図 5.5　リフィーディング症候群の現在の意味
栄養再投与の間，貯蔵されている栄養素の利用率は，それらの供給量に対して圧倒的に高まっている．

表 5.2　リフィーディング症候群予防のためのプロトコル

食　事	栄養師が指示する 低カロリー食（例：800kcal/日）から開始し，次第にカロリーを上げる
検　査	ヘモグロビン，白血球数，血小板数，血清ナトリウム，血清カリウム，クロール，重炭酸イオン，尿素窒素，クレアチニン，アスパラギン酸トランスアミナーゼ，アルカリホスファターゼ，マグネシウム，カルシウム，リン，フェリチン，ビタミン B_{12}，赤血球葉酸，亜鉛，INR 心電図 尿定性・沈渣
定期的に 経過を追うべき 血液検査	カリウム，リン，マグネシウムは最初の 7 日間は毎日測定し，その後月曜日・水曜日・金曜日に測定する
定期内服薬	KCL：24mmol/日を 3 回に分けて 21 日間内服（錠剤，発泡性のもの，もしくは液体） リン酸ナトリウム散：5mL/日（リン酸を 550mg 含む）を 3 回に分けて 21 日間内服 総合ビタミン剤：2 錠／日を最初の 2ヵ月内服し，その後 1 錠／日を継続 チアミン：100mg/日を 5 日間内服 グルコン酸亜鉛：100mg/日を 2ヵ月間毎日内服
経静脈的輸液	血管内ボリュームが正常化するまで，0.9％生理食塩水を 100〜150mL/時で投与する

メモ：経口マグネシウム製剤は吸収性が不良である．経口マグネシウム製剤は体内に貯蔵されたマグネシウムが枯渇するのを防ぐことはできないので，血清マグネシウム値が正常化するまで，治療には時間を要するかもしれない．

リフィーディング症候群はなぜ起こるのか

　リフィーディング症候群は，たとえがあると一番わかりやすい．1階だけがちょうどできあがったときの超高層ビルの敷地をイメージしてみよう．その敷地は，鉄，木材，くい，ガラスなどの建築資材で覆われ，あたかも豊富な材料があって，建築を続行していけそうにみえる．しかし，その資材はあと数階分で尽きてしまうことがわかる．さらに重要なのは，一部の資材はほかのものよりも早くに枯渇してしまうということだ．そこで，栄養再投与を行う．再栄養投与のはじめは，身体は栄養不足で，長期に身体を再構築する過程を継続するには栄養素が不十分である．また，体内に貯蔵されている各栄養素の量は，大きく変化するものである．典型的には，ビタミンKは2週間程度，ビタミンB_{12}は数年，セレニウムは数十年分貯蔵されている．加えて，神経性無食欲症には，奇妙な食習慣がある．患者は，スイカやオレンジだけを何ヵ月も摂取していることがある．栄養を摂取するということは，炭水化物，いくらかの脂肪，蛋白質，少量のビタミンとミネラルを体内に供給することである．これが，神経性無食欲症患者において最初の血液検査が大抵は正常で，栄養再投与中にさまざまな欠乏が現れる理由である．

　栄養再投与時に生じる症状は，特定の栄養素の欠乏症状である．カリウム，マグネシウム，リンといった致死的な栄養素の欠乏は監視しながら防がなければならない．

　症状や徴候は，神経性無食欲症の場合に比べてほかの摂食障害の場合は重症度は比較的低いのだが，いずれの場合も病気の一部分症であるから，まれな合併症というより医学的な徴候としてそれらを捉えるのがより適切である．摂食障害は思春期に始まり，その過程は長く遷延し患者は何年にもわたって病んでいるため，重症の神経性無食欲症患者の多くは成人早期から成人中期の年代である．それ故に，神経性無食欲症は小児科医や思春期の専門医と同様に，成人を診る内科医の関心事である．**図3.1**（p.30）は，摂食障害の身体所見を記憶するのに有用なゴロ合わせである．

　身体症状は，飢餓もしくは飢餓を誘発しようとする悪い習慣の結果である．それらは，根底にある病理を示唆するものではない．経験のない医師は，それぞれの異常所見について考えられるすべての理由を除外しようと不必要な検査に走り，適切な治療を遅らせ，患者に危害を加えている．それよりも，すべての医師は，神経性無食欲症では幅広い身体的な異常が日常的に生じていることに気づくべきである（**表5.3**）．ゴナドトロピンや性ホルモ

表 5.3 摂食障害の内科的合併症

代　謝	低体温と脱水 電解質異常 　（低カリウム血症，低マグネシウム血症，低カルシウム血症，低リン血症） 高コレステロール血症 低血糖と肝逸脱酵素の上昇
心血管	低血圧，徐脈，補正 QT 間隔の延長，不整脈 心筋壁の菲薄化 運動に対する反応の低下 心嚢水貯留
神　経	脳の偽性萎縮 異常な脳波とけいれん 末梢神経障害 圧迫性神経障害 自律神経障害
血　液	貧血（通常は正球性，正色素性） 白血球減少，血小板減少 鉄欠乏性貧血 葉酸またはビタミン B_{12} 欠乏，まれに銅欠乏による大球性貧血 骨髄の低形成 壊血病
腎　臓	腎前性の高窒素血症 部分的な尿崩症 急性または慢性腎機能障害
内分泌	ゴナドトロピン，エストロゲン，テストステロン低値 sick euthyroid syndrome コルチゾール上昇とデキサメサゾン抑制試験で陽性 成長ホルモンの上昇
骨格筋	こむら返り，テタニー，筋力低下 骨粗鬆症，病的骨折
消化器	唾液腺の腫大，う歯，エナメル質の侵食（嘔吐を伴う場合） 上腸間膜動脈症候群 胃の排泄遅延，重度の便秘，腸閉塞 過敏性腸症候群，大腸黒皮症（下剤の乱用による）
免　疫	インターロイキン 1 と TNF-αの減少によるより深刻な細菌感染症をきたす 　（例：肺炎球菌による肺膿瘍や結核）

ンの血清濃度の低下，甲状腺ホルモンの末梢での代謝の変化，コルチゾールや成長ホルモンの血中濃度増加といった異常の多くは，飢餓状態に対する生理的適応を示していると判断するのが適切で，治療の必要はない．

　しかしながら，いくつかの身体合併症は，臨床上重要であるだけでなく生

命を危険にさらす可能性があるので,特別な注意が必要である.BMI,体脂肪,および初期の血液検査結果といったデータそれ自体は,合併症の危険度を示す信頼し得る指標ではない.体重を減らしたり,増やしたり,排出行動の頻度と量をあらゆる方法で増やしていたり,むちゃ食いを始めたり,処方薬を飲まなかったり,勝手に処方をしたりする患者では,深刻な合併症の危険が高い.生命に危険を及ぼす合併症,特にビタミンやミネラルの欠乏は,栄養供給の速度が速すぎるために増悪してしまいがちである.

[訳:中川朋子]

第3部 診断と臨床像

第6章

臨床検査

初期評価に行われるべき検査

- 全血算,電解質,尿素窒素,クレアチニン,マグネシウム,リン,カルシウム,AST,アルカリホスファターゼ,フェリチン,葉酸,ビタミンB_{12},TSH
- 心電図
- 尿検査
- 骨密度(神経性無食欲症に対してのみ)

治療期間中に行われるべき検査

カロリーや糖質摂取が増加し,1週間に0.5～1.0kgの体重増加が認められているとき(入院治療における栄養再投与時が典型例).

- マグネシウム,リン,カリウム:低栄養状態からの栄養補給が開始されてから5～7日間は毎日測定,21日間(もしくは体重が安定するまで)は月・水・金曜日に測定
- 血糖測定:食後1～2時間,もしくは低血糖症状が疑われるとき
- 心電図:QT延長を生じる可能性のある内服薬が始められているときは数日おきに施行.息切れ,めまい,失神,労作時に増悪し安静時に改善する胸痛を認めたときにはすぐに心電図検査を施行し,440ms以上のQTc延長,洞性頻脈,時折生じる期外収縮以外の不整脈,心ブロック,心負荷や異常パターンを示す心電図を認めたときには循環器医もしくは

内科医にコンサルテーションを行う

カロリーや糖質摂取が増減ないか，もしくは軽度増加を認め，1週間に0.5 kg未満の体重増加が認められているとき（居住施設や外来での加療のときによくみられる）．

- マグネシウム，リン，カリウム：低栄養状態からの栄養補給が開始されてから21日間は週に1～3回測定，その後は体重増加の程度，発症前の栄養状態や血液検査の変化に応じて週に1回測定（栄養補給が増加しているときは，週2回に増やす）
- 心電図：上記記載と同様

摂食障害において一般的に認められる臨床検査

（アルファベット順に記載）

以下の検査や手技のうちいくつかは，信頼性や有用性が低く，費用がかさむものもある（表6.1）．

アルカリホスファターゼ

血清のアルカリホスファターゼ値は，肝胆系の閉塞があるときや，骨形成が亢進しているときに上昇する．アルカリホスファターゼは，骨や肝内胆管を内張りしている細胞（クッパー細胞）で認められる酵素である．例え一つの小さな肝内胆管の閉塞であっても，アルカリホスファターゼの上昇をきたし得る．アルカリホスファターゼの上昇が肝臓によるものか骨によるものかを特定するには，血清のγ-グルタリルトランスアミナーゼ（GGT）を測定する．GGTは肝臓からのみ生じるため，GGTが上昇していたらアルカリホスファターゼの上昇は肝疾患によるものと考えられる．

アスパラギン酸トランスアミナーゼ

血清のアスパラギン酸トランスアミナーゼ（AST）の個人の値は，1年を通してほぼ一定である．ASTは肝実質細胞（肝細胞）が傷害されたときに，肝細胞から放出される．ASTの上昇は肝障害で生じるが，ASTは筋肉内にも同様に認められるため筋肉障害でも生じる．ASTの上昇は，傷害の細胞の数や，傷害された度合いによる．健常な肝臓では，肝硬変（線維化した）

表6.1　診断的検査の限界

検査名	測定の対象	主な適応	検査の限界	検査のリスク	費用
BMI	身長で補正された体重の変化	食事摂取度の測定	体重変化が，脂質，筋肉，水分，便秘などによるものかは測定不能	なし	安価
身体計測	全身の体脂肪	食事摂取度の測定	熟練した観測者によって施行されなければ，この検査の信頼性は低い	なし	安価
心電図	心臓の電気的活動	QT間隔，心拍数，リズムの測定	わずか20秒で施行されるため，間欠的な異常は捉えられないことがある	なし	安価
心臓超音波検査	大きさ，形態，心収縮，弁機能	多くの心雑音の原因特定，心筋肥大，心収縮力の評価	電気的活動を測定できない，僧帽弁逸脱のような一部の心臓形態はわかりにくい	なし	比較的安価
ホルター心電図	24時間あるいは48時間，1本のリードで測定した心臓の電気的活動	動悸の原因，不整脈による失神，自律神経障害の程度を特定するのに役立つ	一般的な心臓リードのすべては使用していないため心臓の全部位を評価できない，心臓の形態や生理的機能を評価しない	なし	比較的安価
胸部X線写真	胸部と上腹部の解剖	息切れの原因特定，栄養補給のために挿入された経鼻胃管の位置確認	肺機能を測定できない，誤嚥を生じて24時間は胸部X線写真で異常所見が現れないこともある，胸部X線写真撮影後に経鼻胃管が移動することもある	低い	安価
頭部CT	脳の形態	意識障害，けいれんの鑑別診断	脳機能はわからない	低い	高価
腹部CT	腹腔内臓器の解剖	上腸間膜動脈症候群の除外	機能的原因はわからない，腹部の愁訴に対する微小解剖はわからない	低い	高価
頭部MRI	脳の解剖	脳の解剖をみるのに最善の検査法	CTと同様に脳機能はわからない	低い	非常に高価

（次ページにつづく）

機能的MRI	脳の解剖と一部の脳機能	脳機能をみるのにPETと同様に有用	知られていない	低い	非常に高価
脳PET検査	脳の機能	脳の機能的異常を特定	非常に高価で一般には施行できない	低い	非常に高価
核医学による胃内容物排出試験	胃の内容物排出時間	早期満腹症や上腹部痛の鑑別診断	腹部の解剖はわからない	低い	比較的安価
上部消化管内視鏡	食道，胃，十二指腸下行脚途中までの外観	嚥下困難，嚥下痛，早期満腹症，腹痛，血便の鑑別診断	腸管の収縮を測定できない，上腸間膜動脈症候群を除外できない	中等度	高価

の肝臓と比べ，同じ傷害を受けてもかなり多くのASTが生じる．ASTの上昇が肝障害によるものか筋肉障害によるものかを特定するには，血清のクレアチンホスホキナーゼ（CPK）を測定する．CPKは筋肉に特異的であり，肝臓にはない．GGTやヌクレオチダーゼ（NTD）の上昇は肝臓に特異的である．

重炭酸塩

血清の重炭酸塩は，通常は正常値である．アシドーシスで重炭酸塩は低下し，飢餓によるケトーシスでよく生じる．重炭酸塩は脱水（体液量減少）による低カリウム性代謝性アシドーシスで上昇し，これは嘔吐時によくみられる．体液量を正常化させようと，腎臓はナトリウムとカリウムの交換を行ってナトリウムを保持する．その結果，低カリウム血症が生じる．

血球数

全血算はヘモグロビン，白血球，血小板の結果を報告してくれる．重症な栄養不良では，通常，軽度の正球性正色素性貧血を呈する．ヘモグロビンは，合併症のない栄養不良ではめったに10g/L以下にはならない．10g/L以下のヘモグロビン低下は，通常は食物の鉄欠乏によるが，胃十二指腸出血やビタミンB_{12}欠乏，葉酸欠乏，銅欠乏でも生じる．

カルシウム

血清のカルシウムは通常は正常である．血清カルシウム低値は，通常は全

身のマグネシウム欠乏による．血清のカルシウムレベルを保持するのにマグネシウムが必要だからである．血清のアルブミン値が低ければ，血清のカルシウム値も低くなるであろう．カルシウムはアルブミンと結びついて運ばれるため，生理的に働いている（遊離型）カルシウムが正常であっても，カルシウムの測定値が低くなることがある．血清の遊離型カルシウム測定は，血清カルシウムの確実な検査方法によって行われる．

ほとんどの神経性無食欲症の患者は，たとえ厳しいカロリー制限を行っていても，低アルブミンを防ぐのに十分な蛋白質を摂取している．

クレアチンホスホキナーゼ

神経性無食欲症の患者では，筋肉量の低下により血清のクレアチンホスホキナーゼ（CPK）は正常以下となる．CPK は筋肉細胞内から生じる．CPK の上昇は筋肉障害（平滑筋もしくは横紋筋）によって生じる．CPK は神経性無食欲症の患者において，運動後に劇的な増加（正常の10〜30倍）を生じることがある．この増加を特定するためには，運動した日のうちに，採血を行わなければならない．

血清クレアチニン

血液中のクレアチニンレベルは全身筋肉量と比例するため，血清クレアチニンは正常低値となる．血清クレアチニンの上昇は，たとえ正常範囲内であっても，通常は体液量減少に伴う腎機能障害を示唆する．それゆえ，クレアチニンの上昇を認めたら，頸静脈圧や，臥位から起立したときの血圧や脈拍変化をみることで，脱水の評価をするべきである．脱水の治療はされるべきであり，そうしなければ腎機能障害の程度はさらに悪化するだろう．筋破壊が増えても CPK の一時的な上昇をきたし得る．神経性無食欲症の患者で最も一般的な腎機能障害の原因は脱水（血管内の体液減少）である．ほかの原因としては，腎結石，感染，薬剤，便秘，自律神経障害，骨盤筋低下によって引き起こされる膀胱の排泄障害による尿路閉塞が挙げられる．

血清フェリチン

鉄欠乏は神経性無食欲症でよくみられる．鉄をよく含む食べ物は赤肉だが，摂食障害の患者において赤肉摂取を避けることはよくみられる．月経があれば，鉄欠乏の原因となる．鉄欠乏は貧血に伴う全身倦怠感の原因とな

る．鉄欠乏は味覚変化や摂食行動の変化ももたらす．異食症は，鉄欠乏を伴っている患者で認められ，普通ではない食べ物を切望するのが特徴的である．異食症の最も一般的な形が氷食症[訳注]であり，氷や非常に冷たい液体を切望する．異食症では，土やペンキを切望することさえある．

> 訳注：異食症では，土，泥，澱粉質，氷などさまざまなものが異食の対象となるが，日常臨床でみられる異食症のほとんどが氷食症である．

葉酸

　青野菜は葉酸が最も含まれた食べ物である．葉酸欠乏は患者がはじめに受診したときに発見され得るが，より重要なのは，低栄養状態からの栄養再補給に伴う葉酸欠乏である．というのも，低栄養状態からの栄養再補給に伴う葉酸欠乏はしばしば発見されないことがあり，細胞の成長や分裂を制限してしまう．血清の葉酸値だけでなく，より安定した葉酸の指標である，細胞内レベルの葉酸値や赤血球葉酸値を常に測定する．

　血清葉酸値は，活性型だけでなく，あらゆる状態の葉酸をすべて測定している．ある栄養欠乏では，葉酸サイクルを障害し，この代謝障害の後ろで交通渋滞を引き起こす．結果，血清の赤血球細胞の葉酸値は正常，もしくは上昇しているが，活性型葉酸の欠乏が認められる．

　葉酸欠乏は巨赤芽球貧血を引き起こし，葉酸欠乏に伴う全身倦怠感の主な原因となる．

マグネシウム

　全身のマグネシウム欠乏は神経性無食欲症ではよく認められる．血清のマグネシウムレベルは，全身のマグネシウムが欠乏していてもしばしば正常値を示す．マグネシウム欠乏の症状は，筋肉のけいれん（特に夜に足に生じる），筋力低下，近くのもの（読み物）に15～30分焦点を当てた後の視力障害，短期記憶障害である．マグネシウム欠乏の徴候は，近位筋の筋力低下，トルソー徴候，クボステク徴候，外側腓骨神経の叩打試験で認められる徴候である．マグネシウムの99％以上が細胞内にある．そのため，血清のマグネシウム値が正常以下になる前に，生体内蓄積量は非常に少なくなっていることがある．血清のマグネシウム値が低ければ常にマグネシウム欠乏を示唆するが，血清のマグネシウム値が正常であってもマグネシウム欠乏を除外できない．低マグネシウムの症状や徴候を認める血清マグネシウム値正常の患

者は，生体内でのマグネシウム欠乏を診断するためにマグネシウム負荷試験の適応となる．

リン

　リンは食物に豊富に含まれており，食後に消化管から吸収され，グルコースと一緒に早急に細胞内に移動する．それゆえ，血清のリンの値は，食後にはわずかな正常以下となる程度である．リン酸はアデノシン3リン酸（ATP），環状アデノシン1リン酸（cAMP），2,3-ダイフォスフォグリセレート（2,3-DPG），ほかの多くの代謝経路で必要なため，リン欠乏は生命を脅かす．リン酸欠乏はうっ血性心不全，器質的な脳の疾患，横紋筋融解症，溶血性貧血，身体の代謝的に活性化されたあらゆる臓器障害の原因となり得る．低リン血症の代謝性合併症は，病気の患者においては血清のリン値が正常下限の半分以下に低下したときに生じ，健常な患者においては正常下限の3分の1以下になったときに生じる．血清のリン値は栄養不良で急速に低下し得る．リンのあらゆる低下は緊急に治療されるべきである．

カリウム

　血清のカリウムは神経性無食欲症，嘔吐を伴う神経性大食症，利尿薬や下剤の乱用，体液量低下に伴うナトリウム交換による腎臓でのカリウム喪失によって，低値を認められることがよくある．血清の低カリウム血症の程度は，全身のカリウム欠乏の程度に比例している．

ナトリウム

　血清のナトリウムは通常正常である．最もよくある異常は排出行動を伴う患者の低ナトリウム血症であり，腎臓での水分の再吸収が原因である．これは全身の血液量を調整することが，浸透圧を調整するより優先されることから生じる．血清のナトリウム値の異常低値は，心因性多飲症（神経性無食欲症でも随伴し得る），アジソン病（通常高カリウム血症を合併），甲状腺機能低下症，腎不全，利尿薬の乱用（利尿薬は腎臓のナトリウムバランスを調整する能力を低下させる）でみられる．

甲状腺刺激ホルモン

　甲状腺刺激ホルモン（TSH）は甲状腺機能低下症を除外するために測定

される．TSH分析は非常に信頼性が高く，感度も高いため，甲状腺機能を測定する最良の検査であり，通常はそのほかのスクリーニング検査の必要性を取り除くことができる．視床下部からの甲状腺刺激ホルモン放出ホルモン（TRH）の分泌は，下垂体からのTSHの分泌を促進し，次に甲状腺を刺激して甲状腺から甲状腺ホルモンであるサイロキシン（T_4），トリヨードサイロニン（T_3）を分泌させる．甲状腺機能低下ではTSH値は上昇し，甲状腺からの甲状腺ホルモン産生を促している．甲状腺が過剰に働いているときや，甲状腺ホルモンを投与されているときには，TSH値は低い．

尿検査

尿検査は通常正常である．尿中の血液は腎結石を示唆するかもしれない．尿中の白血球は通常感染を示唆し，骨盤筋低下，自律神経障害，薬剤，神経性無食欲症に続発する膀胱の排泄障害があるときによくみられる．尿中の蛋白質は激しい運動によって増加し得るが，これは神経性無食欲症においては認められないこともある．尿蛋白の上昇は腎機能障害を示唆する．

ビタミンB_{12}

血清のビタミンB_{12}は，神経性無食欲症では通常正常範囲内であるが，約3％の患者で低値となる．肝臓の炎症は，偽性の血清ビタミンB_{12}高値をきたし得る．血清のビタミンB_{12}の分析は，測定誤差により偽性の低値，正常値，高値をきたし得る．これは，品質の悪い測定器でよく認められる．神経性無食欲症において，ビタミンB_{12}低値は通常経口摂取の低下によるが，約3％はビタミンB_{12}の吸収不足による．シリング試験は，ビタミンB_{12}欠乏が，胃の内因子欠乏によるものか，回腸疾患によるものか，経口摂取の低下によるものかを特定するのに行われる．

亜　鉛

血清の亜鉛値は，全身の亜鉛量を測定するには信頼性に乏しい検査である．ほとんどの亜鉛は細胞内に存在する．亜鉛は血液内で亜鉛結合グロブリン，亜鉛結合アルブミンとして存在している．亜鉛の状態を測るには，味覚が有用である（例えば，Accusens T-Test®）．しかし，味覚試験は煩わしく，信頼性に乏しい．亜鉛欠乏の最善の診断法は，味覚障害（味覚変化）や皮膚の乾燥（特に手掌や測定の落屑を伴う乾燥した皮膚）などの低亜鉛症状

と結びついた，亜鉛摂取不足（亜鉛のほとんどが乳製品や魚介類から摂取されている）の食事歴の聴取である．

画像検査

胸部単純（X線）写真

　息切れ，咳嗽，胸痛などの呼吸器疾患に特徴的な症状を認めたとき，胸部単純写真検査を行う．胸部単純写真でみられる異常陰影は，肺炎によることが多い．意識障害があり，経鼻胃管が挿入されている患者は，胃内容物の誤嚥に伴う誤嚥性肺炎を生じる可能性が高くなる．誤嚥後，特に脱水（血管内容量低下）のある患者では，24時間以上経過して放射線画像の変化が生じてくる．リン酸欠乏に伴う急性肺水腫の患者では，肺静脈の再分配が，胸部単純写真上で唯一の異常所見であることもある．

心臓超音波検査

　心臓超音波検査は心室厚と心雑音の原因を評価するのに行われる．軽度から中等度の僧帽弁逸脱は，起立姿勢でバルサルバ法を行うことで強調される．心臓超音波検査は，通常臥位にて穏やかな呼吸状態で行われるため，僧帽弁逸脱の診断を見逃すこともある．神経性無食欲症では，少量の心外膜液（心臓と心臓周囲嚢の間に認められる液体）が心臓超音波検査によって普通に認められるが，臨床的な意義はない．

心電図

　心電図（ECG，EKG）で最もよく認められるのは，遅い脈拍（徐脈）である．徐脈は，長時間の有酸素運動を行っている健常人で認められるが，重症の神経性無食欲症でみられる栄養不良，甲状腺機能低下症，もしくは病的な sick euthyroid syndrome でも認められる．
　心室が再充電するのにかかる時間の延長は，心室性不整脈や死亡のリスクの増加と関与する．心室筋が電気的に再充電あるいは再分極するのに必要な時間（QT間隔と呼ばれる）は心拍数で補正され，QTcもしくは補正QT間隔として計算される．心拍数が遅くなれば再分極の時間も延長するため，この補正が使われる．神経性無食欲症では，心拍数が著明に遅くなり得る．

以前の心電図と比較してQTc間隔が60ms以上延長する，もしくはQTc間隔が440ms以上になれば，不整脈発症のリスクが上がることを示唆する．QT間隔は，ある特定の薬剤や，シトクロムP-450系を含む薬剤の相互作用でも延長をきたし得る．QTc間隔に影響が及ぶには，薬剤を始めてから数日かかるかもしれない．

ホルター心電図とスペクトル分析

24時間あるいは48時間のホルター心電図は，心拍，心臓のブロック，不整脈，虚血性変化を評価するための心電図記録を捉える．神経性無食欲症では，ホルター心電図は，検査中に生じた動悸や不整脈の原因特定を助けてくれる．患者はホルター心電図検査の間，通常の活動を続けるよう指導されるべきである．そうでなければ，患者が運動を制限することで，不整脈が捉えられる機会を減らしてしまうことになるかもしれない．

心拍数の増加もしくは低下は，例えば休んでいるときや，運動しているとき，恐怖や不安を感じているときなど，全身の血液必要量に対する反応で生じる．心拍数は自律神経系で調整されている．ストレスや，交感神経系の反応では心拍数は増加する一方で，平穏な状態や，副交感神経系の反応では心拍数は減少する．心拍数の変動が増加することは異常所見であり，自律神経系が正常に働いていないことを意味する．心拍数の変動は，神経性無食欲症に伴う重症な栄養不良の患者でよくみられる．増加した心拍数の変動を急激に正常化しすぎると，不整脈のリスクを増加させる．これは，神経性無食欲症患者が，低栄養状態からの栄養補給を開始されたときに生じる．スペクトル分析は，心電図記録をコンピューター解析することで，心拍数の変動を測る．心拍数の変動が増加している，とスペクトル解析で診断されれば，低栄養状態からの栄養補給を開始したときの不整脈頻度の増加が示唆される．

骨盤内超音波検査

卵胞を視覚化するのに，骨盤内超音波検査が行われる．直径2cm以上の卵胞は，正常の内分泌機能が働いていることを意味する．2cm以上の卵胞が認められれば，患者は生理的に正常な体脂肪を有していることを意味している．目標BMIや体脂肪は，人種，年齢，性別，個人で変化するため，卵胞の測定は非常に重要となる．月経の回復は生理的に正常を示すよい指標である．しかし，生理的に正常な体脂肪に戻ってから6ヵ月以上経過して月経

の回復が生じるため,月経そのものが理想的な指標とはならない.

上部消化管内視鏡

　上部消化管(胃・十二指腸)内視鏡は重症な食道逆流,嚥下困難,嚥下痛,黒ずんだ血液の吐血,スプーン1杯以上の鮮血の吐血の精査のために行われる.

[訳:桑原政成]

第 4 部　鑑別診断

第7章

摂食障害の鑑別診断

　摂食障害は，検査室で検査するようには診断できず，また単にほかの疾患を除外して診断できるものでもない．その診断は，病的な認知や，それに伴ってみられる DSM-Ⅳか ICD を満たすような行動がはっきりと確信されるときにのみ，なされるべきである．神経性無食欲症は通例，否定することと関連づけられる唯一の摂食障害である．患者が摂食障害に関連する認知や行動を否定している場合，さらに詳しい情報を得るには，次のような方法がよいだろう．

・付帯した病歴（過度の飲酒のように，患者がむちゃ食いや下剤乱用をしているという近親者からの情報）．
・患者が周囲の環境を過度に統制している状況がみられること．
・患者の認知を積極的に刺激する質問．例えば次のような質問を患者にしてみるのもよい．

　質問：ビュッフェスタイルの大きなディナー会場にいると想像してみてください．そこには，薄切りにされた生野菜，ポテトサラダ，果物，いろいろな種類のパンやロールパン，ハムや牛肉の薄切り，ソースや肉汁，パイやケーキがあります．あなたは何を食べますか？

　回答：もしも患者が自分の病歴を隠したままでいるなら，彼らはとりあえず，ビュッフェでは喜んで食べるだろうし，もちろん自分で皿によそって食べると思う，と言うだろう．何を食べるかをさらに言わされることになったら，「野菜類を少しと，多分ロールパン一個…」彼らは脂肪分の多い，高カロリーの食品を嫌悪していることがわかってくるだろう！

　質問：あなたは 10kg 体重が減ってしまいました．もしも私が魔法の杖

を振って,瞬時にあなたの体に10kgの脂肪をつけることができたら,それでもいいですか.

回答:いいと思います…けど,もちろんそれは筋肉でないと困るし,それにゆっくりと起こるのでないと…健康的であるために(顔には恐怖の色を浮かべて).

摂食障害の診断を支持する身体的徴候

　摂食障害の診断を確定するのに役立つ身体的な徴候は,ラッセル徴候,歯の腐食,耳下腺と顎下腺肥大,高カロテン血症,うぶ毛,赤色紅斑である.ラッセル徴候は晩発性皮膚ポルフィリン症にみられる手の甲の傷と混同されることがある.ラッセル徴候は片手にしか現れないが,晩発性皮膚ポルフィリン症は両手に現れる.両側の耳下腺肥大は流行性耳下腺炎や何らかの原因による蛋白質カロリー異栄養症やアルコール中毒を伴うことがある.非両側性の耳下腺肥大は摂食障害では非常にまれで,それは耳下腺の感染や腫瘍の徴候であるかもしれない.高カロテン血症は,吸収不全(低血清カロテン)を神経性無食欲症(高血清カロテン)から区別するのに役立つ.うぶ毛は神経性無食欲症にのみみられるものである.しかしながらうぶ毛かどうかを見定めるのは主観的なものなので,これは診断に使うべきではない.

　神経性無食欲症,神経性大食症,特定不能の摂食障害(EDNOS)(表7.1)では通常,正常である検査値がいくつもある.もし,これらのうちのどれかが異常であれば,ほかの疾患の進行が考えられるべきであろう.

摂食障害に似た精神科疾患

　うつ病は,特に患者が40歳以上の場合,神経性無食欲症の鑑別疾患として考慮すべきである.うつ病のエピソードには,体重減少,食欲低下,食べたいという意欲の減退,などがみられるが,神経性無食欲症では食欲不振は生じない.大変な空腹と食物への渇望があるにもかかわらず,神経性無食欲症患者は食べることを選択しないのである(患者は空腹を否定するのであるが).

表 7.1 摂食障害において通常正常である臨床検査

血液学的	凝血指数，血小板総数
生化学	アルカリホスファターゼ，γ-GT，ビリルビン
免疫学的	ANA，RF，ENA，ESR，シルマー試験
消化管	D-キシロース試験，C-14 呼吸試験
神経学	脳波，頭部 MRI
内分泌	プロラクチン，副腎皮質刺激ホルモン刺激試験，甲状腺刺激ホルモン刺激試験，甲状腺自己抗体
放射線医学	頭蓋 X 線，胸部 X 線，腹部 X 線，腹部超音波

ANA：抗核抗体，**RF**：リウマチ因子，**ENA**：可溶性核抗原，**ESR**：赤血球沈殿率

　神経性無食欲症と異なり，うつ病患者では，その抑うつが神経性無食欲症や神経性大食症に二次的に伴っていたり併存するものでなければ，体型や食物に含まれるカロリーに過度に関心を寄せることはない．一方，うつ病と異なり，神経性無食欲症患者は体重が減ることを喜ぶものである．

　強迫性障害と精神病は時々摂食障害と誤診される．強迫的な症状（例えば，汚染された食べ物を食べることへの恐怖や，口に入れたものを毎回どうしても決められた回数噛まなければならないという思いから，食べ物の摂取が減るなど）もまた，体重減少の理由になるかもしれない．いつもそうであるが，確定的な診断をする前に徹底的な精神科的病歴を取ることが必要とされるであろう．

　神経性無食欲症と食思不振はうつ病や認知症と同様，多くの身体的な疾患にみられ，また時には重い人格障害との関連で起こる．多食症は視床下部の腫瘍や Kleine-Levin 症候群や Prader-Willi 症候群を含む何かしらの器質的疾患の特質である．誰かほかの人たちと食事をすることへの不安は，社会不安の表れかもしれないし，自然に吐いてしまうのを繰り返すのも不安に関係しているのかもしれない．そのような摂食の障害は，「摂食障害」そのものではない．というのは，それらは一般的な内科的疾患や，また他の精神的な疾患のいずれかに派生するものだからである．

摂食障害に似た内科的疾患

　行動としても認知としても神経性無食欲症を示すようなものがないときには，臨床医は体重減少の身体的な原因として以下のようなものを疑うかもしれない．例えば糖尿病，甲状腺機能亢進症，アジソン病，エイズウイルス（HIV）／後天性免疫不全症候群（AIDS），慢性感染症，癌腫，吸収不全症候群（例：スプルー），クローン病，あるいはまた別の慢性的な消耗性疾患である．しかしながら，患者の症状が神経性無食欲症かあるいは別の摂食障害の診断で十分に説明がつくのなら，広範囲で侵襲的な内科的検査をしていくことは勧められない．

アジソン病

　アジソン病は通常，体重減少，無気力，それにわずかに高い血清カリウムとわずかに低い血清ナトリウムを呈する．コートロシン刺激試験は副腎皮質刺激ホルモン（ACTH）の注射に続く血清コルチゾールの反応を測定するものである．血清コルチゾールが基準値の2倍，もしくは最大値が500IU以上であれば副腎機能が正常であることを示し，アジソン病を除外する．デキサメタゾンではなく，グルココルチコイドを使うと試験結果に支障をきたす．

吸収不全

　吸収不全を除外する最良の試験は標準的な糞便脂肪検査である．標準的な糞便脂肪検査では，100gの脂肪が6日間毎日摂取されなければならず，最後の3日間の便が採取される．成人は普通には摂取した脂肪の95％以上を吸収する．しかし摂食障害の患者は通常1日に100gの脂肪を摂取するのをいやがる．同じような方法で1日に50gの脂肪で修正試験をしてもよい．やりやすいD-キシロース試験は小腸の吸収不全のスクリーニング試験である．D-キシロースは経口の液体で与えられ，小腸でのみ吸収され，血液に入り，尿中に排泄される．小腸の吸収不全や，小腸を急速に通過してしまうことによってD-キシロースの吸収が落ち，D-キシロースの血清や尿での濃度は低下する．

甲状腺機能障害

　血清甲状腺刺激ホルモン（TSH）は，血中甲状腺ホルモン値にサーモスタットのように反応する．甲状腺ホルモン値が高すぎる甲状腺機能亢進症では，TSH は減少し，「サーモスタットは止められ」る．甲状腺ホルモン値が低すぎる甲状腺機能低下症では，TSH は増加し，「サーモスタットはつけられ」る．甲状腺機能亢進症では，食物があまりに速く腸内を通り過ぎるために吸収不全を引き起こしかねない．甲状腺機能亢進をきたした神経性無食欲症患者では，反対に食欲が増し，体重は増加し，その結果，体重や体型をコントロールすることができない感覚に陥る．甲状腺機能亢進をうまく治療することで，食欲亢進を元に戻すことができる．

炎症性腸疾患

　クローン病は，食欲不振，無気力，抑うつ気分と関連がみられ，特に 10 代では消化器症状が目立たないこともある．炎症性腸疾患が疑われたならば，消化器医の意見を求めるべきである．患者が以前に炎症性腸疾患と診断されていたならば，治療を担当している消化器医に相談する．症状の重なり，合併症，薬の相互作用があるためである．

セリアック病

　セリアック病（グルテンによって引き起こされる腸疾患，スプルー）は，ある栄養素が一つだけ欠乏しているか，それと気づかれないほどゆっくりした体重減少とともに現れることがよくある．この場合の体重減少は，ほとんどあるいは全く下痢とは関係ない．セリアック病はヨーロッパとアメリカでは 200 人に 1 人，アイルランドでは 100 人に 1 人にみられる比較的ありふれた疾患である．大事なことだが，セリアック病の患者は，多数の食品を受けつけられないとか，アレルギーがあると訴えることがあり，これが回復を妨げる．多くの食品，薬，それにチューインガムでさえも，グルテンを含んでいる．そのため，もしこの診断がついたら栄養士や薬剤師へのコンサルテーションが不可欠である．IgA 抗組織トランスグルタミナーゼ抗体は，セリアック病をスクリーニングするのに使える血液検査である．小腸の生検は今もって，セリアック病の最も信頼できる診断基準である．

体質的に低い体脂肪

　体質的に体脂肪が低いならば，その患者の低体重は，摂食障害やその他の疾患によるものではないことを意味する．これらの患者は体質的に，これまでずっとやせたままできており，体重を増やそうとしてもうまくいかない．自分のことをやせているために魅力的でないと思っている．しかし，月経や生理学的な機能は正常である．骨密度が低い場合があるので，骨密度を計測しなければならない．低体重を説明する潜在的な原因は除外されなければならない．

癌

　摂食障害を思わせるような体重減少，嘔吐，汗，食欲減退，味の好みの変化，食べ物への嫌悪感やその他の症状は，癌でも生ずる．癌患者はこちらの要求によく応じ，心配をしており，進行とともに悪化する．

　非常にまれであるが，癌が食欲の顕著な増加を呈し，それに続いてむちゃ食いや体重増加が進むことがある．

[訳：広瀬麻由美]

第4部　鑑別診断

第8章
ミュンヒハウゼン症候群と摂食障害

　摂食障害の患者は同時にミュンヒハウゼン症候群か代理ミュンヒハウゼン症候群を呈することがある．ミュンヒハウゼン症候群は，再発を繰り返す見せかけの仮病と定義されている．病的なうそをつくという形をとり，患者はでたらめで大げさな話を語り歩く（虚言癖）のである．代理ミュンヒハウゼン症候群とは，親ないし親代わり（親としてふるまったり，親の代わりに存在する）である誰かによって作りあげられた病気と定義される．子供は頻繁に医学的評価を受けるために連れ出され，加害者は知らないと否定し，子供が加害者から引き離されると疾患の急性の徴候や症状は止む．ミュンヒハウゼン症候群と摂食障害はいくつもの徴候や症状を同じくする．自傷行為，人を巧みに操ること，人を仲たがいさせること，身体的訴え，多数回の入院，処方どおりに服薬しないこと，うその情報を与えることなどである．摂食障害の患者におけるミュンヒハウゼン症候群ないし代理ミュンヒハウゼン症候群の症状を**表8.1**に示す．

　診断時に病歴をさかのぼると，ミュンヒハウゼン症候群ないし代理ミュンヒハウゼン症候群は通常数年続いている．そのため，重要な第一歩は，この症候群ではないかと考えてみることである．いったん考えたとしても診断は難しい．臨床的な根拠が欠けていたり，矛盾していたり，その重要度がはっきりしないことがよくあるからである．**図8.1**に，診断手順のアルゴリズムを示した．第1段階では，ほかの内科的な精神科的な疾患が除外される．過去のすべての診療録を糸口として調査しなければならない．第2段階では，診断がついていない入院や，病理所見なしの手術を文書に記録しなければならない．第3段階では，不自然な病気と考えられるような徴候，症状や行動の数々が記録される．

表 8.1 ミュンヒハウゼン症候群の臨床像

系統	症　状
胃腸系	下痢（緩下薬） 腹痛 嘔吐 悪心 脱水症
肺	肺炎
心臓系	心室頻拍（緩下薬）
神経系	目撃者のいない頭部損傷や記憶喪失 めまい せん妄
内分泌系	高血糖症（親によって虚偽の記載をされた高い血糖値） 低カリウム血症（緩下薬）
感染症	原因不明の虚偽性の発熱 菌血症（静脈に不潔な水を注射する）
皮膚科系	手首，腕，腹部を切る
精神科系	うつや軽躁のエピソード 幻覚による精神病的エピソード 転換ヒステリーのエピソード 自殺すると脅す
その他	自傷行動 想像妊娠 妊娠がいやになり自分で破水させる 過量服薬 不必要な外科手術

ステップ1：身体的あるいは精神病的な愁訴を説明し得る，虚偽性で「ない」疾患があるか
・愁訴の身体的／精神科的な原因を確定するには，どのような臨床または画像検査が必要とされるか ・身体的あるいは精神科的な愁訴で聞き流されてきたことがあったか ・愁訴の不自然でない原因の診断を助けるものとして，どんなコンサルテーションあるいはセカンドオピニオンが必要とされるか（内科学，神経学，神経精神医学，神経心理学，外科）

↓もし，ないなら　　　　　　　　　　　　　　↓もし，あるなら

ステップ2A：以前の医療記録は「すべて」得られているか	ステップ2B
・以前の入院中，内科的／精神科的疾患が全く見られなかったことがあったか ・手術や処置をして，病理が何も明らかにならなかったことがあったか ・医師の忠告に逆らって退院したことがあるか，またそれはなぜか ・患者の告げる既往歴が変わったことがあったか	内科的もしくは精神科的な治療をする

↓

ステップ3：患者の徴候，症状は「一貫して」ミュンヒハウゼン症候群／代理ミュンヒハウゼン症候群といえるか（表8.1参照）
・徴候，症状，行動は注意深く記録されているか ・矛盾は発見されているか ・これらの矛盾を突きつけられたときの患者の反応はどんなものか ・虚偽性疾患の決定的な徴候はないか（虚偽性障害に関係した神経学的な症状，正常な核心温度と同時に計測したもので，口腔温を上昇させた虚偽性の熱，インスリン注射による高血糖でのCペプチド測定，発作時の血清プロラクチンの計測，線状皮疹「紹介」，病棟を出ると臨床的な症状がないこと）

図8.1　ミュンヒハウゼン症候群の診断の手順

[訳：広瀬麻由美]

第5部　転帰と予後

第9章

転帰と予後

転帰と予後

　摂食障害の転帰は，持続因子の強さと，長く治療されないままでいて病勢を得てしまったかどうかにかかわっており，神経性無食欲症の場合は特にそういえる．二次的影響はその個人に永続的な痕跡を与えかねない．一つには正常な発達から逸れてしまうことによるもので，例えば社会脳の未発達や，回復を阻害するほかの二次的な障害につながる．もう一つには，例えば報酬の閾値のように，脳内の神経可塑的な変化により，食欲の調整をうまくいかなくする状態が生じかねないからである．

神経性無食欲症

　青年期の治療の転帰は良好で，おおよそ80％がよい回復をする．しかしこの疾患が3年以上続いている者の経過はあまり良好ではなく，よい回復をするものは50％以下である．30％以上に何らかの形でむちゃ食いが生じ，社会的または身体的な障害が残される．20年後にも20％が未だ公的な給付に頼っている．1995年に行われたメタ分析によれば，神経性無食欲症患者の10年間の総死亡率が5.6％であり，これは精神科の女性患者や一般人口と比べてかなり高い．死亡の約半分は合併症によるもので，残りは自殺による．専門施設での治療ではおそらく転帰はよいものになるだろうが，専門施設に行くことができない地域／集団での死亡率は高い．

　神経性無食欲症の予後を悪くする要因には次のようなものがある．症状の

長い持続期間，それも特に治療を受けないままでの持続，子供時代になかなか食べられなかったことも含む発達的な問題，強迫的な行動，難しい家族問題，嘔吐，過食，強迫性障害，性的な問題，低いBMI，摂食における精神病理が深いこと，また治療してもなかなか体重が増えないといったことである．

神経性無食欲症の予後不良因子

- 遅い発症
- 疾患が長期に続いている
- 低い最低体重
- むちゃ食い／排出行動
- 人格的な難点
- 家族関係がよくない

神経性大食症

科学的根拠に基づいた治療を行うと，神経性大食症患者の50％以上に十分な症状の減少がみられる．しかしながら，およそ10～20％の患者は10年にわたり診断基準を満たし続ける．また，「回復した」患者が本障害を定義づける中核的な認知の歪みを経験し続けることはしばしばみられる．そして，社会的機能障害は持続し，嗜癖や大うつ病の危険が高まる．

神経性大食症の予後の特徴として，症状の長期間の持続，体型や体重への過度の関心，低い自己評価，衝動性，人格的な問題，社会適応の不良などが挙げられる．また，薬物乱用を合併すると，あらゆるタイプの摂食障害に有害な影響を及ぼす．

神経性大食症の予後不良因子

- 精神科的な症状を併発している
- 症状の重さ
- 衝動的な人格特性
- 薬物の乱用

医療従事者へのヒント

- 神経性無食欲症は 19 世紀から医療の介入を要する状態として認識されている.
- 摂食障害のうち過食するタイプは 20 世紀後半に現れた.
- 神経性無食欲症の人々は,食べたいという,抑えがたく飽くなき衝動によってむちゃ食いや排出行動をきたす危険性が高い.
- 現在の症状のみに基づく診断分類は,体質や症状や生活歴を考慮してつくられた明確な記述ほどには役立たない.
- 摂食障害患者とその介護者は,彼らの病気は自ら背負いこんだもの,あるいは家族によって引き起こされたものだという,一般に広まっている誤解のために,欲求不満がたまり,恥に思い,罪悪感を持つことがよくある.医療の専門家はこの迷信を打ち砕かなければならない.
- 患者とのかかわりにおいて重要なのは,広範囲にわたり患者に合わせた治療方針を組み立てていくことである.

患者への情報提供

- 摂食障害は,先天的および後天的危険因子の混合によって引き起こされる複雑な発達上の問題である.
- 摂食障害を発現させる危険を高める要因の多くは,誰の落ち度でもない.それらの要因には遺伝的な危険や,また発達の早期に起こった出来事が含まれる.それらがストレスシステムをさらに過敏にしたり,代謝システムを不安定にしたりすることがある.
- 摂食障害の人々は,しばしばまるでこの世の中に彼らの居場所を確保しようとするかのように,努力してもがいている.彼らは自分たちを周囲と比べている.
- 摂食障害の危険を高めるような物の考え方(細部への視点)や人格的特徴は,人生の多くの場面で役立つものである.例えば,彼らは勤勉さや,詳細な分析,的を得た適応が要求されるような仕事を楽にこなす.しかし彼らが食事制限や体についての審美眼のほうにもっぱら注意を注ぐようになると,それらの特性は害になる.
- 豊かで満たされた人生を生み出すためには全体像を見る視点が必要であるが,摂食障害の人々はその視点を失ってしまいやすい.こういう視点を育てるためには,心配している周囲からの援助が必要だろう.

・摂食障害の影響は，社会的，身体的，心理的な人生の領域にまで及ぶことがある．上手に援助しなければ，摂食障害の罠に容易にかかってしまう．
・飢餓，ストレス，嘔吐，断続的に糖分を猛烈に摂取することは，脳内に嗜癖的な変化を生じさせる可能性がある．

［訳：広瀬麻由美］

第5部　転帰と予後

第10章

目標体重とは何か

　治療の早期には，臨床医と患者との間のやり取りの多くは，正常な体重，計画した体重，目標体重，あるいは回復した体重についての話題によって占められるかもしれない．標準的な治療計画がすべての患者に一貫して用いられ，それが筋の通ったもので，わかりやすく，すべてのスタッフによって支持されている場合には，この体重にまつわる問題は回避できる．利用可能な測定法によって，治療の場によって，用いられる考え方によって，治療計画は変わるだろう．「いつ体重が戻るのか」という問題に対処するために，私たちは次のようなガイドラインを提案している．

①治療の目標は健康，つまり心と体の健康である．それは骨，脳，月経（女性では）やほかのすべての身体のはたらきが正しく機能しているということである．それはまた患者の認知が正常なものであることをも意味している．患者にもこれが治療目標であるということで合意を得たい．

②神経性無食欲症の患者は「治った」後であっても生涯にわたって体重や体型を過度に心配する人生を送る可能性がある．肥満には断じてなりたがらず，半数は決して回復しない．回復しても，体重と体型への心配は，摂食障害でない者に比べて大きいままであろうことを，患者に言っておく．

③体重というのは，脂肪組織はもとより，体液，筋肉，便，尿からなっていることを患者に告げる．体重換算で体の60％が水分である．例えば，2～3kg程度の月経前の体重の変化は，水分貯留によるものである．それに加えて，常に計測の誤差がある．もし患者が一日に何度も体重を量る習慣があるなら，量るたびに体重が違うことに気がついているかもしれない．

④患者の摂食障害は彼らの人生で制御可能なものなのだ，とあなたが信じていることを患者に伝えよう．こちらの目標はその制御力を患者に戻してやることなのである．彼らの体重は次第に変化するだろうから，その結果を彼らに知らせる．もっとも，患者が知りたくないと決め込んでいる場合は別だが．
⑤一般的には，いったん止まった後で，規則正しい月経が戻ると，それは健康的な体重に達したということを示すことになろう．
⑥無月経が続いていたとしても，患者が健康体重にあると思われるならば，優性卵胞を探すために骨盤の超音波検査を行う．直径2cm以上の大きさの優性卵胞は，正常なホルモン周期を示唆し，したがって健康体重と診断される．

[訳：広瀬麻由美]

第5部　転帰と予後

第11章

死の危険とは何か

　標準化死亡率（SMR）は，ある疾患の死亡率を一般の人々における同じ性別や年齢集団での死亡率と比較したものである．SMRが1というのはその疾患の死亡率が一般の人々の死亡率と全く違わないという意味である．統合失調症のSMRは2.7である．神経性無食欲症ではSMRが10.5，神経性大食症では2.0，特定不能の摂食障害（EDNOS）では1.1である．神経性無食欲症はどの精神障害よりもSMRが高い．

　神経性無食欲症による死因の半分は自殺によるもので，半分は内科的合併症による．内科的合併症による死因のほとんどは不整脈か心不全による．細菌感染症，低血糖，悪液質，胃の疾患，肝不全，骨髄不全，肺動脈塞栓，心筋梗塞，橋中心髄鞘崩壊もまた死因として報告されている．

臨床決断分析の利用法

　臨床決断分析は，はじめビジネスの分野で競合する選択肢間での潜在的な収益性を予見するために使われた．臨床決断分析とはベイズの定理を単に図で表したものである．それは，神経性無食欲症患者に食物を無理強いするか，不本意であっても入院させるか，といった治療上の問題についての難しい決断をするのに役立つものとして用いられる．決断の木は枝分かれした所にあてがわれたそれぞれの治療の選択肢でつくられている．決断は，簡単な数学か決断分析用コンピュータプログラムによって，枝ごとに重みづけされた価値を比べてみた上でなされる．

　この検討では，分かれた枝がすべての選択肢を表し，それぞれの枝には数値化した重みと確率をつけるようにする．選択肢はすでにわかっている重み

づけか，もしくは考えられ得る転帰のうちで相対的に利点になるものに基づいてつくり，それぞれの選択肢に数値化した重みを付していく．例えば，死は普通0と点数化され，良好な健康は1と点数化される．それぞれの結果の確率は文献や経験から推定する．範囲は，例えば0.2～0.6か，20～60%となるだろう．

　摂食障害患者の転帰を予測するのは不可能にも思える．回復や慢性化，死，治療への反応の可能性が変動しやすいからである．決断分析はしかし，これらの不確実なものを組み込んで転帰を予測することができる．もしも臨床チームが確率や相対的な利点について意見が分かれるなら，それぞれの予後の確率を別々に計算したり，感度分析をしてもよい．感度分析は，確率ないし重みづけの範囲を越えて，最も望ましいものから最も望まれないものまでの転帰を提示できる．

[訳：広瀬麻由美]

第6部　治療

第12章

科学的根拠に基づいた治療

はじめに

　本章では最初に，摂食障害の治療に結びつくような科学的根拠（エビデンス）に基づく先行研究をまとめて概観していく．しかし，そうした文献は摂食障害の各疾患について等しく行き渡っているわけではない．文献の大半を占めるのは，過食型の摂食障害患者の管理に関する科学的根拠についてのものである．また認知行動療法は，多くの質の高い研究で，症例の約50％に効果があったとされている．しかし，神経性無食欲症患者の管理については，問題はより複雑となる．というのは，子供なのか成人しているのか，独立しているのか家族に扶養されているのか，医学的にみて危険性が高いのか低いのか，あるいは急性期なのか慢性期なのか，と患者の病型が多岐にわたっており，求められる治療がそれぞれ異なってくるからである．また，神経性無食欲症患者を管理するには，臨床的判断，熟練した交渉術，さらにはよい治療同盟をつくり上げることができる能力などが求められる．特によい治療同盟をつくり上げる能力は必要不可欠なものである．なぜなら神経性無食欲症の患者は，自分が変わるということに非常に強く抵抗するものであり，治療同盟を構築するのは至難の技といえるからである．次に，患者との治療契約の結び方の実際上のコツや，神経性無食欲症の患者，あるいは糖尿病や依存症を複合して併発しているむちゃ食い障害の患者にとって理想的な治療計画を進めていくための技術について述べていく．

科学的根拠（エビデンス）のまとめ

システマティック・レビューとメタ分析

　むちゃ食い障害治療についての科学的根拠を持った研究が入手しやすいのとは対照的に，神経性無食欲症治療についての科学的根拠を持った研究はわずかしかない．心理学的，薬理学的，あるいはある種の身体的治療（例：マッサージ）などに関して，入院・外来・専門家・非専門家などの異なったサービス形態により患者にどのような効果を及ぼすかといった調査はそれぞれなされてはいるが，これらは教科書に記載される前にもう古びてしまうほど変化の激しい分野である．一方，あらゆるデータを集めて分析している質の高い先行研究については，システマティック・レビューが入手可能である．特にCochraneライブラリーは，こうしたシステマティック・レビューとしては最も主要なものである．データが入手可能なシステマティック・レビューを表12.1に示す．これらは，それぞれの治療が持つ特別な要素に基づいて分析された科学的根拠をまとめたものの最新版を定期的に提供してくれる．

ガイドライン

　最近の治療傾向を追う方法に代わるものとして，国の治療ガイドラインを参照する方法がある．いくつかの治療ガイドラインは，体系的に科学的根拠をまとめているからである．例えば，英国のNICEガイドラインがそうである．また，ほかの国々でも，科学的根拠を生み出す手続きは異なるものの，各国独自のガイドラインをつくり上げている．例えば，アメリカのガイドラインはナラティブセラピー[訳注]についての先行研究文献のまとめを提供している．

　訳注：患者の人生の物語に焦点を当てた治療．

科学的根拠の要約

　科学的根拠をまとめることで得られた総体的な結論を，表12.2に示す．
思春期の神経性無食欲症の患者の場合，治療に家族が参加することでより

第12章 科学的根拠に基づいた治療

表12.1 摂食障害に対する各種の治療形態に関する科学的根拠をまとめたCochraneのシステマティック・レビュー

疾　患	治療形態	結　論	最新版	出典
神経性無食欲症	外来患者に対する心理療法	特異的＞非特異的	2008	1)
	家族療法		進行中	
	抗うつ薬	ほとんど効果なし		2)
	抗精神病薬		進行中	
神経性大食症	自助グループ	指導者のいる自助グループは少々の効果あり		3)
	外来患者に対する心理療法	CBT*が多大な効果あり		4)
	抗うつ薬	多大な効果あり		5)
	抗うつ薬，心理療法，その両方	多大な効果あり		6)

＊CBT：認知行動療法

出典：
1) Hay P, Bacaltchuk J, Claudino A, Ben Tovim D, Yong PY：Individual psychotherapy in the outpatient treatment of adults with anorexia nervosa. *Cochrane Database Syst Rev*, 2003；4：CD003909.
2) Claudino AM, Hay P, Lima MS, Bacaltchuk J, Schmidt U, Treasure J：Antidepressants for anorexia nervosa. *Cochrane Database Syst Rev*, 2006；1：CD004365.
3) Perkins SJ, Murphy R, Schmidt U, Williams C：Self-help and guided self-help for eating disorders. 2006. *Cochrane Review*. Ref type：Pamphlet.
4) Hay PJ, Bacaltchuk J：Psychotherapy for bulimia nervosa and binging (Cochrane Review). *Cochrane Database Syst Rev*, 2003；1：CD000562.
5) Bacaltchuk J, Hay P：Antidepressants versus placebo for people with bulimia nervosa. *Cochrane Database Syst Rev*, 2003；4：CD003391.
6) Bacaltchuk J, Hay P, Trefiglio R：Antidepressants versus psychological treatments and their combination for bulimia nervosa. *Cochrane Database Syst Rev*, 2001；4：CD003385.

大きな変化が期待できる．しかし，そうした治療形態は実際のところどのようなものがよいのか（多数の家族によるグループで行うのか，個々の家族に行うのか，あるいは患者とは別に両親に介入するのか），患者の家族／両親のどちらが治療に参加するのがよいのかといったことでさえ，正確にはわかっていない．特殊な介入方法は，ある特殊な家族にとっては最良の結果をもたらすかもしれない．例えば，それぞれの成員が家族役割によって強いストレスを感じているような家族の場合，患者から家族あるいは両親を切り離すことでより大きな変化が生じる可能性は高いといえるだろう．また，成人の神経性無食欲症患者に対する専門的な治療者による治療は，一般的な治療

表 12.2　摂食障害に対し効果ありと認められた科学的根拠を持つ治療の要約

摂食障害	治療の要約	解説
神経性無食欲症	サービスの形態（外来患者 VS. 入院患者）	治療遵守の不良やプロトコル違反は、治療の場が外来か入院かによる違いはほとんどない
	家族療法（グループ形式，個別形式，分離形式）	グループ形式と分離形式（両親と子どもを離すように配慮する）では，伝統的な家族療法と似たような結果となるが，感情表出が豊富な事例に対しては優れていた．思春期の神経性無食欲症患者の場合は，家族を参加させることで結果が改善された
	個別の心理療法（CBT, CAT, focal）	すべての結果が，同じように軽度から中等度の変化を示した．専門でない栄養士や精神科医による治療は効果が乏しかった
	急性期か，再発予防目的の薬物療法（抗うつ薬・抗精神病薬）	明らかな効果はみられなかった
神経性大食症	家族療法	思春期の患者には中等度の効果があるが，指導者つきのCBTのほうがより急激な変化がみられた
	個別の心理療法（CBT, IPT, DBT）	CBTには持続的で大きく急激な効果があった
	薬物療法（抗うつ薬・気分安定薬）	短期間では，中等度から大きな効果があった
むちゃ食い障害	個別の心理療法（CBT, IPT, DBT）	むちゃ食いに関して，中等度から大きな効果があった
	体重減少のための行動療法治療	むちゃ食いと体重に関して，中等度から大きな効果があった
	薬物療法（抗うつ薬・気分安定薬・抗肥満薬）	むちゃ食いをしているときと体重に関して，中等度から大きな効果があった

CBT：認知行動療法．これは，認知を変えること，そしてその結果として感情と行動を変えるという目標に焦点を当てている治療である．
CAT：認知分析療法．これは，対人関係，すなわちその人の持つ認知や感情や言葉のやり取りが他者に対して非協力的なやり方で固定されてしまっているパターンについて焦点を当てている治療である．
focal：この治療形態は，対人関係と治療同盟について焦点を当てている．
IPT：対人関係療法．これは，対人関係におけるさまざまな試みや難しさといった問題を考えていく心理療法である．
DBT：弁証法的行動療法．これは，特に感情に関して，受容と変化との間のバランスをとることに焦点を当てた治療である．

者の治療よりも多くの変化を生み出すように思われる．しかしながら，治療のやり方や内容によって結果に効果があったと明らかにわかるような科学的根拠は，いまだない．薬物治療については，いくつかの新しい抗精神病薬の治験が現在進行中であるが，神経性無食欲症患者に対しては大きな効果はないようだ．

認知行動療法と薬物療法は，過食行動に大きな変化をもたらすことができる．にもかかわらず，約50％の患者がこれらの治療に反応していない．治療に反応しない群は，最初の数週間の治療の間に治療への反応が失われている．

治療の方針

早期の介入

摂食障害の理想的な経過は，早期の段階で発見され，治療につなげられることである．しかし，早期介入にとって最も障害となるのは，神経性無食欲症患者が，その疾患の特徴として彼ら自身の困難な状況を理解しておらず，一方，神経性大食症あるいはむちゃ食い障害の患者は症状を訴えることを恥じていることである．新たな形態のサービスの提供（例：ウェブサイトを用いたもの）や，自助グループの形態，それは指導者がいるものもいないものもあるが，それらは神経性大食症の治療の壁を克服できるだろう．一方，家族を通しての働きかけは，思春期の神経性無食欲症患者に対して用いることができる．

神経性無食欲症患者の治療経過を思い描くのは簡単なことではない．なぜなら，その臨床症状は幅広く多岐に渡っているからである（子どもか大人か，被扶養者か独立した者か，危険が大きいか小さいか，治療抵抗性か動機づけされているのか，など）．現れ方が比較的単純なのはむちゃ食い障害で，そのほとんどは外来治療で管理されている．

しかし，神経性大食症患者がほかの依存症あるいは糖尿病を併発していたり，妊娠していた場合には，管理方法はより複雑になるだろう．

また，物質依存と摂食障害に一連の治療を行う方法，あるいは一つの治療的アプローチですべての行動を標的にする方法，これらのどちらがより効果的であるのかわかっていない．

ほかの物質乱用の場合のように基本的には自制することを決まりとする治療と，摂食障害のように食物に対する自制というよりはむしろ長引いた絶食の自制を決まりとする治療とを，よくよく比較する必要もあるだろう．摂食障害治療の目標は，十分な蛋白質を含み，グリセミック・インデックスが低い炭水化物を含む定期的な食事を採ることで，一日の血糖値をできる限り安定したものにする食事計画を見守ることである．

糖尿病を持つ患者は通常，いわゆる「インスリンによる排出行動」を行う．これは患者が，自分のインスリンを減らす行動を意味している．糖分は代謝過程で吸収されず，排尿によって失われてしまう．これは短期的には代謝と水分バランスの混乱を招き，長期的には糖尿病合併症の進行を加速させる．したがって，糖尿病の管理は，摂食障害の管理とともに注意深く見守っていく必要があるだろう．

妊娠すると摂食障害患者の不安はより高まる．摂食障害の症状は，出産後にこの疾患から再び回復することによってのみ軽減することができる．妊娠中は，摂食障害患者は自分を制御することができる．すなわち，さまざまな食事の束縛からわが身を引き離すことができるのだが，出産後，彼女らはすぐさま厳格なダイエットに舞い戻ってしまう．このようなやり方は，摂食障害を長引かせるだけでなく，胎児の発育過程のしくみを通して代謝異常を子どもに生じさせる．この場合の治療目標は，摂取する糖分と食事のパターンを妊娠期間中にできる限り安定したものにすることである．

神経性無食欲症概論

神経性無食欲症に対するサービスの形態

多くの国々において，神経性無食欲症治療における医療の実践はここ数十年で変化してきている．すなわち，長期化する入院治療から，外来での治療に重点が移ってきている．したがって，今日の医療では段階的な治療が一般に推奨されている．入院治療は，危険性が高く，活用できる資源が乏しい患者のためのものとなっている．この方法は，患者にはより受け入れやすく，経済的利点も大きい．より集中的な治療を主張する人々の反論は，体重が標準範囲に回復すれば神経性無食欲症患者の予後は改善するので，入院治療によってより確実に素早く体重回復を達成するよう入院を推奨するべきである

というものである．米国の最近のガイドラインは，24時間の集中治療は，BMIが16以下に落ちたときか20％体重が落ちたときになされるべきであるとしている．それに対し，英国のガイドラインは，より低い基準値（明確に定められてはいないが）を用いている．ロンドンの国民健康保険 National Health Service の慣行では，BMIが15以下の人々の約半数は外来治療では回復することができないので，入院を余儀なくされるということが知られている．

神経性無食欲症に対する治療の形態

摂食障害の専門的な組織から推奨されている治療では，医学的・栄養学的・心理的・社会的な要素を含む多角的なアプローチの重要性が強調されている．効果的な心理療法の種類については，第13章を参照してほしい．

摂食障害患者の治療を計画する

摂食障害患者の治療計画の第一段階では，患者を詳細に心理的および身体的評価するとともに，可能ならば家族を含めたより広い範囲の社会的側面を評価することが必要である．こうした評価は，患者との関係が構築される間，随時フィードバックしていく．治療を求めて受診する摂食障害患者は，危険度も成熟度も慢性化の程度も動機づけもさまざまである．治療は，患者とその家族や，治療の進行に応じて修正していく必要がある．**表12.3**に，こうした調整のバランスをどのようにとればよいのかについての概略を示した．

治療計画のうち唯一単純で決まっていることは，医学的危険性と体重を測定することで継続的に治療の進展を監視していくことである．神経性無食欲症の場合は，神経性大食症に移行することを防ぐ対策をとっておくことが重要である．臨床で求められていることに，治療の緊急度と方法をうまく合わせるには，医学的，臨床的，そして心理的要素を慎重に評価する必要がある．利用可能な資源と体重減少の重症度との両者を見比べながら，再栄養投与を促すべきか，あるいは飢餓状態と判断し緊急管理下におくべきか判断することが求められている．管理計画にはデイケアや外来治療が含まれていて，そこではさまざまな種類の治療と治療時間を組み合わせ，さまざまな期間，家族や友人を必要に応じて参加させながら，治療が行われている．

表12.3 危険性と活用できる資源のバランスをとった治療項目の設定

危険度	準 備	活用できる資源	処 置
高い	・健康と生命の安全のために変化が必要であるということに関連した医学的フィードバックを行い,法的な規定について患者と話し合う ・患者にどこで変化することができるかを尋ねる (例:入院か外来か) ・患者にとっての援助者は誰なのかを尋ねる (例:家族や友達なのか,看護師か)	・集中治療を準備し計画し連携しておく ・ネットワーク,介護者,医療チームに情報提供する(法的な内容について)	・頻繁に観察し見守る ・病棟を訪れる ・患者の援助者と会う ・法的な枠組みと現状について概観する
低い	・栄養を補給し,食行動を項目として挙げておくが,目標行動や目標設定はある程度選択可能である	・危険が高まった場合に何が起こるかについて話し合っておく ・家族と一緒に治療するという選択肢を提供する	・常に観察し見守る ・組織をつくり発展させる

守秘義務

　守秘義務の問題について考慮する必要がある．神経性無食欲症の患者は特に，社会的な場においてよく目立つため，医師と患者の間で完全には守秘義務が重視されてはいない．また，飢餓は患者の活動能力と決断能力を奪い，患者の生命の危険が大きいときには法的な問題が生じる．このため，臨床的に危険性が高い場合，責任能力のある他者と情報を共有することが不可欠となる．心理療法上の細かな情報については守秘義務があるとしても，摂食障害患者においては一般に，特に危険性が高い場合，介護者と情報共有してよいし，またそうすべきである．患者と話し合い共有された計画をもとに，危険をどのように管理するのか話し合うことはよい方法である．

集中的な治療形態:入院患者とデイケア患者

　入院治療は患者の危険が高く，治療動機および活用できる資源が乏しい場合に必要となる(表12.3)．どのようなとき入院治療を行うのか，精神保健条例の管理下でどの程度の治療が可能かについては，各国ごとに，また一国の中でも文化的な違いがある．熟練したスタッフがいる病棟では，入院治療によって患者は体重を増加させることができ，安全に回復できる．しかし，患者に行動変容を強要しても，精神病理面の根底からの変化には結びつ

第12章 科学的根拠に基づいた治療

かないだろう．そして，退院後再び体重は減少し，神経性無食欲症が再燃するということが一般的である．また，入院しても治療へ結びつけることは難しく，しばしばすぐに退院してしまう．それに加えて，特に若い患者では，施設に収容することに伴う危険性が高く，若年患者の入院はできる限り短期にするべきである．こうしたことから，入院の目標をどこにおくべきかが問題となる．もし入院の目標を「体重を正常範囲に戻すこと」にするならば，入院はかなり長期化するだろう（例えば，1週間に2kgといった早すぎる体重増加は，身体的にも心理的にも患者に嫌悪感を生じさせるだろう）．あるいは，中等度の体重減少のみに患者の入院を限定すべきだろうか．一方，入院の目標を，危険から患者を守ること，家族を休ませること，行動変化の第一段階を支援すること，などにおくならば，入院は短期となる．重症の，神経性無食欲症に耐え抜いている患者（すなわち，経過が長く，極度に体重が減少した患者）は，リハビリテーションを統合した病院治療が最初から含まれている長期の治療であれば，よい結果につながるかもしれない．しかし，こうした臨床上の判断を支持する科学的根拠はなく，ほとんどの国では自国のガイドラインに従って対処されている．

以下に述べる臨床事例は，治療の初期に，危険性とその管理についての患者との交渉がどのようになされたのかについての例を示してくれている．この治療者は，動機づけ面接の原則を用いており，ふりかえりという形をとりながら，危険についての医学的諸検査の結果を患者とともに受け止めている．

臨床事例

スーザンは25歳の看護師であり，12歳で神経性無食欲症を発症していた（スーザンの母親もまた，若い頃は神経性無食欲症であった）．彼女はこれまでの人生で，この疾患を周期的に繰り返していた．例えば，彼女は，Aレベル試験を受けられるような共学の第6学年カレッジに通学しているときなどは一時的に回復していた．彼女はそのときは比較的重圧を感じていなかったし，この時期はよい友人が何人かいたのである．しかし大学に入ると彼女はいく分孤独を感じ，そのため自分の勉強により激しく没頭していった．大学最初の2年間で再び体重を落とし，個人指導教師（チューター）に治療を

勧められ，彼女は入院治療を受けた．目覚ましい回復を示し，彼女は大学の勉強に戻ることができた．卒業後の進路は小児看護の専門を選択し，新生児集中治療室で働いた．しかし，この仕事にはストレスが多いことに彼女は気づいた．彼女がともに働く医療チームの人々は協力的とはいいがたく，彼女のあらを探した．確認や，洗浄といった強迫症状と摂食障害の症状が，再び彼女の周囲の人にもわかるほど激しくなっていった．彼女の上司から産業医にかかるように言われ，そこから専門の治療機関に紹介された．産業医は，彼女が経過観察と治療を受けるのであれば，仕事を続けてもよいと言った．

摂食障害専門の医師と会ったとき，彼女はどこか心に壁をつくっているような様子であり，よくコミュニケーションがとれるとはいいがたい状態であった．BMI は 13.5 であったが，周囲の人々が彼女を心配し始めてからの 6 ヵ月以上は比較的落ち着いており，励まされながら治療は続けられていた．彼女には心筋症はなかった（スクワットの検査をやすやすとこなしていた）．彼女の血圧は仰臥時と起立時の両方とも 100/60 だった．彼女には貧血があり，ヘモグロビンは 10.5，白血球値は低く 3300/μL しかなかった．

この面接においては，摂食障害の専門家が患者の反応を引き出す手段として，BMI の経過表と医学的な危険性について記した書類，および健康な人々の標準値を用いながら，彼女の医学的状態を見直している．これらの書式は www.eatingresearch.com でダウンロードできる．

　治療者（以下，ED）：あなたの BMI をこの経過表上に記載してみたら，あなたがどの範囲に属しているのかがわかりますよ．このことが何を意味しているかを知りたいですか？

治療者がこう質問することで，スーザンは標準群と摂食障害群の両方について彼女自身の目で比較することができた．この経過表は中立的に患者に情報を伝えてくれる．すなわち，このような方法により，治療者が直接情報を伝え，危険性について語るといった強力な役割をとることなく，客観的な証拠を見ながら患者と同じ視点を共有する協力的な立場をとることが可能になる．

　スーザン（以下，S）：重症の神経性無食欲症では，身体の主要な臓器の働きが失われると明らかな症状が出てくる．例えば，血液の循環，骨髄，筋肉などに．

　ED：それはあなたが経験していることと同じですか？

　S：いいえ，私はそれほどひどくはないわ．全く大丈夫よ．私には，な

んで皆があんなに大騒ぎするのかがわからないのよ．
- ED：あなたは心の一部で，自分は大丈夫だと思っているのに周囲の人があなたを心配しているので驚いていますね．しかし，また心の一部では彼らの意見を尊重し，こうして治療にきたのでしょう．

治療者は患者の行動の変化を肯定的な言葉でしめくくりながら，治療についてのスーザンの相反する二つの気持ちに気づきそれを認めている．
- S：仕事は私にとってとても大事なのよ．
- ED：あなたの職業へのかかわり方をみていると，あなたが今まで自分が経験してきたこととはかなり違ったことをも進んで受け入れる勇気があることがわかります．

再び治療者は肯定的に彼女に反応し，患者自身がより広い見通しを求める可能性を広げている．
- ED：一緒にこの医学的な危険性についての経過表をみてみましょう．もしあなたの血圧と血液検査の結果をここに記載したら，いくつかのチェックが危険領域の四角の範囲内に入ることがわかりますね．これは多分，周囲の人々があなたを心配している理由をはっきり表しているんでしょうね．

再び標準群のデータを記載したフィードバック経過表を使うことで，治療者が直接患者を説得する立場をとらずに，疑う余地もないくらい危険な領域に患者が入っていることを明確に示すことができる．動機づけ面接は，すべての決定において患者に完全な自律性を持たせるという姿勢をとっている．神経性無食欲症は，患者の健康と安全をおびやかす精神疾患として多くの国々で法的に治療が強制されているアルコール依存症とは異なる．アルコール依存症は，疾患が感情と認知の側面に与える影響から，患者の自己決定力の多くは損なわれているともいわれているのである．
- S：あなたが何を言いたいのかはわかるけど，私にはそうしたい気持ちは起こらないのよ．
- ED：頭でわかっていることと心で感じていることとの間にある食い違いは，あなたを混乱させていることでしょうね．何だか摂食障害があなたを迷い道に放りこんでしまっているようですよ．しかしながら，われわれは二人ともこの客観的データに沿って協力する必要があります．あなたには私がどうしてこんなことを言うのかがわかりますか？

S：わかると思うわ．
　ED：危険が高い状態では，この経過図によればそれは今のあなたの状態なのですが，最悪の事態に備え，生命の安全を第一に考えることが必要であるとガイドラインには述べられていますね．これはあなたが，今よりも手厚い治療を受けなければならない，ということを意味しているのです．
　　S：私は病院には入りたくないのよ．
　ED：あなたは最善の手段である入院よりも，外来での治療を選ぶかもしれませんね．

　治療者は前向きな反応をして，入院治療が必要かどうかといった争いに陥るのをうまく避けている．

　ED：あなたがおっしゃったことを，どうやったら手助けできるのかについて考えてみましょう．どうすれば，ご友人やご家族は，あなたが外来通院で，現在の状況を変えるお手伝いをすることができるでしょうか？

　治療者は入院について語ることへの抵抗から一歩退き，外来治療について前向きな反応をしている．それから治療者は患者から変化に向けての話を（誰が援助者となるのか）引き出している．

　　S：私は，今は，両親を巻き込みたくないわ．ここまで来るのは遠すぎるし，彼らを心配させてしまうでしょうから．
　ED：あなたは自分自身の健康よりもほかの人たちの幸福を優先しているのですね．

　再び，治療者は両親を巻き込むかどうかといった議論に入り込むのは避け，代わりに患者のこうした発言の背景にある価値観を浮き彫りにするような複雑な返答をする．前向きな返答とは，相手に十分に共感し，自尊心を高め，治療同盟を強化するようなものである．それにより患者は，自分の考えを安心してこの限られた時間内での実験に委ねる気持ちになる．治療者は，患者自身が「安全と危険」を十分検討できるような筋書きを描けるようにする．

　ED：われわれは，ご両親は情報とアドバイスを欲しておられ，もし何かお手伝いできれば今よりずっと気が楽になるとおっしゃるだろうと思います．しかし，われわれはあなた自身が立てた理論を試してみる短い実験期間を設けています．あなたがあと数日間で何をするこ

第12章 科学的根拠に基づいた治療

　　　　とができるのかを検討してみたいと思いますが，よろしいでしょう
　　　　か？
　　S：私はできるはずだと思います．
　ED：自分で自分を奮い立たせるところがすばらしいですね．あなたには
　　　　度胸がありますし，戦いには強そうだ．
　　S：できますとも．
　ED：わかりました．この実験をあなたの思い通りに運ぶために，あなた
　　　　が立てた計画を一緒に徹底的に検討してみましょう．あなたは，
　　　　もっと栄養をとるために自分には何ができるとお思いですか？
　　S：えーと，シリアルバーなら食べられるかな……．
　ED：いい感じですよ．もっと詳しくその計画を言えますか……そうです
　　　　ね，いつ，どこで，どのようにしたら，シリアルバーを食べ始めら
　　　　れるでしょうか．

　治療者はどのようにしたら変化が起きるかを聞き出し，さらにどのように
その変化が実行されるかについて詳細に聞いていく．面接のこの部分はゆっ
くりとしか進まず，骨の折れるものである．たとえ気乗りがせず，よくわ
かっていない様子であっても，患者が自分自身の言葉で語ることこそが大事
なのである．そこでは，時間をかけて，患者が努力して変化の過程を目に見
えるものにし，目標達成を邪魔するような障壁に立ち向かう計画も立てるこ
とが必要である．

　　S：……
　ED：あなたが計画を実行するのを邪魔する障壁は何でしょうか？
　　S：……
　ED：ところで，ここで入院について少しお知らせしておきますね．われ
　　　　われは患者さんには，入院について電話で質問したり病棟を訪問す
　　　　ることを勧めています．それは，神経性無食欲症が変化に強く抵抗
　　　　することがわかったとき，患者さんが次に何を必要としているのか
　　　　目に見えるようにしてくれる助けになるからです．あるいは患者さ
　　　　んの中には，入院のできる状態になるため家で気晴らししたりし
　　　　て，有益な時間を過ごせる人も何人かいます．あなたはいつならこ
　　　　ちらに電話を下さり，それについて詳しく聞くことができそうです
　　　　か？

　治療者は，患者が十分に変化することはできないだろうと結論づける．

S：……
　ED：私は病棟にあなたが訪問時間の調整のために電話をするだろうと伝えておきます．そしてあなたの名前を入院の順番待ちリストに確かに載せておきますね．
一週間後（体重は減少し続け，血液検査の結果はより悪化していた）
　ED：先週はいかがでしたか？　体重について，これからどうなると予想していますか？

どのような変化を期待していたのかについて尋ね，それと反する現実の状況を自分で見積もってもらうことで，治療者は患者の洞察が現在どの程度であるのかを判断することができる．時々，患者は自分の体重が十分に増えていると確信していることがある．こうしたときは，現実に反した患者の体重増加についての認知に治療者が異議を唱える機会となる．

　　　S：わからないけど，私はお腹に虫がいるんじゃないかしら．水曜日には何も食べることができなかったし．
　ED：一緒にあなたの体重と，身体の危険を示す徴候をみてみましょう．
　ED：たった一人でこのような深刻な状況を好転させるほどの強さが，あなたにはあるのですね．

治療者の返答は共感的であるが，「一人で」ということを強調することでさらなる援助への扉を開いている．

　ED：もしも経過図ですべてを判断するならば，あなたの危険は高まっているといえます．
　　　S：随分時間をかけて，何とかしようとしたのだけれど……私は病気だったのよ．
　ED：問題は，ここまで危険が差し迫ってしまったのなら，あなたにはあまり猶予がないということです．あなたが別の病気にかかって体力が落ちてしまったりする前に，そうした事態を防げるよう，安全を保つようにしなければなりません．私があなたの家族や友達について話したことや，あなたを手助けすることについて考えてみることができましたか？
　　　S：もし病院に入らなくて済むなら，私は何でもするのだけれど．
　ED：ご家族の都合のよい時間にまたお会いする時間が取れますか？　ところで，どんな方法で彼らはあなたのお手伝いができるでしょうか？

この事例において治療者は，危険が危機的な水準となる前に，徐々に入院前の準備をしている．残念ながら，事例によっては，このように小さな行動実験をする機会はほとんどない．家族に法的手続きについて知らせ，入院についてのしっかりした計画を立てるのは，実践的な方法である．摂食障害治療にかかわるすべての治療者は，強制的な治療の要件を満たすまでの手続きについてよく知っておく必要がある．

医療従事者へのヒント

- 神経性無食欲症の治療では，患者の状況に応じた治療をすることが重要である．このためには，危険度と活用できる資源を慎重に評価する必要がある．
- 神経性無食欲症患者の危険度を評価する際にはいくつかの側面を考慮する（身体的な健康度，臨床像，能力，動機，社会的な要素など）．
- 神経性無食欲症患者の回復率や死亡率といった転帰は，罹病期間が短いほど改善する．すなわち，初期介入が推奨される．しかしながら，ほとんどの事例は思春期に発症するため，彼らが成人向けの医療機関を訪れるのは発症後3年以上を過ぎてからである．このため，予後はあまりよくない．
- 短期間での激しい体重減少は危険であり，長期的な転帰を悪化させる．
- 神経性無食欲症においては，非専門的な治療よりも専門的な治療のほうが患者にとって受け入れやすく，効果的で費用対効果も高い．

［訳：富永和喜］

第6部　治　療

第13章

心理療法

特定の心理療法

　さまざまな理論的説明モデルが，摂食障害の治療法を形成するために用いられてきた．用いられた名称や，病気のさまざまな側面のどれを重視するかは異なるが，行動を変えるのに用いられる構成要素の多くはモデル全体を通して類似している．

　したがって，むしろ，各々の理論的なアプローチの詳細について述べるより，ここでは，経験的に得られた危険因子を解説し，摂食障害にかかわる特定の準備・誘発・永続因子に焦点を当てた一般的な変化の過程について述べることにする．

　摂食障害は，単なる問題のある食行動ということではない．むしろ，脆弱さを増し，さらに（または）行動を停滞させる，感情，認知，知覚，記憶，個人的要因の複雑な混合物を含んでいる．これらの維持因子は，定義上も，現在作用していることからも，より扱いやすく変化に役立つということからも，有用な治療目標である．患者の評価から得られた公式は，どれを，どこで，どのように，いつ，行動を変容させるべきなのかを決定するためのひな型として役立つ．

　ほとんどの治療において重要なのは，その疾患の意味を説明し，変化目標を説明する助けになり得る，治療者と患者との間で共有できる説明モデルをつくり上げていくことである．

　本章の最初の部分は，第2章で述べられた疫学的根拠を元にしている．われわれもまた，よい治療同盟をつくること，より幅広い対人関係のネットワークで働くことを含めた，摂食障害における対人関係の側面について議論

する．本章の後半では治療の形態について議論する．

治療場面の設定

　論理的な土台の違いにより，摂食障害についてはさまざまな原因説明が可能である．したがって，家族療法，フェミニスト療法[訳注]，認知行動療法，精神力動的治療，薬理学的アプローチのすべてが用いられる．しかしながらすべての治療は，それらの方針がどうであれ，第2章（**図2.1で例示**）で論じられた，準備・誘発・維持因子を包含し説明する必要がある．さらに，治療のいくつかの構成要素は，これらの要因の影響を和らげ，修正する役目を果たすだろう．したがって，食べることに焦点を当てることに加えて，治療のさらなる側面は，極端な性質がもたらす有害な影響，不適応や対処行動や感情の調整方法，そして問題を持続させているその他の過程の直接的な緩和を目指すことになるだろう．以下の節で，患者の食の問題を実証するメカニズムが治療法を計画する際にどのように用いられ得るかを述べる．

　訳注：1960年代から「女性による，女性のための心理療法」として発展してきた療法で，現在では，女性のための心理療法にとどまらず，社会，人種，文化など人間の心の発達を取り囲むさまざまな要因に注意を向け，人が社会の圧力の中で見失いつつある「主体性」を取り戻し，自分の声で自分を語ることを中心作業としている．人が自分の人生を考える過程や治療を求める際に，ジェンダーやジェンダー化された経験が，きっかけとなる心理的苦痛の悪化にどのような影響を与えているかに焦点を置く療法（参考資料：APA心理療法ビデオシリーズⅡ［心理療法システム編］第2巻　フェミニスト療法　http://shinri.co.jp/video/video[2]02.html）．

準備・誘発・永続因子を予防と治療のために転換させる治療

準備因子に合わせた治療

　この小節では，相互作用し摂食障害を進展させる環境的，社会的，発達的な要因について述べ，どうしたらそれらを治療対象にできるか提案する．

●**環境因子**

・**文化的な準備因子**

　ここには，口当たりのよいものが簡単に手に入ること，食事の構造や人と

食事をする機会が失われていること，やせていることの理想化，が含まれる．

文化的因子はむちゃ食い障害と特に関連がある．それゆえ，治療における行動変容の焦点は，疾病により崩壊した食行動パターンが対象となる．その目標は，栄養を満たすために十分な量と質を含む，規則正しい食事を計画することである．

治療対象となる行動：食の文化
- グリセミック・インデックスの低い食品を含んだ，規則的な食習慣を導入する．
- 主要栄養素（蛋白質，脂質，炭水化物）と微量栄養素（ビタミン，ミネラル）の栄養バランスを確実にとるようにする．
- 脂質や糖分の多い食べ物を遠ざける治療戦略を立てる．
- 社会生活の基盤に食事を定着させる．

現代の文化においては，体重過多について，審美的および健康面の両方から関心が持たれている．治療や予防においては，ある種のファッションやメディアにおける過剰な描写の，現実性と健全性に疑問を持たせることに焦点を当てる．ファッション映像を批評的にみることができるように，メディアの正しい見方を向上させることは，多くの予防プログラムに役立つ要素である．やせていることを理想とする傾向に患者が異議を唱えることができるよう，不協和理論に基づく技法を用いることは有用である．治療の中で身体イメージは，身体をしきりに調べたり身体を露出する体験を避けるなど，機能不全に陥った行動に対抗するための行動実験として作用する．次に，意義のある人生の価値について視野を広げていく必要がある．すなわち，審美的対象としての身体を越えて，社会の機能単位としての人間という，より大きな側面まで視野を広げることが治療において重要なカギとなる．ここには，アイデンティティ，市民権，文明と関連した価値という論点が含まれている．

治療対象となる行動：「やせていること」の文化
- 「やせ」についてのメディアの描写に疑問を持つ．
- 価値，アイデンティティ，市民権に対する幅広い関心を利用する．
- 身体の肯定的な面に焦点を当てる．見られるだけの静的な対象としてではなく，身体の活動性や機能性を重要視する．
- 過剰に身体を調べたり，露出を避けたりするような，機能不全に陥った行動の排除．

・周産期の環境からの準備因子

周産期の環境の中でのストレスと栄養的な要因は，生理的，心理的に，根深く持続的な効果を及ぼす可能性がある．周産期にストレスにさらされると，視床下部・下垂体・副腎皮質系（HPA）システムが過活動になる．この高められたストレス感度は，抗うつ薬，強い人間関係の結びつきを持った安全な環境，移行のための綿密な計画と準備によって和らげることができる．強力な治療同盟は変容のための基礎となる．

治療対象となる行動：活動過剰な HPA 系
- HPA 系の活動過剰を緩和するための抗うつ薬．
- 強い愛着と，「安全に」危険をおかすよう計画する．

周産期の栄養因子は，生涯を通じて，代謝や血圧，その他の生理学的要因に否定的な影響を及ぼす可能性がある．周産期に栄養失調になった場合は，広範囲にわたる健康な生活習慣が必要になるだろう．

治療対象となる行動：肥満と心血管の危険への準備因子
- 危険を和らげる生活習慣：運動，健康的な食事と生活リズムのバランス，睡眠時間の確保，食事，仕事と休息．

・家族や仲間に起因する因子：食べ物，突出した体重，親の体重，からかい，非難—「見た目主義」

家族や仲間内では，その文化内で正常とされるものを離れて，体重や体型に由来するそれぞれの特徴がみられるかもしれない．これは家族内の食べ物に対する態度に関連している可能性があり，摂食障害がみられる場合もみられない場合も，どちらの場合も含まれる．家庭内で体重，体型，食事についてからかったり非難したりすることは，特に強力な危険因子となる．それが獲得されるかどうかは別にして，ある種のスポーツや職業では，特定の身体的特性が促進されたり求められたりする．

治療対象となる行動：家族や仲間内における，食べ物，体重，体型の過剰評価
- それらの問題について，家族や仲間内では，適度に感情表現（非難，敵意，過保護）がなされているかについて調査する

・誘発するライフイベント

治療目標は，安定した感情調節とライフイベントへのコーピング戦略によって，回復力を高めることである．それには，問題解決能力を高め，実用的および感情的な対処行動を改善させ，否認・反芻・拒食・強迫症状といっ

た，不適切な対処行動を減少させる必要がある．また，あいまいさに耐えられるよう，完璧主義，頑固さ，などの性格傾向に焦点を当てることも必要である．そのような性格傾向はコーピングを貧弱なものにし，役立たないメタ認知的な戦略をとることにつながる．体験回避ではなく，よりよい感情調整法（感情を意識し，感情を生かして行動につなげること）を育むことが目的である．否定的側面ばかりに目を向けず，生活の肯定的側面に焦点を当てる．それには，認知の再評価が手がかりとなる．

治療対象となる行動：適応不全に陥ったコーピング
- 楽観的な態度：個人の強さと肯定的な価値を引き出す．
- 回避行動を減らす：行動実験型アプローチの奨励．
- 行動の情報を与えて，感情をうまく利用する．
- 不適切に高い非現実的な基準を下げる．
- 大きな全体像に焦点を向けさせる：小さな不備に焦点を向けるよりもよい生活に焦点を向けさせる．
- 柔軟性を増す：脳の柔軟性を育むために，わずかな変化を積み重ねる．
- 世界や他者への愛着を増やす．

●遺伝的危険因子：食欲，報酬，ストレス制御の異常

ここには，環境に適応し遺伝的な極端さを緩和することが含まれる．またそれは，遺伝因子と環境因子が相互に作用する結果生じると考えられる性質と重なるところもある（下記参照）．

治療対象となる行動：食欲，報酬，ストレス系の異常
- エネルギー貯蔵のためのプログラムをつくる倹約遺伝子の影響を和らげるため，定期的に運動し，健康的な食事を摂る．
- 生活の心地よい面を多様化させる．
- 他者や世界とのつながりや抗うつ薬によって安全であるという感覚を強めることでストレスへの感受性を和らげる．

●原因となる危険因子：不安，強迫性，低い自尊心

発達上の危険因子の多くは，遺伝的もしくは環境的因子のいずれか，もしくは2つの間の相互作用から生じる．治療の焦点は，それらの特徴を修正し，個人が極端な状態ではなくなるように援助することである．そこには，フィードバックや，発育不全の極端さに焦点を当てることができたり落ち着きが得られるように再教育するといった手順が含まれる．例えば，訓練によって会得された認知療法は，柔軟性を増し，より大きなイメージを見るた

めに振り返ることができるように用いられる．情緒的訓練は，共感と同情（自己と他者）の肯定的な感情に焦点を向けさせ，否定的な感情を和らげるために用いられる．その狙いは，肯定的な自己像の強化と，感情的な回避行動，自傷，飢えを減らすことである．

治療対象となる行動：頑固なふるまい，余分な詳細，不安，低い自尊心の原因となる異常
・自己とその他すべてに対する肯定感と思いやりある態度を発達させるよう訓練する．
・調節不全のストレスを軽減するための抗うつ薬を検討する．
・安全を提供する愛着を強化する．
・柔軟性とより大きいイメージについて思考する．
・うまく処理するため，異なる方法を使用できるように行動実験を行う．
・物体より人間として，身体の肯定的な面に焦点を当てる．
・メディアを批判的にみる力をつける．

永続または維持因子に合わせた治療

　これまでに述べた準備因子に加えて，主として治療の焦点となるのは，維持因子である．治療の中で維持因子に焦点を当てるのは特に有益である．なぜなら，定義上，それらは現在の行動として表れるので，変容のための機会を提供してくれるからである．頑固さや細部にこだわったり感情の調節が苦手であるといった危険因子となる性質は，飢餓状態によって強調される傾向にあり，疾患を永続させるように働くことがある．

●神経性無食欲症の維持因子

　神経性無食欲症患者が変化について相反する思いをいだく理由の一つは，疾患が多くの肯定的な結果を残し，それらが彼らの性格やコーピングスタイルに合っているということである．もちろん個人差はあるが，例を挙げると，周囲に気をつかったり関心を持ってもらえ，過度に高い基準で失敗しても言い訳ができ，月経が停止し，性への関心および感情的反応が失われるといったことがある．動機づけ強化療法の過程には，変化についての相反する心理を探求することが含まれ，さらに得られる可能性のある二次疾病利得あるいはその他の利益に焦点を当てて記述したり話したりすることで，摂食障害の肯定的な影響を治療対象にすることができる．

　神経性無食欲症を永続させるであろう対人関係的な要因として，過剰な感

情表出（過保護もしくは批判），摂食障害的行動の軽率な強化，摂食障害以外の行動への無関心といった，介護者の反応が挙げられる．対人関係的な技法と情報を知っておくことは，家族がこの疾患を理解し取り組む際の助けになる．それは指導のもとでの自己治療，集団療法，個人精神療法，などによってもたらされる（第12章参照）．

　完璧主義，頑固さ，細かいことにこだわる，はっきりしないことに耐えられないなどの強迫神経症的特性は，一度発症するとより顕著になる．一度，これらの特徴が体重を減らすという目標に向けられると，さらなる減量のための効果的な戦略が容易に立てられることになる．

　治療対象となる行動：神経性無食欲症の維持因子
- 神経性無食欲症の肯定的な側面が何かを探求し，目標を達成させるためのより適応的な行動を発達させる．
- 神経性無食欲症に対する対人反応を緩和するために，患者の身近な人々を教育し，技法をトレーニングする．
- 柔軟性を高め広い視野を獲得することで頑固，細かいことへのこだわりのような強迫神経的な特性を減少させる．
- 不安，社会的な従順さ，回避行動を和らげるため，共感的な態度を発達させる．

● **神経性大食症の維持因子**

　長時間絶食したり，人との食事を避けたり，厳しい食事のルールを課すなど，食物に関係した回避行動は，神経性大食症を永続させる．それに加えて，体重の増加を避けるために下剤を使用する方法は，生理的，心理的に，食物を渇望する衝動を高める．治療の主な焦点は，計画された食事を再導入することで，それらの回避行動を正常に戻すことである．健全な食習慣を構築しそれを監視するのに日記を用いるが，それは治療の重要な構成要素である．さらに，教育と行動実験は，役立たない回避行動を支持している認知を和らげ，重要な要素になっている．これは，例えば，身体をしきりに調べるのをやめさせることによって達成される．報酬への感度が高まることは，より多くの注意が食刺激に焦点を向け，過食を離脱したときの苦痛の感覚がより大きくなることを意味している．食物のむちゃ食いという特徴的な行動を軽減する戦略として，商店，ビュッフェ，その他の食料品店に行くことを管理することが挙げられる．計画したり熟慮することで，食事への渇望が始まったときに衝動的に駆られる気持ちは和らげられる．食事日記（食べたも

のを撮影してもらう）を用いて意識を監視し，食料品店などへの外出を制限することは有益である．食事への渇望は，気分転換，受容，マインドフルネス[訳注]といった戦略によって中断させることができる．不快な感情は，抗うつ薬の使用や，適応的な感情調整法によって管理できる．

いったんむちゃ食いが生じると，過食によって厳格な食事のルールを破ったことへの後悔と不安がもたらされる．この失敗を埋め合わせようとして，食物を体外に排出しようとするさまざまな行動（断食，嘔吐，下剤の使用）が引き続いて生じる．しかし，食物の吸収を防ぐこれらの方法は，今度は欠乏感覚を強め，より強い渇望と過食の可能性へとつながり，再び悪循環が始まる．維持因子が働くことになる．

> 訳注：John Kabat-Zinn らにより提案された，仏教の瞑想を取り入れた精神療法．判断を差し控えて頭に浮かぶ想念を肯定的なものも否定的なものもそのままに受け入れていくという立場をとる．不安障害のほか，慢性疼痛，頭痛など各種身体症状に応用されている＊．森田療法でいう「あるがままに受け入れる」という姿勢に通じるものがあるだろう．
> 　＊Sun TF, Kuo CC, Chiu NM：Mindfulness meditation in the control of severe headache. Chang Gung Med J, 25：538-541, 2002.

治療対象となる行動：神経性大食症の維持因子
- 食事の計画および監視を実行することで，食事のパターン，背景，内容の正常化に焦点を当てる．
- 監視することにより，排出行動（例：下剤の使用，断食，運動）を中断する．
- 食刺激を緩和する方法（例：買い物リスト，空腹を抑える）を教える．

●**むちゃ食い障害の維持因子**

治療の第1段階は，第2章で述べたように，食行動についての心理的，生理的な説明をすることである．むちゃ食いの維持因子について次に説明する．
- 感情調整法，例えば受容と否定的な感情状態の管理について教える．

行動変容に求められる過程

すべての摂食障害に共通する要素は，行動変容が必要とされることである．もちろん，変更する必要のある第一の行動は，明らかに食行動である．

しかしながら，公式に応じて，ほかにも行動変容が必要とされるものはたくさんある．例えば，コミュニケーションの改善，自己主張，社会的関与，柔軟性，および広い視野を持つことである．これらのどの目標が優先されるべきかは，臨床的判断の問題で，危険のレベル，把握されている困難と個人の好みによる．医学的に危険性が高い場合には，その軽減に焦点を当てることが重要である．しかし，医学的に緊急の危険性はないけれども体重増加の面で治療が行き詰まっているのであれば，治療目標をほかに移すことで患者の抵抗を避けられるかもしれない．同様に，ある行動変容の過程がうまくいっていないのであれば，別の方法を試してみよう．治療で大切な要素は，柔軟であること，温かくて良好な治療関係を保つことであるから．

表13.1に摂食障害患者に有効とされている行動変容の過程の要素を示した．これらの要素の多くは，神経性大食症に対する認知行動療法の中核を形成している．

治療の形

対人関係の問題は，摂食障害の発症と持続の両面において重要なカギを握っていて，治療関係，治療内容，治療にかかわる人に影響を与えている．

治療関係

治療のカギとなるのは，治療関係における取り決めである．これは神経性無食欲症患者の場合特に問題となる．変化についての多理論統合モデル[訳注]の用語を用いると，ほとんどの患者は「前熟考ステージ」にあって変わる準備ができていないか，あるいは「熟考ステージ」で変わることについての相反する心理の間でじっと悩んでいるか，である．動機づけのための面接では，栄養状態の改善が必要だと確信させることで，変化への行動を容易にすることができる．

臨床医は，思いやり，共感の姿勢を持つことが必要で，対立や支配的な対応は役に立たない．治療者は優しく親切にする必要がある．声（優しく，なだめるような）と身体的な態度（耳を傾け，協力を表明する）は言葉と同じくらい重要な治療過程の一部である．動機づけ面接（MI）のカギとなる局面，例えば，抵抗による揺さぶり rolling with resistance，大きくなりつつ

表13.1 摂食障害の管理過程の概要

1. 身体管理とフィードバック
体重（毎回のセッションごと），血圧（臥床時と起立時），脈拍，体温，ミオパチー，末梢循環（浮腫と臨床検査も含む）など，簡単な身体検査．頻度は危険度次第．ほかの検査の頻度は臨床的判断による（www.eatingresearch.com 参照）．第4, 5, 6, 11章も参照

2. 行動と健康状態を関連づける一般的な情報
摂食障害の影響を受けている生活領域の見直し（身体的，心理的，社会的（家族），学歴・経歴，居住，宗教的）

3. 結果についての情報
変化したときと変化しないときの利点と損失．変化がないことに伴う損失の長期的な影響について詳しく話し合う．患者が現状から一歩踏み出すこと，生活全体について振り返ることを奨励する（摂食障害を抱えた状態，抱えていない状態とを，過去と未来の幽霊を呼び出すことに例え，クリスマス・キャロル・アプローチと呼んでいる）

4. 他者についての情報を提供する
評価に家族や身近な人が参加する（対面式，もしくはバーチャル会議で；それはその人への潜在的な影響によって決める，そしてその影響は年齢，依存度，危険度による）．これは摂食障害の批判のためだけの機会ではなく，非摂食障害的行動の承認と認知，変化への取り組みを賞賛することに重点を置き，確実に成功させるために，慎重に行う必要がある．家族を教育し，彼らが疾患をより理解し，疾患に関連する無益な感情的反応（例：強く表される感情，批判，過保護）をうまく管理できるようにする

5. 目的の形成を促す
行動面の解決のために患者を励ます．変更すべき領域は危険度と形式（公式）による
食品や食事に関する一般的な目標は以下のとおりである：栄養バランスのとれた内容で十分な量を食べる，一日の中で食事の間隔を空ける，食事を社会的習慣に組み込む．食品に加えて，強迫的特徴などほかの維持要因に関係する目標があってもよい．この場合，治療目標には，柔軟性およびより大きな視野の獲得も含まれるかもしれない．情緒に関する目標には，認識と制御の改善が含まれる．対人関係上の目標には，孤独の減少，共同の強化，真の価値に対する信頼と励ましが含まれる

6. 壁となっているものの同定を促す
競合する目標（例：不安回避）のような潜在的な壁を克服する方法を時間をかけて計画する．これは，問題解決を含む可能性があり，スキル・トレーニングは5で説明されたような目標と関連している

7. 全体的に励ます
付随的で狭く限定された行動の達成を褒めるよりも，変化するための努力過程に承認を与えよう．前者は威張っているように見えたり，付随する養育と愛情についての過去の経験を思い起こさせることがある

8. 段階的課題の設定
初めは簡単な課題を設定し，徐々に難しくしていく

9. モデル・行動を示す
ここには，食事，あるいはほかの目標に関連するスキル（例：コミュニケーション，感情表現）も含まれる

（次ページにつづく）

10. 具体的な目標の設定を促す
計画された行動の頻度，強度，持続時間を含む，設定した目標についての詳細な提案を行う．それには，どこで，いつ，どのように，誰と，といったような状況の正確な特定と，準目標，準備行動などが含まれる．時には視覚的イメージを用いてもよい

11. 行動目標のまとめを促す
神経性無食欲症では，セッションのたびに体重を量る
むちゃ食いや，通常の食事，代償行動の頻度のような食品に関連したほかの目標も反映させる

12. 行動の自己管理を促す
例えば，体重表を提示する
食事目標と代償行動について管理日記をつけさせる

13. 達成されたことをフィードバックする
11の達成について評価を返し，表明された意志（4）と具体的な目標計画（10）との解離を確認する

14. 付随する報酬を与える
ほとんどの場合，それは賞賛と激励になる．神経性無食欲症で入院治療を受けている場合でも，計画された行動変容が完了しているならば，より具体的な報酬（小休止など）もよいかもしれない

15. 刺激ときっかけの使い方を教える
行動するのを思い出させるもの（例：食事のときの友人の言葉）としての環境的刺激や，標的行動を提示したり隠したりするきっかけを与え得る状況のほかの側面をみつける

16. 行動について合意し契約を結ぶ
これは多くの場合，入院での治療計画に用いられる．他者によって証明された患者の決意を書面に書かせて記録する

17. 実行を促す
これは上記のように設定された治療目標と関連している

18. 経過観察を促進するものを用いる
電話やe-メール，手紙での接触，経過観察のための集まり，などが含まれる

19. 社会的な比較のための機会を提供する
間接的にこれは評価とフィードバックの過程の構成要素となっていて，標準的データと一緒に，個々のデータを提示することでそれを客観的にみていくことができる．例えばBMI値のグラフ上に個々の体重を提示するなどといった方法である．また，例えば血液検査や神経学的検査のような医学的検査の結果も，この方法で使用することができる．また，これは行動実験の構成要素とすることができ，これによって個人が客観的に健常者と自分自身とを比較する．入院またはグループの設定は，このための直接的機会を提供している

20. 社会的支援，社会的変容の計画を立てる
この計画は，どのようにしてほかの人はその行動を変えていき，それによって助けと有用な社会的支援を受けられるようになったのかについて考えるよう患者を促すことを含む．これは家族内で話し合うことができる．それには摂食障害行動を減らすか，非摂食障害行動を増やす援助が含まれるだろう．どの段階で，どこを変化させるのかといった目標設定および，行動変容の技法の提供にかかわることは，家族にとって役に立つだろう．家族の目標と，変化に対し相反した感情を持ったままの患者の目標との間に緊張が生じたとき，家族はその状況を乗り越えるためのスキルを獲得する必要がある．この支援ネットワークは，この複雑な議題を管理するための動機づけ面接のスキル（25）を必要とする場合がある

（次ページにつづく）

21. 支持者の立場という役割モデルでの自己同定を促す
行動を変えることについて誰かと話しているのを心に思い浮かべてもらうことによって，彼らから戦略を引き出す．また，例えば仮に娘がいたとして，彼女の摂食障害が進展するのを防ぐために彼らに何ができるかなど，（できる限り書かれた課題によって）誰かが好ましくない行動をとらないようにすることについて考える機会を関係者に提供する

22. 自分への問いかけを促す
実行を励まし支持するため，計画された行動の前や最中に（実際に声に出して，もしくは黙ったままで）自分自身に話しかけるよう勧める（セッション中に変化について自分自身に話しかけることを勧めることは動機づけ面接(25)における重要な要素である）

23. 再発予防
最初の変化から，問題行動が繰り返される可能性を高める状況を患者がみつけられるよう援助を続ける．新たな行動が維持されるように，そのような状況をいかに回避したり管理したりするかについて計画を立てるのを手助けする

24. ストレス管理
例えば漸進的弛緩法訳注1やイメージ誘導訳注2など，興奮を鎮めるための具体的な技法を教える．加えて，これには感情の乱れを鎮めたり，変化を妨げる気分や意識を制御するための感情制御訓練が含まれるだろう．追加の技法は，感情的な意識を多次元的に記すため，ふりかえりを書いてまとめることを奨励することである（例：日記，時間，人など異なる視点からの手紙）．（弁証法的行動療法（BDT），アクセプタンス＆コミットメント・セラピー（ACT），emotional-focusedtherapy（EFT）がこのタイプのアプローチの好例である）

25. 動機づけ面接（MI）
このコミュニケーション様式は，十分には変化に前向きではない，または変化をためらっている患者から変化についての話題を引き出すよう計画されている．この様式は，変化について態度を決めかねていることが最も多い神経性無食欲症患者に特に有用である．しかし，これは目標計画に何らかの抵抗が示される場合，例えば，規則正しく食べることにしばしば抵抗感を持っている神経性大食症患者などに用いることができる．この様式には，開かれた質問，省察，肯定，総括が含まれ，患者が変化について話し，計画することを引き出し，強化することによって指示的要素となる

動機を強めることはMIの延長線上にある．それは結果(2)に目を向けさせ，予想される後悔をうながす（患者が将来どのように感じるか，そして違う道を選ばなかったことを後悔するかどうか）．それはまた，過去の成功に焦点を当てることで変化についての自己効力感を向上させることも目指している（例：目標やそれに類する行動を変化させたというこれまでの成功について考える）

訳注1：Jacobson, E. が創案した，随意筋を直感的に弛緩させ，その結果として大脳皮質を安静化し，過度の興奮を鎮める技法（河野友信ほか：ストレス診療ハンドブック第2版．メディカル・サイエンス・インターナショナル，2003.）

訳注2：臨床催眠の中で，イメージを利用するもの．イメージの中での体験の観察を通して自己を理解し，それによって情動・行動変容へと導いていくもの．

ある食い違い developing discrepancy，自己効力感のサポート supporting self-efficacy，共感の表現 expressing empathy（記憶を助けるコードRR，DD，SS，EE）といったことは非常に重要である．開かれた質問，肯定，意見，総括が変化への動きを保ってくれる．

したがって，摂食障害患者との取り決めの第1段階は，誰が治療を望んでいるのか（通常は家族，医師，後見人が主導者である），そしてその理由（患者の生活の全体的な質に取り組む）を調査する動機づけ面接の期間である．いったん良好な治療同盟が結ばれれば，行動変容の約束を得られるようになる．

訳注：多理論統合モデルとは，J. O. Prochaskaらによって提唱された行動変容のための理論．変容ステージ，変容プロセス，セルフエフィカシー，意思決定バランス，の4つから構成される．

治療の対人関係的要素

神経性無食欲症患者は，社会的および情緒的な機能にさまざまな問題を抱えている．彼らは自分自身を他人よりも劣ると判断し，服従的な行動をする（影響力のある他者の言いなりになる）か，劣等感を食い止めるための努力をしている．これらは治療の重要な焦点となる．加えて，摂食障害を持つ人々は感情の認知，処理，調整，コミュケーションに問題を抱えている．身近な他者との共同作業によって，これらの困難のいくつかを治療の対象とすることができる．

神経性無食欲症における家族のかかわり

神経性無食欲症は，目につきやすい疾患である．一般に，神経性無食欲症は介護をうながし，幼児性を引き出し，それが病者役割を促進する．それは自尊心の成長につながる行動を制限し，優越感を引き出す機会を失わせる．過保護にした結果，患者は不安に陥り情緒不安定になることもある．家族からのもう一つの一般的な反応は，患者が「すべきこと（つまり食べること）」を拒否していることについての，落胆と怒りである．この批判と反感が不安を増大させ，そしてそれが今度は摂食障害行動の増加に向かわせる．家族は時には，摂食障害をそのままにさせておいたり，摂食障害を受け入れたり，あるいは彼らの役を演じてみることさえしたほうがよいかもしれない．

家族と同居している際に起こりがちな直接的影響を別にしても，摂食障害患者を抱える家族は，この障害独特の難しさを痛感している．家族は家庭内で発生する問題の取り扱い方について，教育と援助を必要としている．これは患者の背景にかかわらず達成可能である．家族のためグループ教育といった介入は，苦痛を減らし，感情を表出させ，負担を軽減し，家族から高く評

価されていることが知られている．これらの介入によって患者の予後が改善するという事例的な根拠はあるが，正式な検証はまだなされていない．

治療における家族の関与は，いくつかの要因に左右される（患者の年齢，生活環境，危険度，依存度，治療チームの特性など）．

結論

この章では，摂食障害の治療に必要とされている要素のいくつかを説明してきた．図13.1には，神経性無食欲症の治療において，これらの要素をどのように相互に作用させ，統合されるべきかを示した．取り決め，動機・危険の評価は，ほかのすべての構成要素がそこからでき上がるという重要な最初の基盤となる．危険について調べ，それを治療したり，治療に必要な要素を維持したりといったことは，治療に身近な他者を含めることによって，容易になる可能性がある．

医療従事者へのヒント

・神経性無食欲症の管理に用いられる治療法の「ブランド名」は，その形式（どういう種類の治療関係であるのか：共感性が高く支配性の低い共同関係）と内容（明確に現れている側面を対象とした行動変容過程）ほどには重要ではない．

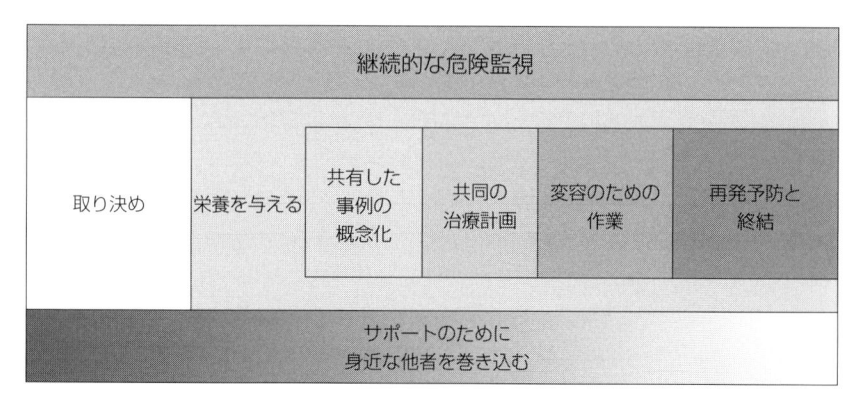

継続的な危険監視						
取り決め	栄養を与える	共有した事例の概念化	共同の治療計画	変容のための作業	再発予防と終結
	サポートのために身近な他者を巻き込む					

図13.1　治療の構成要素

- 良好な治療同盟を育てることは，摂食障害，特に神経性無食欲症の治療に不可欠である．
- 治療者は，どの行動に焦点を当て，どうやって，いつ，どのように，そしてどのような過程で行うかを捉えるために，融通がきき，よく気がつく人でなければならない．
- 準備・誘発・永続因子を重視した明確な公式をつくることは，治療のひな型として重要であり，それはさらなる意義を提供してくれるだろう．

[訳：柳瀬明日香]

第6部　治　療

第14章

医学的管理

　摂食障害の身体合併症は以下の病態に由来する．すなわち，栄養不良，栄養不良の病態生理学的な結果，体重減少につながる行為，自傷行為，そして医原性の原因である．表14.1には，摂食障害の身体合併症のうち，特別な治療を必要とするものを，一方，表14.2には，そのような特別な治療法が存在しないものを挙げた．図14.1にはプライマリ・ケア[訳注]における神経性無食欲症の治療のアルゴリズムを，また図14.2には神経性大食症の治療アルゴリズムを示した．

　訳注：治療への入り口となる初期医療のこと．日本プライマリ・ケア連合学会によれば，プライマリ・ケアとは，国民のあらゆる健康上の問題，疾病に対して，総合的・継続的，そして全人的に対応する地域の保健医療福祉機能とされている．

治療の医学的目標

- 患者との良好な関係を構築する．
- 回復への希望と治療への信頼を注視し，育む．
- 併発する栄養不足を評価し処置する．
- 身体合併症を明らかにする（例：甲状腺機能亢進症）．
- 栄養不足の影響を評価し処置する（例：骨粗しょう症）．
- 健康的な食習慣を身につけさせる．
- むちゃ食い，排出行動を治療する．
- 健康体重（全体脂肪）に到達させる．
- 体重減少のためにとった行動による合併症を明らかにし，治療する（例：歯の侵食）．

- 自傷行為（例：打撲，切り傷，静脈切断）を認識して治療法を探す．
- 治療に伴う合併症を，予防し，診断し，治療する（例：抗不安薬の習慣内服による依存）．
- 患者が心理学的あるいは精神医学的治療を確実に受けられるようにする．

表 14.1　摂食障害の身体合併症（特別な治療を必要とするもの）

口唇の両側の潰瘍	リボフラビンの欠乏
易出血性の歯肉	壊血病
乾燥肌，特に手の平と足の裏	亜鉛欠乏
眼振あるいは外眼筋麻痺	ウェルニッケ脳症
錯乱，物忘れ	薬物中毒，血清中のナトリウム・マグネシウム・ビタミンB_{12}，ブドウ糖，チアミンの欠乏
両側近位の筋力低下	マグネシウム，カリウム，リン，カルシウムの欠乏
てんかん発作	低ナトリウム血症，薬物の離脱症状，薬物毒性，低マグネシウム血症，（心臓の）律動不整
意識喪失または昏睡	低血糖，薬物過剰投与，ウェルニッケ脳症，強度の低ナトリウム血症，橋中心髄鞘崩壊症
クボステク徴候，トルソー徴候あるいは外側腓骨神経刺激による潜伏性強直	マグネシウム欠乏，（可能性は低いが）カリウム欠乏，アルカリ血症
灼熱痛	末梢神経障害（アルコール，（真性）糖尿病，回復期の圧迫性神経障害は灼熱痛神経障害の最も一般的な原因である）
知覚の減退，末梢神経障害	ビタミンB_{12}欠乏，チアミン欠乏，栄養不足，神経圧迫
下垂足	外側腓骨神経の圧迫
僧帽弁逸脱による雑音	通常，若い女性の17％にみられ，体重減少により悪化し，体重増加により改善する．もし僧帽弁の逆流による雑音に伴うものであれば，律動異常や細菌性心内膜炎にかかりやすくなる可能性がある
律動異常	低カリウム，低マグネシウム，低カルシウム，自律神経障害，QT時間延伸，循環血漿量減少，甲状腺機能亢進症の合併
起立性低血圧	循環血漿量減少
圧痕浮腫	リフィーディング症候群，低アルブミン血症
腹部の圧痛	骨軟化症，上腸間膜動脈症候群，膵炎
骨の痛み	骨折，疲労骨折，骨軟化症

表14.2 摂食障害の身体合併症（栄養補給以外の特別な処置を必要としないもの）

全身性脱毛症	極度の栄養失調に起因し，（栄養状態の）回復に伴い，もとに戻っていく
アフタ性潰瘍	通常これといった原因は見当たらない
歯の侵食および歯肉炎	自己誘発性嘔吐に起因する
顔の両側面の腫れ	嘔吐，あるいはそれとは無関係の栄養失調に起因する可能性がある．自己誘発嘔吐をやめ，除水し，あるいはレモンをしゃぶり温めるという方法（副交感神経の興奮を高める）で改善を見込める
うぶ毛	体重の回復につれ，もとに戻る
高カロテン血症	カロテンの緩慢な代謝に起因する．病理学的な重要性はない．回復につれ，もとに戻る
ラッセル徴候	（自己誘発性嘔吐のために口に入れた）手の甲に当たる歯の圧力が習慣化し瘢痕化したもの．特に処置はしない
四肢末梢のチアノーゼ	温め，十分な量の補液をする

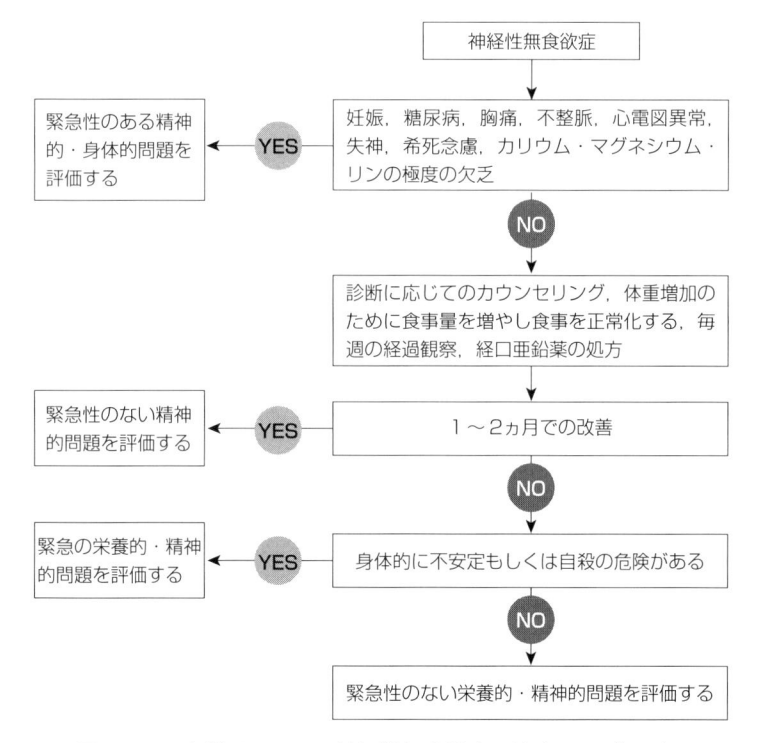

図14.1 内科医のための神経性無食欲症の治療アルゴリズム

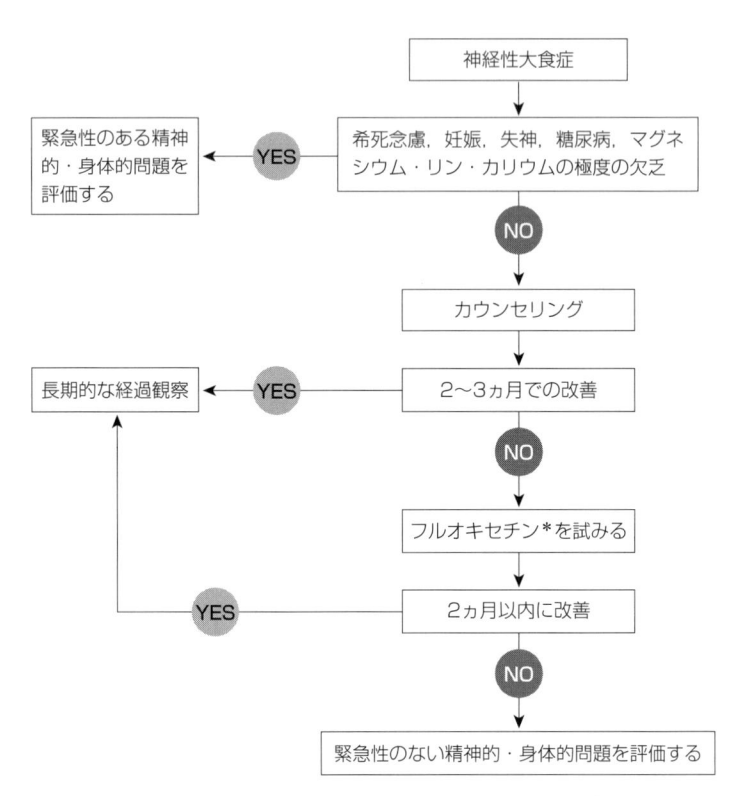

```
                    ┌─────────────┐
                    │ 神経性大食症 │
                    └──────┬──────┘
                           │
                           ▼
┌──────────────┐     ┌─────────────────────────┐
│ 緊急性のある │◄YES │ 希死念慮，妊娠，失神，  │
│ 精神的・身体 │     │ 糖尿病，マグネシウム・   │
│ 的問題を評価 │     │ リン・カリウムの極度の欠乏│
│ する         │     └────────────┬────────────┘
└──────────────┘                  │NO
                                  ▼
                           ┌─────────────┐
                           │ カウンセリング│
                           └──────┬──────┘
                                  │
┌──────────────┐           ┌──────▼──────┐
│ 長期的な経過 │◄───YES────│2～3ヵ月での │
│ 観察         │           │ 改善         │
└──────▲───────┘           └──────┬──────┘
       │                          │NO
       │                          ▼
       │                   ┌─────────────┐
       │                   │ フルオキセチン*│
       │                   │ を試みる     │
       │                   └──────┬──────┘
       │                          │
       │                   ┌──────▼──────┐
       └─────YES───────────│ 2ヵ月以内に │
                           │ 改善         │
                           └──────┬──────┘
                                  │NO
                                  ▼
                      ┌──────────────────────┐
                      │ 緊急性のない精神的・ │
                      │ 身体的問題を評価する │
                      └──────────────────────┘
```

図 14.2　内科医のための神経性大食症の治療アルゴリズム
＊フルオキセチン：わが国では未発売

治療の開始

- 患者と良好な関係を築き，治療同盟を結ぶ．
- 家族を巻き込んでの治療を始める．
- 栄養状態の改善目標を定める．
- 運動は制限する．
- むちゃ食いと排出行動を監視し，正常化の目標を設定する．
- 下剤の乱用は漸減させるが，プロトコルにそって，ゆっくりと（数ヵ月から数年かけて）中止にもっていく（**表 14.3**）．

表14.3 下剤（依存）からの脱却

ステップ1

- すべての刺激性の下剤の使用を中止する
- ドクサート[訳注1] 200mg，1日3回経口投与から始める（もし可能なら，200mg，1日4回経口投与まで増量する）
- シャゼンシ親水性粘漿薬[訳注2] 5g，1日1～3回（可能なら）経口投与から始める
- フルーツラックス[訳注3] 30mL，1日1～3回（可能なら）経口投与から始める
- マグノラックス[訳注4]／カスカラ[訳注5]の以下のような組み合わせ，1日1回経口投与から始める
  - 以前の下剤の使用が　　＜20錠／日（ビサコジル5mg錠剤換算）→ マグノラックス30mL／カスカラ30mL
  - 以前の下剤の使用が20～40錠／日（ビサコジル5mg錠剤換算）→ マグノラックス45mL／カスカラ45mL
  - 以前の下剤の使用が40～60錠／日（ビサコジル5mg錠剤換算）→ マグノラックス60mL／カスカラ60mL
  - 以前の下剤の使用が　　＞60錠／日（ビサコジル5mg錠剤換算）→ マグノラックス90mL／カスカラ90mL
  - これらは推奨されるガイドラインにすぎない．個々の反応が異なるため，マグノラックス／カスカラの投与量は便通が起きるまで2日ごとに10mL（それぞれ5mLずつ）増加させる
- 適当量の水を摂取していることを確認する

ステップ2

- マグノラックス／カスカラの投与量を，3～7日ごとに5mLずつ必要なくなるまで漸減していく（反応や症状に基づく）
- もし便通が5日以上なければ，マグノラックス／カスカラの投与量を，以前の便通が適当であったときのレベルにまで増やす
- もし便通が7日以上なければ，現在のマグノラックス／カスカラの投与量を続け，さらに腸の再訓練プロトコルに従い，ビサコジル15mgを加える．便通があるまでプロトコルに従う
- 漸減速度のみの推奨である．もし患者が下痢をしているなら，投与量を維持する．もし患者が便秘を訴えたなら，漸減速度をゆっくりにする

一般的なガイドライン

- 各ステップを実行する前に，便通，腸蠕動音または腹部膨満を確認する．もし患者が5～7日間便通がなければ，腹部4区分すべてを触診し，腸閉塞がないことを確認する
- 以下のことを患者に奨励する
  繊維質と水分の摂取量を増やす
  （病院の）スタッフから勧められていないほかの下剤を使う誘惑に抵抗する
- 処置の早い段階での患者への助言
  正常な腸の働きと腸蠕動が戻るまでは，腹部膨満感，腹満感そして便秘は普通にあることである
  浮腫は普通のことであり，処置の前の脱水症状の程度に関連している．5～14日間後には治る
  もしわずらわしいのであれば，脚を上げ，塩分の摂取を控えるよう患者に要求する
- 下剤の乱用の危険性を繰り返し説明する
  電解質の栄養障害は，筋肉の脱力，腎臓の障害を誘発し，さらに最も重要なことには，生命に危機的な不整脈あるいは突然死を招く
  下剤性の結腸症状（腸が自分自身で働かない）
  反射的な便秘（耐性が増加することにより，より多量の下剤を必要とする）

訳注1：docusate．便軟化薬の一つ．
訳注2：psyllium hydrophilic mucilloid．オオバコの一種で便軟化薬として用いられる．
訳注3：Fruit Lax．便軟化薬の一つで商品名．乾燥させた果物と薬草を原料としている
訳注4：Magnolax．水酸化マグネシウムとミネラルオイルの混合物．便軟化薬．
訳注5：cascara．緩下剤の一種．

早期の治療

体重減少および栄養障害は早期診断と早期治療により防ぐことができる．「わたしが知っているほかの患者ほどには症状は重くない」という理由で，医療従事者，学校関係者，家族，患者は，しばしば専門医への紹介を避けたがる．急速な体重減少が起きたとき，あるいは体重が極端に少ないときには，医学的に危険であり，死を招くこともあり得る．繰り返す嘔吐，下剤，浣腸，坐薬，利尿剤，吐根（催吐薬），胃管の誤った使用，静脈切開による自傷，過剰な運動，インスリン依存性糖尿病におけるインスリン不足は，体液の喪失，電解質異常，ビタミンやミネラルの欠乏，臓器機能不全などを引き起こす可能性がある．十分な医学的評価が必要な危険な徴候や症状を**表14.4**に挙げた．

もし医学的に危険な状態にあるなら，床上安静，補液そして不足栄養成分の適正化により全身状態の安定化を図ることから始める．総合ビタミン，ビタミンB_1（チアミン），リン，カリウムの定期的な投与は必須である．食事開始は，電解質，ビタミン，ミネラルの体液内から細胞内への移動を引き起こし，その結果，それらの欠乏症を悪化させる可能性がある．そのため，再栄養投与に先立って，輸液，電解質およびミネラルの十分な供給を行う必要がある（第5章参照）．血清カリウム，マグネシウム，リンは，最初の週は毎日，その後は週に3回測定しなければならない．もし患者がかなり循環血漿量を失っているならば，生理食塩水（0.9%塩化ナトリウム）投与が必要だが，投与する輸液の種類と投与速度は個人ごとに評価しなければならない．ブドウ糖（dextrose）は，チアミンが投与されるまで投与してはならない．なぜなら，静脈内の炭酸塩が急性のチアミン欠乏症を引き起こし，その結果ウェルニッケ脳症を生じる可能性があるからである．チアミン投与後であれば，必要に応じて，0.9%食塩水中に5%ブドウ糖（dextrose）あるいは0.3%食塩水中に3.3%ブドウ糖（dextrose）溶液の投与が可能である．摂食中に低血糖症が起こった場合，ブドウ糖（glucose）の投与は必須である．なぜなら，膵臓が食事に反応してさらにインスリンを放出し始めるからであり，血中ブドウ糖が低下したとき，安全な血糖値（2.5mmol/L以上でなければならない）を維持するには不十分な量の炭酸塩しか，肝臓には蓄えられていないからである．もし，腎機能が損なわれていたり，患者が排尿してい

第 14 章 医学的管理

表 14.4 迅速な医学的評価のための指標

体重減少	急激な体重減少（1ヵ月に 4kg 以上），食物を食べるあるいは飲み下すことができなくなる
体 温	深部体温 ＜35.5℃
神経学的	錯乱，失神，意識消失あるいは意識レベルの低下，器質性の脳障害，外眼筋麻痺，てんかん発作，強直（テタニー），運動失調
心 臓	意識朦朧のような症状の原因となる頻脈，胸痛，不整脈，ペースメーカーの異常，450ms を超える QTc 時間の延長，心拍数変動性の増加（心電図のスペクトラム解析による），狭心症，心不全
代 謝	腎機能障害：クレアチニンの増加，尿量が 400mL/日より少ない（乏尿），血清ナトリウム ＜127mmol/L，カリウム ＜2.3mmol/L，低血糖症（血中グルコース ＜2.5mmol/L），低リン血症（迅速サンプルで正常よりも低い），マグネシウム ＜0.6mmol/L（正常値 ＞0.7mmol/L）
筋 肉	運動負荷耐性の急激な低下（筋肉の弱化に起因するもので，修正可能な欠乏症や横隔膜の消耗で説明できないもの）
妊 娠	胎児は危険にさらされている
糖尿病	血糖値の管理は，低血糖症のリスクを避け，食行動のコントロール，活動制限，インスリンを管理するため，入院下で行われることが望ましい

なかった場合，高カリウム血症が起こり得るので，カリウムは投与してはならない．カリウムは患者が排尿を始めてから投与を開始する．

　心疾患に伴う胸痛（第 16 章 胸痛の項を参照）または不整脈については速やかに緊急検査を行うべきである．もし，著明な低カリウム血症，低マグネシウム血症，高リン血症のもとで，期外収縮が頻発したり QT 時間が延長しているとき（440ms 以上あるいは ECG 基準線から 60ms 超えて増加している）には，心臓の監視が必要であり，また循環器内科医へのコンサルテーションが必要である．担当医の専門性にもよるが，失神，虚脱，典型的あるは非典型的な狭心症を伴う不整脈をきたした患者は，専門医に紹介したほうがよい．

　初期の症状安定化の過程に引き続く時期のカロリー投与は，ゆっくりと注意深く観察しながら始める必要がある．少ないカロリーで開始するほど，また，ゆっくりとカロリーを増量するほど，再栄養投与の過程は安全である．

医学的に不安定な患者の入院治療

- 床上安静.
- 必要に応じ補液およびミネラルの補給.
- 欠乏した栄養素の補正.
- 食事の再開は脱水症および欠乏症が補正された後に始めるべきである.
- リフィーディング症候群（多くの多量栄養素（炭水化物，脂肪，蛋白）による潜在的な欠乏症の顕在化）を避けるためにゆっくりと再栄養投与を始める.
- 食事の方法：望ましい方法は，栄養士と患者が共同して計画した食事である．食事は通常1日1,200kcalから始める．もし患者が食べることができないなら，サプリメントを用いるか，行動変容の戦略あるい経鼻胃管法による栄養補給を行う.
- 食事再開時に達成すべき体重増加：以下のサプリメントの投与を行う．チアミン100mg 5日間，総合ビタミン1日1回，KCl 20mEq 1日2回，リン500mg 1日2回，グルコン酸または硫酸亜鉛を亜鉛投与量で14〜28mg（グルコン酸亜鉛100〜200mg）．カリウム，リン，マグネシウムを，5〜7日間は毎日，その後は週3回調べる.

表14.5に，身体的状態のよくない摂食障害の患者の入院についての概要を示した.

注　意

- 食物摂取の刺激によりインスリンが分泌されるが，肝臓のグリコーゲンが不足していて血糖の低下に対応できないときには，摂食再開時に低血糖発作が起きる可能性がある.
- リン欠乏症は急速に起こり得る．リンの血中レベルが低下する場合，経口（摂取）のリン酸の量を段階的に増やすべきであり，そのレベルも少なくとも毎日1回測定すべきである．もしレベルが低下し続けるなら，すべての栄養補給（給食）を中断し経口そして静脈からリン酸を供給する.
- 低ナトリウム血症：血清ナトリウムが125mmol/Lを下回っているときには，ゆっくりと補正しなければならない．低ナトリウム血症の急速な補正は，とりわけ栄養失調の患者の場合には，意識レベルの低下を伴う

表14.5 入院時の指示

安静を勧める（行動の制限を定める．例：車椅子だけ，身体的活動をしない，病棟から出ない）
栄養士が食事（療法）を整える
入院検査業務：
　ヘモグロビン，白血球計数，血小板，血清ナトリウム，カリウム，塩素，重炭酸塩，血中尿素窒素，クレアチン，アスパラギン酸トランスアミナーゼ，アルカリホスファターゼ，マグネシウム，カルシウム，リン，フェリチン，ビタミンB_{12}，赤血球葉酸，亜鉛，INR（国際標準化比）
心電図
尿検査（中間尿）
睡眠薬
必要に応じ，ゾプリコン　就寝時7.5〜15mg，または抱水クロラール　就寝時500〜1,000mg，またはトラゾドン　就寝時25〜50mg，またはクロナゼパム　就寝時0.5〜2.0mg
健忘症そしてベンゾジアゼピンの離脱に気をつける
抗不安薬
ロラゼパム0.5〜2.0mgを舌下で必要に応じ最大で毎時まで
クロナゼパム0.5〜2.0mgを経口で1日4回まで
クエチアピン25〜50mgを必要に応じ6時間ごと
血液検査の繰り返し
カリウム，リン，マグネシウムを7日間は毎日，その後は月・水・金曜日に測定
標準的なサプリメント
塩化カリウム（ピル，発泡性の液体または液体）24mEq，3回/日を21日間
リン酸ナトリウム5mL（リン550mg），3回/日を21日間．もし体重増が週に0.5kg以上の割合で増え続けているなら1回/日を継続する
マルチビタミン2錠/日，2ヵ月間継続，その後は1錠/日
チアミン100mg/日，5日間．グルコースを静脈注入しなければならない場合はチアミン100mgを筋肉内または静脈内投与する
グルコン酸亜鉛　約100mg/日（元素亜鉛で14mg），2ヵ月間
輸液負荷
脱水症の場合，生理食塩水（0.9%塩化ナトリウム）を血管の体積が平常化するまで時間当たり100〜150mL与える．平常化（の判断）は，頸静脈血圧および起立時の心拍速度と血圧の変化に基づく
腸についての一般指示
ジオクチルスルホコハク酸ナトリウム（ドクサートナトリウム）200mg，2回/日を2ヵ月間あるいはそれ以上
重度の便秘のために必要なら，硫酸マグネシウム15〜30mLとカスカラ15〜30mLを1回/日を7日間投与．必要性があり，腸管症状の既往があるならば，薬剤師に腸の再訓練プロトコルを依頼する（便秘については第16章を参照）
ドンペリドンあるいはメトクロプラミド5〜20mgを食事の30分前（1日3回）と就寝時滴定投与量の単位を5mgに増量する．メトクロプラミドは副作用として錐体外路障害を起こしがちなので，ドンペリドンを優先して用いる

脳浮腫，そして時には橋中心髄鞘崩壊を招くことがある．橋中心髄鞘崩壊は，致命的となる可能性がある．

薬物療法

- **腸管蠕動促進性の薬物療法**：ドンペリドンまたはメトクロプラミドは，早期飽満，腹部不快感そして食道の逆流を減少させる助けとなる．ドンペリドンとメトクロプラミドは，等しい投与量であり，5mgから始め，症状を改善するのに必要であれば徐々に20mgまで増量する．投薬は食事の15〜30分前に行う．両薬剤とも，抗精神病薬であるため，錐体外路症状の副作用を生じさせる可能性がある．ドンペリドンは，血液脳関門を通過する量が少量であるため，副作用を起こす可能性はより少ない．
- **膨張性薬剤**：膨張性薬剤は，水と結合して膨張し，それによって正常な腸の機能を助ける．定期的に用いる．ジオクチルソジウム（ドクサートナトリウム），メタムシル，あるいは同様の薬剤は，少なくとも1日2Lの液体摂取とあわせて，毎日処方する．
- **抗不安薬**：ベンゾジアゼピン系薬剤で用いられるのは，ロラゼパムそしてクロナゼパムである．ロラゼパムは急性の不安の治療に用いられ，クロナゼパムはより一般的な不安の治療に用いられる．しかし，ベンゾジアゼピン系薬剤は習慣性があり，記憶消失の原因そして情緒的不安定の原因となり得る．クロナゼパムは通常，0.5mgを2回／日から始め，数日後に量を増やす．クロナゼパムの最大投与量は1日20mgである．しかし，薬物療法を長く用いるほど，特に外来患者の場合は，習慣性をきたしやすい．セロクエル（クエチアピン）は，神経性無食欲症の不安を取り除くのに効果がある抗精神病薬の一つである．習慣性はなく，記憶消失の原因にならず，そして情緒的不安定の原因にもならない．しかし，錐体外路症状をはじめ抗精神病薬がきたす副作用のすべてを生じ得る．セロクエルは通常25mg錠を1日2回から始め，投与量を漸増していく．
- **抗うつ薬**：主な適応は，併発するうつ病の治療である．また，むちゃ食い・排出行動を軽減する試みにも使用できる．選択的セロトニン再取り

込み阻害薬（SSRI）は，摂食障害における好ましい抗うつ薬である．なぜなら，効果的であり，三環系抗うつ薬やモノアミン酸化酵素阻害薬よりも毒性が少ない．セロトニン再取り込み阻害薬は，うつ病，むちゃ食い・排出行動，そして併発する強迫性障害の治療に用いることができる．三環抗うつ薬やモノアミン酸化酵素阻害薬は，毒性があるので使わない．ブプロピオン塩酸塩訳注はてんかん発作の危険性があるので使わない．

- **シプロヘプタジン**：体重を増加させる傾向がある．また，シプロヘプタジンには鎮静作用もあるので，就寝時に用いたほうがよい．投与量は4mgから始め，継続可能であれば16mgまで増量する．
- **抗精神病薬**：オランザピン，クエチアピン，リスペリドン，ロキサピン loxapine 訳注は，症状が重く，引きこもり，強迫性の程度が精神病患者と同等に重い，神経性無食欲症の治療に使用可能である．オランザピンは，拒食的な考えを反芻するのをいくらか軽減できる．この効果は非常に低用量の2.5〜7.5mgで得られる．抗うつ薬を用いるときには，副作用である錐体外路症状が生じていないか患者を観察し，もし生じたならば投与量を減らすか投与を中止する．

 訳注：ともに日本では未発売．
- **亜鉛**：亜鉛の補給は，血中亜鉛濃度にかかわらず，神経性無食欲症における体重回復の速度を速める．これは，全身での亜鉛の蓄積というものが存在しないからである．すなわち，血中亜鉛は脳内亜鉛に比例せず，そして毎日の亜鉛の摂取が，例えば食欲増進という形で脳の機能に作用する．経口からの亜鉛は，元素亜鉛換算で1日，14〜28mg（100〜200mgグルコン酸亜鉛）投与される．約2％の患者では，亜鉛は胃の不調の原因となるが，食事と一緒に摂取することで軽減される．
- **オンダンセトロン**訳注：嘔吐を防ぐのに有用であるということは示されていない．

 訳注：制吐薬

注 記

- 体脂肪の正常化は，心理療法や薬物治療が最大限に効果を発揮するために不可欠である．
- 抗うつ薬についての個々の患者の反応は非常に多様である．一つの抗う

表 14.6 薬物療法の危険性

シサプリド	QT間隔延長と,突然死を招く可能性がある.大多数の国では使用を中止しており,使用すべきではない
ブプロピオン	摂食障害患者で,てんかん発作を引き起こす可能性がある
セロトニン再取り込み阻害薬（SSRI）	過剰投与されたり,ほかの薬と併用したり,代謝が薬との相互作用で低下した場合,セロトニン症候群に至る可能性がある
錐体外路症状,急性ジストニー,遅発性ジスキネジア,アカシジア,パーキンソン症候群,悪性症候群	抗精神病薬,および消化管運動改善薬（ドンペリドン,メトクロプラミド,ペルフェナジン（トリラホン）などの抗精神病薬の特性を有する薬剤の追加により,引き起こされることがある
薬草治療	下剤,利尿薬,ステロイド,そしてその他の薬理作用を示すかもしれない
刺激薬（覚醒系薬剤）（エフェドリンの類,体重減量の目的で隠れて使っているかもしれない）	てんかんおよび不整脈の発作を起こす閾値を下げる可能性がある.急にやめると離脱症状が起きる
ベンゾジアゼピン系薬剤	てんかん発作を含む離脱症状を防ぐため,20%を超えない率で減らしていく
アルコール	アルコール離脱症状に気をつける
習慣性	依存症の経歴を持つ患者の依存症に気をつける
過剰投与	多くの神経性無食欲症患者は薬剤をため込んでいる.薬剤の使用,複数の医者にかかること,薬剤の秘蔵を監視する

つ薬が効かない,あるいは副作用が生じたということは,その後に続く抗うつ薬試用の第一歩とみなすことができる.
・神経性無食欲症では,全体脂肪量は少なく,除脂肪体重はより正常に近い.腎臓と肝臓の機能は普通正常で,代謝率は高いことが多い.薬剤の分布量や必要な薬剤濃度は,正常体重の患者と比べ同程度か,もしくはより高い.
・薬剤を投与する前に,その薬剤の心機能への影響を考慮する.QT間隔を引き伸ばす薬は避けるか,使用期間中に心電図の再評価を行うか,いずれかにすべきである.
・摂食障害の薬物療法に伴う危険性を**表14.6**に示した.

入院時の日常的な指示

検　査

- 全血球数，電解質，血中尿素窒素，クレアチニン，マグネシウム，リン，カルシウム，クレアチンホスホキナーゼ，アスパラギン酸アミノトランスフェラーゼ（AST），アルカリホスファターゼ，フェリチン，赤血球葉酸，ビタミン B_{12}，甲状腺刺激ホルモン．
- 心電図．
- 尿検査．

繰り返し行うべき検査

- 心電図を繰り返し行う：毎週，ただしもし QTc が 440ms 以上なら，440ms 以下となるまで毎日行う．
- マグネシウム，リン，カリウムは 5〜7 日間は毎日，その後 21 日間（あるいは患者の体重増加が止まるまで）は月・水・金曜日ごとに測定する．
- 血糖：朝食前，朝食・昼食・夕食の 2 時間後の測定を 72 時間継続し，低血糖症状または徴候が示唆された際にも行う．

　低血糖症は，臨床的には血清グルコース 2.5mmol/L 未満，血糖測定用検査チップで 2.5mmol/L 未満で，低血糖症状（例：錯乱，めまい，協調運動の低下，あるいはグルカゴン（負荷）テストで異常判定）を伴うものと定義される．低血糖症と診断されたなら，グルカゴンテストを通るまで，毎食 2 時間後に検査チップを用いて血糖値を測定する．

グルカゴン（負荷）テスト

a. 準備：静脈路を確保する．少なくとも朝の 3〜4 時間前は絶食する．
b. グルカゴン注入の前と 10・20 分後に血糖値を測定する．
c. グルカゴン 1mg を静脈内に一気に注入し，10mL の生理食塩水で洗い流す．
d. 解釈（通常のテスト）：血糖値は基準線から立ち上がり，>6.5mmol/L で 2mmol/L の増加を伴うか，または >7.0mmol/L．

重要：静脈ラインはブドウ糖（dextrose）ではなく必ず生理食塩水で洗い流

す．グルカゴンは投与する前に必ず完全に溶解させておくこと．グルカゴンを投与する前後は，静脈ラインは完全に食理食塩水で洗い流すこと．検査室における血糖の測定はすべてのグルコース濃度において非常に精度が高い．穿刺測定法は，血糖が 3mmol/L 未満のときは精度が低く，低いレベルのときは 2mmol/L 程度の誤差を持つ．したがって，血糖の穿刺測定法は低血糖症のスクリーニングテストにのみ用いるべきで，グルカゴンテストには用いるべきではない．

栄養療法（再栄養投与）

- 栄養士は，評価し，そして1日 800～1,200kcal で食事の供給を始めるべきである．再栄養のための事前のカロリー必要量に応じて，または体重増が週に 1kg（体脂肪で1週間当たり約1％）を達成するため，カロリー量が少なくとも 1,800～2,200kcal/日，あるいは必要によりそれ以上に至るまで数日おきに徐々に増やしていく．
- 低血糖症患者の再栄養：グルカゴンテストを通るまで，継続的な経腸の栄養補給が用いられるべきである．
- もし低血糖と診断されたら，再栄養中は低血糖症をきたす危険が持続する．患者のグルカゴンテストが正常化するまで，低血糖症を防ぐために継続的な経腸栄養補給が用いられるべきである．
- 経管栄養は，低血糖を防ぐという目的の場合，通常の栄養管理や静脈からの栄養注入よりも信頼性が高く，成功率も高い．補給の速さは，低血糖予防が求められる程度，患者の食事の能力，そして体重増のために必要とされるカロリーに応じて変化する．
- もし，経管栄養が患者の低血糖の治療中に中断されたら，10％ブドウ糖（dextrose）水溶液の1時間当たり 100mL/L の静脈からの持続注入を始める．注入速度については，低血糖を防ぐため，滴定を行うべきである．
- チアミン（ビタミン B_{12}）：100mg を直ちにそして毎日 100mg を5日間与える．

カリウム

再栄養補給の期間中，塩化カリウム 20mmol を1日3回経口で与える．
カリウム欠乏の原因を補正する：脱水症状，マグネシウム欠乏症，カリウ

ムを消費する利尿薬.
  a. カリウム，クレアチニン正常，体重増の場合：20mEq のカリウムを1日2〜3回経口で投与．
  b. カリウムは減少しているが正常範囲内にあり，クレアチニン正常，体重増の場合：経口でのカリウムの投与量を増やし，1〜2日のうちに再検査する．
  c. カリウムが正常値限界を下回り，クレアチニン正常，体重増の場合：上記 a の点から始め，設定を上げていく．カリウムが増加しない場合，静脈内へのカリウム投与に切り替える．KCl 40mmol/L を 1,000mL に溶いたもの，または 0.9%生理食塩水を 150mL/h で投与し，血清カリウムを滴定する．
  d. カリウムが 2.2mol/L を下回り，カリウム欠乏症状（動悸，筋の脱力）を伴う場合，心電図異常がカリウム欠乏症と符合する（例：T 波高が消えてしまう）場合：内科医を呼び，カリウム濃度測定のため尿を捕集し，経静脈的な注入経路を準備する．

  患者の排尿が認められるまでカリウムの注入はしてはならない．

もし血清カリウムが低下し続けるか，あるいはカリウムの補給をしているにもかかわらず低いレベルにとどまっているならば，尿中カリウムを調べる（尿中カリウムは非常に低いレベル，すなわち<5mmol/L でなければならない．それより高い場合は，生理食塩水の静注による量的希釈とマグネシウム静注による全身的なマグネシウム希釈により補正する）．

マグネシウム

生理食塩水 250mL 中の硫酸マグネシウム 20mmol/L を毎日 3〜4 時間，5〜7 日間静注する．最後の静注で追加の静注が必要かどうかをみるため，バランスまたは負荷テストを行う（下記参照）．血清マグネシウムが低値である場合，それは重度の全身的なマグネシウム欠乏があることを常に意味している．さらにいうと，全身の欠乏は，しばしば血清マグネシウムが正常なときでも起こっている．筋肉の麻痺，筋肉の弱化，30 分の読書の後の視覚の順応性の喪失，短期記憶の喪失，などの症状があれば，マグネシウム負荷テストを実施しなければならない．マグネシウムの投与経路を**表 14.7** に示し，各経路で求められるマグネシウムの投与量を**表 14.8** に示した．

表14.7 マグネシウムの投与経路

経路	薬剤	指示	効能および限界
経口	グルコヘプトン酸マグネシウム（マグネシウムルージェ）5mL，3回／日 グルコン酸マグネシウム 1錠，3回／日 カルシウム-マグネシウム錠剤 1錠，3回／日	3回／日を数週〜数ヵ月	ごく少量のみが吸収される．欠乏症状が現れているときの治療には経口投与を用いるべきではない．補助的な療法あるいは欠乏症の予防に用いることができる．あまり多く摂取すると下痢の原因となる
筋肉内	硫酸マグネシウム50%溶液の10mL瓶 以下のものを含む 　マグネシウム 20mmol， 　マグネシウム 40mEq， 　硫酸マグネシウム 5g	片側あるいは両側の臀部に2mLを筋肉内注射．欠乏症の症状が現れているときの治療には，1時間ごとの注入を6時間行い，その後4時間ごとの注入を5日間行う	速効，安価，筋肉からの吸収はより遅いため細胞内に取り込まれる量は静注より多い．しかし，注入はしばしば苦痛の原因となり，そして筋肉内には2mLしか注入できないので多数回の注入が必要とされる
静脈内	筋肉内注射と同様	0.9%食塩水250mL中に硫酸マグネシウム20mmolを溶解したものを毎日4時間，5〜10日間	血清および組織内のレベルを迅速に上げ，症状の改善をもたらす．しかし連日の静注を必要とするため治療適用には限界がある

注意：過剰投与と投与不足は共通している．なぜなら
　マグネシウム 40mEq
　=マグネシウム 20mmol
　=50%溶液 10mL
　=硫酸マグネシウム 5g

●マグネシウム負荷（バランス）テスト

a. 膀胱を完全に空にする．全マグネシウムとクレアチニンの成分濃度を調べるため，24時間の蓄尿を行う．

b. 生理食塩水250mL（もしくは患者が脱水症の場合500〜1,000mL）中硫酸マグネシウム20mmolを静注により投与する．

c. 24時間蓄尿を行うかどうかは，計画により決定する．尿量は，患者が脱水症でない限り，700〜1,000mLであり，摂食障害の患者では全尿中クレアチニンは1日当たり約5〜7mmolである．もし尿中クレアチニンが低すぎるなら蓄尿は不十分である．また，尿中クレアチニンがより高いなら，蓄尿が長すぎる．どちらの場合も，やり直す．

d. もし，蓄尿中に18mmol以上のマグネシウムがあるなら，欠乏症はな

表14.8 マグネシウム補充の手順

経路		投与量	適応症	合併症
静脈内注射	A. まとまった投与，その後定期投与	20mmolを4時間で注入，その後24〜37mmol/日	重症の低マグネシウム血症入院患者	高マグネシウム血症注入部位の痛みと硬化症
	B. 間欠的な投与	毎日20mmolを4時間で注入5日間	重症の低マグネシウム血症外来患者	高マグネシウム血症注入部位の痛みと硬化症
筋肉内		4mmolを必要に応じ1または2ヵ所に	非経口の維持療法	高マグネシウム血症注入部位の痛みと硬化症
経口		グルコヘプトン酸マグネシウム1〜3mmol（15mL）を1〜3回/日	維持療法，または進行性のマグネシウム損失がない場合，穏やかな低マグネシウム血症の治療	下痢腎不全の患者の高マグネシウム血症

く，さらなる注入は不要である（まれにこの結果は，全身のマグネシウムによらない，腎臓の機能不全に起因するマグネシウム再吸収不能により起こる）．もし，捕集した畜尿中に16mmol未満のマグネシウムしかなければ，患者は依然として欠乏症である．畜尿中16〜18mmolであれば，判定できない．

リ ン

　リン／リン酸塩は腸から迅速，容易に吸収され，そして血清リン酸は食事によりすぐに増加し，食事後は速やかに減少する．そのため，血清リン酸は空腹時に測定されなければならない．もし，外来患者の血清リン酸がわずかに低い場合，空腹時に測定されたかどうかを考慮しなければならない．リン酸は，われわれの身体の中のすべての細胞の一次的エネルギー源であるATPの一部を構成する．しかし，わずかにリン酸が低い患者は無症状の可能性がある．リン酸が正常下限の2分の1から3分の1に低下したとき，多くの内臓系の機能不全（例：横紋筋融解症，溶血性貧血）とともに心疾患が起こる可能性があり，結果的に死を招く．このため，低リン酸血症を予防することは不可欠である．スキムミルク1Lは500mgのリン酸を含んでいる．

リン酸の投与

1. 再栄養補給の期間中，血清リン酸が正常であるとき，液体または錠剤のリン酸 500mg を 1 日 3 回与える．
2. 再栄養補給の期間中，血清リン酸が正常ではあるが，しかし減少しているとき，経口でリン酸を段階的に増やして投与し（例：1,000mg を 1 日 4 回まで），毎日 1 回血清リン酸を測定する．
3. 再栄養補給の期間中，血清リン酸がわずかに低い値で（正常値の 70% 以上）安定しているなら，リン酸の経口投与量を増やし，1 日 2 回リン酸を測定する．加えて，尿中リン酸濃度を測定する．
4. 血清リン酸が低く（正常値の 70% 未満）かつ減少しているが無症状の場合，血清リン酸が正常値になるまで栄養補給を中断し，静脈輸液を生理食塩水に変え（ブドウ糖（dextrose）は血清リン酸を下げる），リン酸 1,000mg を 1 日 4 回経口投与，かつ静脈からリン酸を投与し，集中治療室に相談する．
5. 血清リン酸が低く，かつ症状（例：息切れ，衰弱，癲癇発作，著しい疲労）が伴っているなら，4 と同様にし，集中治療室に移す．

加温の手順　Warming protocol

腸管機能の改善を助け，不安を軽減し，耳下腺のサイズを縮小させ，そして活動性を減少させるのに，加温を用いる．

●電気パッドまたはジャケットによる加温

1. 加温用ジャケットを用いる：MEDIUM に設定する．
2. いつ温めるか：食事中が望ましい（ほかの時間帯も使えるが，睡眠中は不可）．
3. 時間：1 時間，1 日 3 回．

●入院患者の赤外線（ドライ）サウナでの加温

1. 血圧測定（収縮期血圧が 85mmHg 以下の患者はサウナに入るべきではない）．
2. その後は病院のガウンに着替えるべきである．サウナの温度を 30℃（86°F）から始め 45℃（113°F）で止まるよう設定する．
3. サウナに入る前にコップ 1 杯の水を確実に摂取していることを確認する．
4. サウナに入っている時間は最大 10 分間とする．換気のためドアを少し

開けておいてもよい．
5. サウナから出たら血圧を測定する．
6. シャワーを使わせ，シャワーの水温を室温にまで徐々に下げる．冷たいシャワーは浴びさせない．

●外来患者の赤外線（ドライ）サウナでの加温
1. アルコールを飲んでいないことを確認する．
2. サウナの前後に血圧測定を行い記録する（収縮期血圧が 85mmHg 未満の低血圧症の徴候がある，起立性低血圧の患者はサウナを使うべきではない）．
3. サウナに入る前に，コップ 1 杯の水を飲ませる．
4. サウナから出たら浴用衣あるいはガウンに着替えさせる．サウナの温度を 30℃（86℉）から始め 45℃（113℉）で止まるよう設定する．患者がサウナに入っていられる時間は最大 10 分間とする．
5. 患者がサウナから出たら，再度血圧を測る．
6. サウナの後の冷たいシャワーは不可．
7. サウナは，週 1 回から毎日 1 回まで使ってよい．

耳下腺に対する手順

　肥大した耳下腺を縮小するのに用いる．
　加温用ジャケットあるいはサウナの手順を用い，加えて毎食後レモン風味の液で口の洗浄を完全に行う．もし歯痛の原因になるならレモンは用いないこと．

経静脈的な補液

　最初に，生理食塩水（0.9％塩化ナトリウム）を 250〜500mL，一度に注入し，続いて 150mL/h で，脱水症状が治るまで投与する．
　静脈内ブドウ糖（dextrose）投与は，チアミン（ビタミン B_1），マグネシウム，あるいはリン酸が不足している場合にウェルニッケ脳症を促進する可能性がある．静脈からのブドウ糖（dextrose）投与前に，チアミン 100mg を筋肉内あるいは静脈内投与する．脱水症の患者は頸静脈の血圧が低く，起立性の血圧低下または心拍数の増加がある．向精神薬の投薬は，脱水症と同様の血圧と心拍数の変化をもたらす可能性がある．

早期満腹感（膨満）

膨満または早期満腹感は患者がほんの少しの食物を食べた後に満腹感を感じることを意味する．これは通常，栄養不良と嘔吐に起因する胃と腸の運動性の低下に原因がある．治療のため以下を用いる．

1. 加温用ジャケットの手順．
2. 腸の手順．
3. 消化管蠕動促進薬：ドンペリドン5〜20mgを食事の30分前（1日3回）および就寝時に投与する．悪心を伴う際には，ドンペリドンの代わりにメトクロプラミド5〜20mgを食事の30分前（1日3回）および就寝時に投与する．エリスロマイシンも125mgを1日2回投与すると，蠕動促進の効果がある．エリスロマイシンは，悪心およびQT時間延伸の原因となる可能性がある．ドンペリドンあるいはメトクロプラミドに追加的に用いることができる．

ドンペリドンおよびメトクロプラミドは両者とも抗精神病薬で，高プロラクチン血症の原因となり，乳汁漏出症や錐体外路症状（EPS）などの副作用を引き起こす可能性がある．ドンペリドンはメトクロプラミドと比べ，血液脳関門を通過する量がずっと少なく，錐体外路症状の副作用を起こしにくいので，より好ましい．

浮　腫

1. 再栄養補給時の浮腫は，患者を安心させること以外の治療はしない．
2. もし血清アルブミンが低ければ，それが正常に戻るまで浮腫が持続する．体重増加はアルブミンを正常化させるということを患者に告げて，患者の動機づけに用いる．
3. 下腿浮腫には，膝下の抗塞栓性ストッキングを用いることができる．ストッキングは夜間は脱がせて，朝，起床時には履かせなければならない．
4. もし利尿薬を用いるとすれば，スピロノラクトンを選ぶべきである．スピロノラクトンは，ほかの多くの利尿薬のようなカリウムやマグネシウム喪失の原因とはならず，その効果は徐々に発現し消失する．アルドステロンの生理学的な拮抗薬であるが，それは生理学的に必要でないときは決して働かないことを意味する．スピロノラクトンの投与量は，1日量として50〜100mgを用いる（非常に半減期が長い）．

滞在あるいは日帰り施設受け入れ準備のための病院治療の基準

- 患者が緊急入院すべきあらゆる医学的または精神医学的状態で，急性膵炎，狭心症，心臓疾患，肺炎，急性腹症，あるいは活動性精神病や急性躁状態による意識レベルの低下を含む．
- 自殺または自傷行為の危険性がある．
- 最近2ヵ月間での4kg以上の体重減少．
- 全体脂肪率が10%以下で医学的なクリアランスがない場合．
- 心電図上のQTc時間が450ms以上，2度または3度の心ブロック，めまいや虚脱症状の原因となっている頻繁な心室性期外収縮あるいは不整脈．
- 血清リン酸の欠乏，正常値の下限の3分の2未満．
- 血清カリウム ＜2.5mmol/L．
- 血清マグネシウム ＜0.6mmol/L．
- 血清ナトリウム ＜127mmol/L．
- 平常値の上限（通常110mmol/L）を肥える血清クレアチニン．
- 低血糖（血糖 ＜2.5mmol/L）．
- 深部体温35.5℃未満．
- 最近のてんかん発作（神経内科医により安定と診断されている場合を除く）．
- 最近の意識喪失または発作（内科医または精神科医により診断がなされている場合を除く）．

どれか1つまたはそれ以上の基準に該当する場合は受け入れできない．

これらの基準は，ほかにただし書きがない限り，（患者の）現在の状態に関してのものである．

[訳：山上 文]

第6部 治療

第15章

治療拒否への対応

入院を拒否する患者

症例

　神経性無食欲症を生じて5年になる21歳の女性は，回復への意欲をいつも表明していた．しかし，過去2年間の10回の入院はすべて早期退院という形で終わっていた．退院はいつも治療方針に合意できないことによるものだった（例えば，訪問者との面会が許されるのか，またどのくらいの時間許されるのか，外から買ってきたものを食べてもよいか，どのくらいタバコを吸ってもよいか，体重測定の回数，彼女が服用できる鎮静薬の量，など）．ついには，彼女は自ら選択して，契約に合意し署名したときにのみ入院することになった．契約には，入院期間，栄養投与の方法，彼女が入院を覆すべての項目についての彼女の合意が定められている．

解説

　神経性無食欲症の入院はしばしば治療スタッフの記憶に忘れがたい強い印象を刻む．不安，分裂，怒り，欺瞞，無力感，精神的疲労などの感情を引き起こすからである．入院前になされた治療契約は，しばしば数週間にわたる交渉の末にようやく得ることができるが，それはこれらの困難を軽減するための最も効果的な手段である．契約書のコピーは，患者と治療チームに渡され，一部は入院経過表に貼っておくとよい．

医療従事者へのヒント

・治療計画がそれに沿ったものであるかどうか確認するために治療契約に

目を通そう．禁止されていることを許可することで生じる問題を最小限にするため，患者からの申し出に合意する前に契約書を参照しよう．

治療の拒否

　患者が強制的治療の必要性を理解しないときには，以下のようなことを尋ねてみよう．
　　もしあなたの親しい友人が落ち込んでいて，自殺させてほしいと言ってきたとしたら，あなたはどうしますか？　きっとあなたは彼らを助けようとするでしょうね！
　神経性無食欲症は患者の決断能力を低下させる．その結果，内科医には，神経性無食欲症患者を，倫理的，法的に自傷行為から保護する義務が生じる．もっとも，それは短期的には患者との信頼関係を損なうかもしれない．神経性無食欲症患者が飢餓によって自殺を図るという決断は，ほかの方法であったとしても，障害によって引き起こされたものであり，病状の回復に伴い消失し得るものである．法廷は，内科医に，神経性無食欲症患者の生命を守る強制的な治療をするよう求めている．
　神経性無食欲症患者への統制，法律，保護の方法は国によってさまざまである．成人年齢，家族や行政のかかわり，ソーシャルワーカーやほかの医療従事者の役割，報告の必要性，入院期間，入院の判定，治療医の責任と義務でさえ，司法によって異なり，地域ごとに確認することが必要である．

治療拒否を解決する

- 誠実で自発的な治療同盟を結ぶように求めよう．
- 治療拒否の理由を確認しよう．患者はしばしば回復への望みを失っており，治療システムへの信頼も失っている．これは直接述べてもらったほうがよい．
- 治療の必要性について慎重に説明し，治療を勧める．患者に短期記憶の障害があれば，説明は何度か行う必要がある．
- 交渉の準備をしよう．
- 患者の自律性を尊重しよう．
- 治療の利益に対する危険性も評価しよう．

- 言い争ったり，脅すような態度は避けよう．
- 管理することと管理しないこととのバランスについて伝えよう．
- 治療方法はそもそも懲罰的なものでないことを保証しよう．
- 家族を巻き込もう．
- 倫理的，法的に，透明性を確保し，支援を得よう．
- 治療の拒否が患者に深刻な危険をもたらすと判断されたときにのみ，治療を導入するための法的手段を考慮しよう．
- 慢性化した神経性無食欲症の治療では，リハビリテーションモデルを取り入れよう．
- 治療拒否や治療への抵抗は進歩の過程であると考えよう．

治療拒否：意思決定

- 臨床決断分析：代替治療を選択した場合の危険性を検討しよう．自発的でない治療について賛成したり反対したりする議論は，しばしば治療を始めることによって生じる利益の可能性を考慮していないが，これはおそらく最も重要な点である．
- 利益：患者への利益を考慮しよう．
- 有害性がないこと：患者への害を避けよう．
- 治療に合意する能力：患者の意思決定能力について精神面の評価をしよう．

　神経性無食欲症患者は，心の中に自分のあり方への二つの考えを抱いている．一つは，何よりも体重が増えることへの恐怖であり，もう一つは，健康で幸せになりたいという願いである．これは，恐怖症に悩んでいる人の状況に似ている．このような患者は，恐怖症そのものを除けば，あらゆる点で正常である．患者に，何かを恐れている誰かを知っているかどうか尋ねてみよう．あるいは恐怖症についてなにか聞いたことがあるか尋ねてみよう．外出恐怖症のように，いかに正常な人であっても恐怖症をきたすことがあると患者に説明しよう．外出恐怖症の人は，外出したいと望み，恐れることなど何もないとわかっているが，とにかく外出することができない，ということを患者に伝えよう．そして患者に，恐怖症の人と，神経性無食欲症の誰かとの間に似ているところはないかどうか尋ねてみよう．

第15章　治療拒否への対応

患者は変化への気持ちを保ち続ける：ユリシーズの契約を用いて

症　例

　23歳の神経性無食欲症患者は，過去1年間に3回，精神異常者であるという診断書を発行された．極度の体重減少により，器質性脳症候群と低血糖症状が生じたからである．その都度，彼女の体重は減り，彼女の洞察能力は失われた．最後の入院期間中，患者の認知能力が回復したとき，契約について話し合われた．今後，精神異常の診断を受けることを避けられるように，そのような状況に陥ったとき彼女が病院に再入院すべきであるという契約が結ばれた．この契約を用いることで，彼女はより早期に再栄養投与を受けることができ，入院期間も短くて済むだろう．

解　説

　ユリシーズの契約[訳注]は計画を立て合意を形成するのを助けてくれる．そしてしばしば患者の理解をも改善してくれる．契約を結ぶまでの過程は，患者が素直に恐怖心を語り，分かち合うことができる過程である．

> 訳注：Ulysses agreement. ユリシーズとは，ギリシャ神話に登場する武将の名前で，英語名 オデッセウス Odysseus のラテン語名．ユリシーズは海の女神 サイレーン Siren の魔力に抵抗するため船員に命じて自らを船の柱に縛りつけた．患者が精神疾患などのために自己決定能力を欠く場合，患者の親など患者に代わる者が，不測の事態に備えて前もって治療者との間に結んでおく契約として用いられ，法的な力は持たない．

医療従事者へのヒント

・ユリシーズの契約は，通常は入院治療において，患者と治療チームが合意したことが治療が始まったときに話し合いなしに自動的に発効されるという契約である．契約の合意に至るまでにはしばしば何回かの面談が持たれる．

［訳：太田大介］

第6部 治療

第16章

合併症への対応

浮 腫

症 例

　25歳女性が7日間で8kgの体重増加をきたした．彼女は非常に不安が強く，焦燥感もあり，医師の勧告に反して退院を希望した．担当看護師はあなたになぜ患者の体重がこんなに増えたのかと尋ねている．

解 説

　栄養摂取を始めると，有効循環血液量の不足，基礎代謝率の低下，嘔吐や下剤・浣腸・利尿薬の乱用などにより，体液貯留を促すホルモンの分泌は亢進する．視床下部では抗利尿ホルモンが，腎臓ではレニンが，血中にはアンジオテンシンが，副腎ではアルドステロンが産生される．浮腫として貯留する体液量を予想することは難しいが，おおよそ3〜5kgである．過食していたり利尿薬を乱用している患者では，体液はより貯留する傾向にある．

　患者に浮腫が疑われるときは，一定のしっかりとした圧力を親指の腹でかけて，脛骨前部から足首まで診察する．15秒間後，圧痕があれば浮腫があると判断できる．歩行できている患者であれば，圧痕の深さは患者の浮腫の総量とある程度相関する．臥床している患者であれば，最も低い位置，通常は背部に浮腫は移動して集まる．この場合は，腰椎・仙椎の中央を圧迫し浮腫を確かめる．

　まれではあるが，膠質浸透圧低下や腎機能障害（水分貯留を伴ったクレアチニン上昇をきたす）による低アルブミン血症，心不全によっても浮腫が生じる．

予 防

　入院時に有効循環血液量を正常化させる．点滴ができないのであれば塩分を含んだ水分を摂取させ，頸静脈圧が正常化したら塩分の投与を中止する．安静も大切で，臥位をとると糸球体濾過量が増え，余剰水分が排泄される．浮腫が生命の危険につながると思われる場合や，浮腫を生じると治療が難航しそうな場合は，スピロノラクトンを1日200mg，合計14～21日間使用する．スピロノラクトンはアルドステロン拮抗薬で，軽い利尿作用を有する．ほとんどの事例で浮腫の原因を抑え，またほかの多くの利尿薬とは逆に，体液中のカリウムやマグネシウム濃度を上昇させる．

治 療

　浮腫をきたしたら，患者に，それは一過性のものであることを伝えて安心させ，安静を勧める．利尿薬による治療によって，循環性の浮腫，すなわち浮腫を繰り返すことがあり，時には利尿薬を中止しても1年間続くこともある．利尿薬を使用する場合は，スピロノラクトンを選択する．スピロノラクトンでも浮腫が改善しなければ，ACE阻害薬（アンジオテンシン変換酵素阻害薬）を第二選択薬とする．この2剤はアンジオテンシンを阻害することで，アルドステロンの産生を低下させる．

- 浮腫の所見：骨ばって突出した浮腫を生じている部位に，ゆっくりと親指を押しつけ，圧痕浮腫を調べる．
- 再栄養投与によるのか，低アルブミン血症なのか，心不全や腎不全なのか，原因を考える．
- 浮腫について説明をし，安心させる．
- 安静を促す．
- 浮腫の改善が思わしくないか治療を拒否している場合：スピロノラクトンを1日200mg，2～4週間投与する．それ以外の利尿薬は浮腫を繰り返し利尿薬依存となるために，用いてはならない．

医療従事者へのヒント

- 患者には，浮腫はよくみられることであり，1～2週間で自然に軽快することが大半であることを伝えて安心させる．
- ベッド上に安静にさせる．安静を保つことで，血管内への水分の移動が促進され，尿として排泄される．

- スピロノラクトンを処方する際には，浮腫の原因を断つ薬であることを説明する．2〜4週間以上必要となることはないだろう．

うずきと痛み

症例

28歳の慢性化した神経性無食欲症の女性が，うずいて痛むことを主訴に受診した．この数年の状態は安定していたが，2〜3ヵ月前より，力をつけようと多くの食事をとることを心がけはじめた．1ヵ月前よりうずきと痛みを自覚するようになった．彼女はあなたのもとを受診し，どうにかしてほしいと訴えている．

解説

「うずいて痛む」という訴えは「うずき」かもしれないし，「痛み」かもしれない．また，それは，力が入らないこと，筋肉のけいれん，感覚の低下，カウザルギー（灼熱痛），骨痛，非特異的な訴えなどを意味することもある．そのため，まず質問することは，「うずいて痛む」がどのような症状を意味するかである．表16.1に「うずいて痛む」症状の鑑別診断をまとめた．

治療

根本の原因を治療する．

医療従事者へのヒント

- 「うずいて痛む」ことが何を意味するかを問診によって明らかにする．
- 薬物の副作用や相互作用を疑う場合は，担当医や薬剤師に速やかに知らせる．

脱力

症例

神経性無食欲症をきたして14年になる30歳女性が，運動時の疲れやすさ

表16.1 摂食障害患者のうずきと痛みの原因

問題	症状	原因	検査	治療
筋力低下	近位筋障害	カリウム低下 リン低下 マグネシウム低下	血中濃度を測定 必要に応じマグネシウム負荷試験	欠乏を治療
	ニューロパチー	ビタミンB_{12}欠乏 ピリドキシン低下 栄養不良 圧迫性ニューロパチー	血中濃度を測定 神経伝導速度を検査	欠乏と栄養不良の治療 もし圧迫性ニューロパチーがあれば神経内科医に相談
筋けいれん	潜在性テタニー (トゥルソー徴候 クボステック徴候 腓骨神経現象)	マグネシウム低下 カルシウム低下 アルカリ血症	血中濃度の測定 必要に応じマグネシウム負荷試験	欠乏を治療
しびれ	ニューロパチー	栄養不良 ビタミンB_{12}, ピリドキシンの欠乏 圧迫性ニューロパチー	身体診察 神経伝導速度検査	特定の原因ごとに治療
カウザルギー (灼熱痛)	ニューロパチー	圧迫 アルコール 糖尿病	身体診察 神経伝導速度検査	痛みはアミトリプチリン, ダイランチンまたはテグレトールで治療
骨痛	骨軟化症 骨粗鬆症 骨折	栄養不良による骨軟化症が併発しない限り, 骨粗鬆症, 骨軟化症は神経性無食欲症では生じない. これは通常マグネシウム欠乏による	骨密度 ストレス性の骨折が疑われるときはX線所見はおそらく正常で, 異常をみつけるには骨断層像が必要	ストレス性の骨折では安静に. 骨粗鬆症または骨軟化症の検索を行う. 内分泌科に相談
	錐体外路症状 (EPS)	メジャートランキライザー	臨床所見	薬剤の減量または中止 ジストニアに対しては抗ヒスタミン薬またはCogentinの静注または筋注, ほかのEPSに対しては経口Cogentin
	リフィーディング症候群	おそらくカリウムの細胞膜を越えての移動による	ほかの原因を除外	安心させる
	セロトニン症候群	SSRI	身体診察 内服歴	SSRIの中止 薬剤相互作用について確認 対症的・支持的に

を訴えて受診した．神経性無食欲症に伴う著明な低体重にもかかわらず，彼女は何年もの間，十分な運動能力を保っていた．しかし，最近2ヵ月前から徐々に自転車での移動や長距離を走ることが辛くなっていた．彼女は筋力が弱っていると思い，その原因が神経性無食欲症にあると考えていた．筋力を取り戻すためにはどうしたらよいのかと彼女は質問している．

解説

脱力は時に，筋力そのものの低下によって起こる．心肺機能の低下や体調不良も，筋肉の疲れやすさや運動能力の低下として自覚される（**表16.2**）．神経性無食欲症における脱力の原因としては，カリウム，マグネシウム，リンなどの欠乏による近位筋力の低下，長期にわたる栄養障害による心機能の低下が多い．しかし，詳細な病歴および身体所見の聴取が脱力の原因を鑑別する上では何よりも大切である．ある特定の筋群の低下であれば圧迫性神経障害による下垂足が，近位筋の筋力低下であればカリウム，マグネシウム，リンの欠乏が，四肢遠位のしびれであればニューロパチーが，特定の動作の反復で増悪し安静で改善する脱力であれば重症筋無力症が示唆される．また，頸静脈の怒張があれば慢性心不全を疑い，息切れや胸部単純写真で異常陰影が認められれば誤嚥性肺炎や肺膿瘍を考える．

医療従事者へのヒント

- 患者に意識レベルの低下があれば，圧迫による神経障害の予防を心がけなければならない．腓骨頭部で交差する腓骨神経，肘部の裏を走行する尺骨神経（奇妙な骨といわれる），上腕の裏を交差する橈骨神経（土曜の夜の麻痺といわれる）には特に注意し，クッションを用いて保護する．圧迫性神経障害からの回復には6ヵ月以上かかることがある．
- 息切れ，発作性夜間呼吸困難，起坐呼吸があれば，すぐに報告しなければならない．神経性無食欲症患者はたとえ若くとも，生命を脅かすような疾患の徴候を突然訴えることがあるからである．
- 37℃以下でも，体温が平熱よりも上昇していたら感染症の徴候である．肺炎やほかの重篤な感染症の何よりも早い予兆となる．

表 16.2　神経性無食欲症における脱力の原因

	症状	原因	検査	解説
筋	近位筋障害	カリウム，マグネシウム，リン，セレニウムの欠乏	採血検査	よくみられる
	運動後の脱力	重症筋無力症	テンシロン試験	神経内科医に依頼
神経	左右対称性の末梢神経障害	ビタミン B_{12} またはピリドキシンの欠乏，栄養不良	神経伝導速度検査	神経内科医に依頼
	単一神経の障害	通常は圧迫によるが多発単神経炎の部分症状であることもある	神経伝導速度検査により予後と回復までの期間を評価．多発単神経炎の場合，特異的検査が必要	神経内科医に依頼
	片側または両側の上外側大腿の非特異的な痛み	大腿神経痛（大腿の外側皮側神経の圧迫による感覚異常）	臨床所見	内科または神経内科に依頼
心肺機能の低下	心筋症	栄養不良 リン，セレニウム，チアミン，ビタミン B_{12} の欠乏 弁の逆流	心臓超音波検査 運動負荷試験	循環器科医に依頼
	呼吸機能障害	呼吸筋の疲労 肺炎，肺膿瘍，肺気腫	胸部単純写真 呼吸筋機能の検査	神経性無食欲症では感染症時に熱発しない 呼吸筋機能の検査は肺機能検査の一部として依頼する

錯　乱

症　例

　薬物中毒のために 2 日前に救急部から入院した 24 歳女性が，落ち着かず錯乱した状態となった．あなたは看護師から落ち着かない患者への対応を依頼されて呼び出された．

解 説

　まず病歴を聴取し身体所見をとらなければならない．そして，大量服薬をした薬物の種類は何なのか，入院後の点滴加療は何が行われたのかを確認する．アルコール歴や不法な薬物の使用歴はなかったか．看護師は患者をどう観察していたのか．

　おそらく患者は急性錯乱状態にあるだろう．鑑別診断としては，巣症状を伴うあるいは全身性の原因による器質性脳症候群あるいは機能性の疾患が考えられる．神経学的診察によって，巣症状の有無がわかるだろう．巣症状があれば，原因となる神経疾患を除外する．巣症状をきたす原因疾患として，橋中心髄鞘崩壊症（脳神経異常を伴う意識レベルの低下），ウェルニッケ脳症（眼振・眼球運動障害・小脳性失調），硬膜下血腫（外傷の根拠，頭部のしこりに触れることが最も一般的），局在性のけいれん発作などが挙げられる．

　一般的には巣症状を伴わないことが多い．

　器質性脳症候群は神経性無食欲症における重度の栄養不良によっても生じ得る．特に全体脂肪が極度に低下したり，BMI が 10 以下になったときにしばしばみられる．神経性無食欲症における器質性脳症候群では，焦燥はあまりみられず，本症例では別の原因を考えたほうがよい．真っ先に考慮すべき重要な病態は低血糖である．

　生体がすぐに利用可能なエネルギー源は，脂肪組織，肝臓のグリコーゲン，骨格筋のグリコーゲン，血液中のブドウ糖に由来する．グリコーゲンとは蓄えられた炭水化物のことである．筋肉のグリコーゲンは筋肉でのみ利用可能である．血中ブドウ糖からのエネルギーは速やかに消費されるが，飢餓の初期段階では脳はブドウ糖のみに依存している．このため，低血糖の予防は肝臓のグリコーゲンに依存している．神経性無食欲症では，肝臓のグリコーゲンは完全に使い果たされている．

　逆説的ではあるが，神経性無食欲症では再栄養投与の初期に低血糖発作が生じやすいのは，食事の 1～2 時間後であって，空腹時ではない．食事の後の一般的な経過は次のようである．①食物が分解され吸収されることで血糖値が上昇する，②膵臓から分泌されたインスリンの作用によってブドウ糖は血中から細胞内に取り込まれ血糖値は低下する，③低血糖を防ぐために膵臓からグルカゴンが分泌され血糖値は安定する．しかし，神経性無食欲症では，①突然のカロリー摂取により大量のインスリンが分泌され食後の低血糖

が生じる．②グルカゴンが肝臓に貯蔵されていないため食後に低下した血糖値は回復することがない．グリコーゲンの貯蔵がなければ，グルカゴンは肝臓からブドウ糖を放出することができないのである．

症例に戻ると，すぐに血糖測定を行う必要がある．血糖価が 2.5mmol/L 以下であれば，50％デキストロース 50mL を経静脈的に投与し，続いて 100mg のチアミンを経静脈的に投与し，100mg のチアミンを筋肉注射し，10％のブドウ糖液を 100mL/h で点滴投与する．その後すぐに血糖値を再検し，安定するまでは 1 時間ごとに血糖値を測定し，その後は数時間おきとする．最低 2～3 日は必ずブドウ糖液の投与を継続し，1 日に 4 回，血糖値を測定する．

錯乱のほかの原因として，アルコール離脱，薬物からの離脱症状，薬物相互作用，薬物中毒（悪性症候群やセロトニン症候群など），低マグネシウム血症，ウェルニッケ脳症，感染症，低ナトリウム血症，けいれん後の意識混濁を考える．

医療従事者へのヒント

- 患者の易刺激性の変化や錯乱に気づいたら，すぐに報告することが大切である．
- 「慎重な観察」プロトコルを用いる．
- 新たな身体所見がないか観察する．
- 患者の安全を確保する．

意識消失

症 例

神経性無食欲症の既往がある 18 歳の女性が意識消失を主訴に救急部に搬送された．彼女は現在覚醒している．救急担当医はあなたに患者の評価を依頼してきた．

解 説

最初にするべきことは，患者が本当に意識を失ったのかどうかを確認することである．「意識消失」という訴えは，時として，ふらついたり意識を失

いそうになったり，脱力感が強い場合に使われていて，その状態に応じて鑑別疾患は全く異なる．

意識消失は，代謝異常，けいれん発作，脳血流の低下，外傷などで起こる．神経性無食欲症で特に留意すべきなのは，低血糖，けいれん発作，不整脈である．肝臓におけるグリコーゲン貯蔵不足のためブドウ糖を産生できず，血中のブドウ糖が低下したときに補正作用が働かずに，低血糖を生じる．

けいれん発作は，薬剤や代謝異常（低血糖，低ナトリウム血症，低マグネシウム血症，脳血流の低下，限局性またはびまん性の脳の障害）によって生じ得る．しかし，原因が特定されなかったとしても，意識消失をきたしている場合は不整脈の関与を想定し，心電図モニターによる監視と不整脈を起こす危険因子の評価を必ず行う．意識レベルが低下する身体的要因として，頭部外傷と低体温症がある．頭部外傷は，虐待，運動失調による転倒，脱力，運動時の事故により生じ，自傷行為によることもある．頭部外傷は潜在性で明らかでないこともある．36℃かそれ以上の軽度の低体温症は，神経性無食欲症では一般的であり，特に患者が汗をかいたり，寒い環境下ではなおさらである．しかし，もし深部体温が36℃以下であれば衣類で温め，35℃以下であれば内科や集中治療部に治療を依頼する．**表16.3**に摂食障害にみられる意識消失の原因をまとめた．

医療従事者へのヒント

- 患者が到着したらすぐに血糖を測定する．
- チアミン100mgを経静脈的に，さらに100mgを経口で投与する．
- 深部体温を測定する．
- ほかの原因が明らかになるまでは，標準的なけいれん発作への対応をする．
- 心電図モニターを装着しすべての不整脈を記録する．

息切れ

症例

神経性無食欲症で栄養管理目的で入院中の16歳女性が，突然，息切れを

第 16 章　合併症への対応

表 16.3　摂食障害における意識消失の原因

原因の種類	原因	検査	治療
代謝性	低血糖症	血糖値	チアミン，ブドウ糖
	低ナトリウム血症	血清ナトリウム	ゆっくりと血清ナトリウムを補正し背景因子を治療
	ウェルニッケ脳症	神経学的所見	チアミン投与　マグネシウムやリンの補正
脳血流低下	不整脈	心臓モニター	循環器科医に依頼
けいれん	薬物治療，代謝性の原因（低血糖，低ナトリウム血症，低マグネシウム血症，脳血流の低下，局在性またはびまん性の脳の異常）	採血検査　ホルターモニター　脳波図　CT　薬歴	神経内科医に依頼
生理学的	頭部外傷	頭部の診察　頭部と頸部の CT スキャン	脳外科医に依頼
	低体温	深部体温の測定	35 度以下の場合，内科，救急部，または集中治療室に依頼．低血糖や薬物中毒を除外する

生じた．担当看護師は，患者がとても辛そうにしているとあなたに電話で告げている．

解　説

　病態としては，胃内容物の誤嚥，低リン血症による慢性心不全の可能性が高い．そしていずれも重篤な状態である．

　神経性無食欲症患者は，極度に栄養が不足しても通常数ヵ月から数年は身体的活動度を保っている．最終的には運動能力は徐々に失われていく．多くの患者は数ヵ月前から疲れやすくなったと訴えてわれわれのもとを受診する．これは低栄養により死亡の危険が高まっている徴候であり，急性発症の息切れとは区別して考えなければならない．

　しかし，運動能力が急速に悪化したり，運動に伴う息切れがみられる場合，それは重大な異常を示唆している．通常それは電解質不足に起因し，時には心収縮能の低下による．このような場合，典型的な慢性心不全の像を呈しているかもしれない．また頸静脈圧は上昇しているかもしれない．しかし

表16.4 摂食障害における息切れの原因

問題	症状	原因	検査
肺	誤嚥性肺炎	胃内容物の誤嚥	最も感度の高い指標は臨床所見　胸部単純写真ははじめの24時間は正常
肺	肺炎　肺膿瘍　肺気腫	細菌感染症　神経性無食欲症では細菌感染への反応は乏しい	胸部単純写真
心臓	うっ血性心不全	低リン血症　可能性は低い：マグネシウム，カリウム，チアミン，セレニウムが低値，蛋白質カロリー異栄養症まれ：心筋感染症が生じる．40歳までの神経性無食欲症に生じる可能性がある	胸部単純写真　臨床検査：リン，マグネシウム，カリウム，CPK　低リン血症の最も感度の高い指標
心臓	不整脈	血流の低下と肺の圧上昇	心電図

　早期には，聴診で捻髪音を聴取することは難しく，呼気の延長や喘鳴（いわゆる，心臓喘息）をかすかに認めるだけかもしれない．胸部単純写真を撮ると，肺静脈血管影の増強があるかもしれないがほかには有意な所見はほとんどみられない．神経性無食欲症における息切れには生命を脅かす緊急性があり，そのほとんどが，リン，カリウム，マグネシウムの著しい欠乏によって引き起こされている．慢性心不全であれば，息切れは臥位や運動負荷によって増悪し，坐位や安静や利尿薬によって改善が見込める．

　誤嚥性肺炎では，発症24時間以内の胸部単純写真は正常であることが多く，重症であればあるほど早期より胸部単純写真に変化をきたす．患者が誤嚥すると，息切れを生じ，乾性咳嗽もしばしば生じる．画像所見の変化に先立って，局所の濁音や，捻髪音や，低調な連続音 rhonchi などの聴診所見が続く．白血球数の増加には1～2日かかり，発熱がみられないこともある．摂食障害患者の息切れの原因について，表16.4 にまとめた．

医療従事者へのヒント

- 息切れは生命を脅かす徴候である可能性があるので，訴えがあればすぐに報告する．
- 患者をベッド上安静に保つこと．起坐位で症状が緩和することもある．
- 体温，脈拍数，血圧を測定し，心音と呼吸音を聴診すること．

胸　痛

症　例

　15年間神経性無食欲症のある30歳女性が，ここ3ヵ月胸痛があり，その頻度が増加してきているため来院した．この患者は，自分が心臓発作でこのまま死亡するのではないかと心配し，あなたの意見を求めている．

解　説

　神経性無食欲症は動脈硬化症の早期発症と関連している可能性がある．神経性無食欲症では，若年者の心筋梗塞が報告されてきており，患者の20％に典型的もしくは非典型的な狭心症がある．しかしながら，動脈硬化症の進行速度に関しては，神経性無食欲症患者群は，年齢と性別とをマッチングさせた対照群と比較して速くはない．ただ無月経が遷延しているというだけである．神経性無食欲症患者では，狭心症は，冠動脈の攣縮によっても，非典型的な経過によっても，ほかの要因による胸痛としても生じ得るが，これらは明確にされていない．

　まず，その胸痛が狭心症なのか否かを特定する問診を行う．狭心症の診断は，運動やストレスで誘発され，安静保持やニトログリセリンで緩和する痛みの既往，胸部深部の重感，胸部中央全体（常に臍と硬口蓋の間である）の違和感からなされる．狭心症は少なくとも1分間（大抵は数分間）持続し，決して30分以上は持続しない（そうでなければ痛みは心筋梗塞である）．

　神経性無食欲症における最も一般的な胸痛の訴えは，胸壁の，ナイフで刺されたような，ほんの数秒間の，触れると悪化する性質のもので，胸壁痛である．胸壁で，組織が裂けたり，出血したり，打撲したりすることによる．その他の胸痛の原因には，胸やけ，食道攣縮，食道破裂，心膜炎，気胸，胸膜炎，肺炎，肺塞栓，膵炎，甲状腺機能亢進症，肋骨骨折，骨軟骨炎，自傷行為，パニック発作などがある．食道攣縮は狭心痛や心筋梗塞の痛みとよく混同されるが，胸部深部の，ひどく重い痛みで，制酸薬で軽快しない痛みとして報告される．狭心症と同様に，ニトログリセリンもしくはカルシウムチャネル阻害薬は食道攣縮を部分的にもしくは完全に緩和する．食道攣縮の症状は運動により生じたり悪化したりせず，数時間から数日間持続することから，狭心症との鑑別が可能である．さらに，パニック発作も胸痛を起こす

表 16.5 摂食障害患者における胸痛の原因

臓器	症候	原因	検査
心臓	狭心症か非典型的狭心症	動脈硬化症か冠動脈攣縮	胸痛がある間に心電図 循環器内科へ相談
	心膜炎	心膜の炎症	心電図は広範囲な電極で ST 上昇 心エコーでは心嚢液増加
胸壁	再栄養に伴う胸壁痛	再栄養症候群のうずきと痛みとして	なし
	病的肋骨骨折 (通常肋骨骨折を起こすには不十分な外傷で起きた肋骨骨折)	骨軟化症 骨折した肋骨は「胸膜炎の」胸痛を起こす.それは耐えがたく,ナイフで刺されたような,呼吸によって増悪する胸痛である	肋骨骨折は大抵,いつも骨軟化症のせいで起こる.骨軟化症は,独立した別の原因がなければ神経性無食欲症では起こらない 内分泌内科医へ相談
食道	胸やけ	胃食道逆流現象 嘔吐	プロトンポンプ阻害薬,制酸薬,消化促進薬の投与歴や試行
	食道炎	胃食道逆流現象 嘔吐	プロトンポンプ阻害薬,制酸薬,消化促進薬の投与歴や試行
	食道攣縮	胃食道逆流による食道平滑筋の攣縮	狭心症に似た痛みだが,運動では増悪も緩和もしない.ニトログリセリンもしくはカルシウムチャネル阻害薬で緩和

ことがある.摂食障害における胸痛の原因を**表 16.5**に示したので参照されたい.

医療従事者へのヒント

- 胸痛が 1 分以上持続し,胸の奥からと申告され,活動により悪化する場合,心電図をとって担当内科医を呼ぶ.
- 患者の訴えが胸やけのようなら,病棟にある制酸薬 30mL を投与する.痛みが緩和されないときは担当内科医を呼ぶ.

けいれん

症 例

神経性無食欲症の18歳女性が強直間代性の動きを伴って意識消失しているのを，看護師が発見した．その動きは頓挫したが，まだけいれん後で意識がない．看護師に呼ばれてあなたが診察をする．

解 説

けいれんに特徴的な異常運動を伴う意識消失があるとき，鑑別疾患として，けいれんか偽性発作[訳注]が挙げられる．

偽性発作のある患者の少なくとも30%は，同時に（真の）けいれんを有している．神経性無食欲症患者に誤って偽性発作と診断しないよう注意したい．というのは，精神疾患を有する患者を診た場合，医師は偽性発作と診断しがちだからである．神経性無食欲症では，こうした誤りが低血糖症や不整脈についての検索を躊躇させ，患者の生命を脅かすことになる．偽性発作を疑うのは次のようなときである．発作中に明らかに意識がないのに「けいれん発作」の記憶がある，その発作がけいれんとしては非典型的である，典型的なけいれん後の混乱や倦怠感が欠けている，脳波に変化がない（けいれんのある患者の30%は，脳波に焦点が指摘できないが，何らかの全般性けいれんを起こした後，数日間持続する非特異的脳波変化がある），けいれん後に通常みられる明らかなプロラクチン上昇が認められない．摂食障害患者におけるけいれんの原因については，**表4.1**（p.42）を参照されたい．

> 訳注：偽（性）発作 pseudoseizure は，けいれん seizure のうち，てんかん epilepsy，熱性けいれんなど明らかな器質的病態を確実に除外でき，さらに，発作現象の基盤をなしていると推論し得る心理社会的背景の存在が疑わしいものをいう．ICD-10，DSM-Ⅳ-TR のいずれにもてんかんは独立項目として存在せず，何よりも生命予後や認知機能の低下を避けるため，てんかんを明確に除外できるまで，心理社会的要因が推論できても偽性発作の診断はできない．海外のてんかん専門施設では，神経内科，神経生理，神経放射線，神経精神[1] の各独立部門が協働するてんかん専門チームが，難治性けいれんの診断と治療，治療後経過にすべての責務を負う[2] システムが確立されている[3,4]．

1) Baxendale S, Thompson P : Beyond localization : the role of traditional neuropsychological tests in an age of imaging. Epilepsia, 51 : 2225-2230, 2010.
2) Asano E, et al : Role of subdural electrocorticography in prediction of long-term seizure outcome in epilepsy surgery. Brain, 132: 1038-1047, 2009.

3) Poole NA, Wuerz A, Agrawal N：Abreaction for conversion disorder: systematic review with meta-analysis. Br J Psychiatry, 197：91-95, 2010.
4) Bell V, et al：Dissociation in hysteria and hypnosis：evidence from cognitive neuroscience. J Neurol Neurosurg Psychiatry, 82：332-339, 2011.

医療従事者へのヒント

- 血糖値を測定する．
- けいれんのエピソードを詳細に観察し記録する．
- けいれん発作へのプロトコルを日常業務に組み入れる．
- 血圧，脈拍数，脈拍リズムを確認する．
- 処方の誤りや患者自身の服薬内容を確認する．

動 悸

症 例

神経性無食欲症の17歳女性が栄養管理のために入院し，ひどい動悸がすると訴えている．

解 説

最初に，その「動悸」の病歴を詳細に聴取し，患者が訴えているのが動悸であって，胸痛や胸やけ，倦怠感や筋のこむら返りでないことを確認する．次に動悸のエピソードからその特徴を聴取する．

- 突然起こったか，それともゆっくり起きたのか．
- 規則的か，そうでなかったか．
- どのくらいの時間続いたのか．
- 突然終わったか，それとも徐々に消失したのか．

●エピソードのパターンを特定する

- 今までにどのくらいの回数があったか．
- どのくらいの頻度で起こっているか．
- 頻度は増えてきているか．
- ストレスや活動，催吐，その他で誘発されるか．
- 動悸が生じているときに，胸痛やめまいのようなほかの症状もあるか．
- 動悸があるときには何をしているか．

表 16.6 循環器内科コンサルテーションの適応

循環器内科コンサルテーションの必要性を示す因子 ・めまい，意識消失，胸痛，動悸を伴うけいれん，狭心症に似た胸痛 ・安静時心電図に次の所見がある^{訳注}： 　心室性期外収縮（PVB）の連発，1 分間に 6 回以上の PVB，T 波下降線での PVB， 　ペースメーカー位置異常（洞房結節にない），1mm 以上の ST-T 上昇 ・検査値：カリウム＜2.5mmol/L，マグネシウム＜0.5mmol/L

訳注：premature ventricular beats（PVB）は，心室性期外収縮 premature ventricular contraction（PVC または VPC）に同じ．2 連発以上の PVB/PVC をショートラン（PVB/PVC ラン）といい，Lown 分類で grade 4a．T 波下降線での PVB は通常 R on T 現象と呼ばれ，Lown grade 5（心室性期外収縮で最大の危険度）．Lown grade 3（多形性心室性期外収縮）以上の PVB/PVC を認める場合の循環器内科コンサルテーションの要否はその患者の内科的背景により異なる．神経性無食欲症患者ではすべきである．

　動悸は神経性無食欲症患者に生じやすく，排出行動後に最も頻繁に起こる．動悸は通常，数回の不整脈（いかなる原因でも生じ得る），突然始まり突然終わる急速で規則的な心拍（大抵は発作性の心房性頻脈），緩徐に始まり緩徐に消失する頻脈（ストレス，運動，催吐時の洞性頻拍），時には速く時にはゆっくりとなる規則的な脈拍（自律神経失調）に分類される．しかしながら，不整脈を診断し得るのは心電図だけなので，動悸の記録をとる必要があり，それには通常ホルター心電図が用いられる．もし動悸がめまい，意識消失，胸痛，けいれんなどを生じているのであれば，すぐに循環器内科医に相談する．致死的な心室性の不整脈を起こしているかもしれないからである（表 16.6）．

　心拍数変動度 heart rate variability（HRV）は，短時間の間に心拍数がどれほど変動しているかを示す指標である．多くの場合，心拍数はそうは変動しないので，HRV は低値である．心拍数がうまく制御されていないとき，それは自律神経系に機能不全がある場合なのだが，そのようなときに HRV は増加する．神経性無食欲症では，HRV に影響するような自律神経系の機能不全は，再栄養を行う前の低体重患者にしばしば認められる．神経性無食欲症で再栄養の前に HRV が上昇している患者では，心室性不整脈がより起こりやすいという科学的根拠が示されている．HRV は再栄養をすると数日から 1 週間で減少する．神経性無食欲症患者に急速な HRV 低下がみられたときは，致死的な不整脈の危険が高いといえる．

医療従事者へのヒント

・患者を注意深く観察する.
・臥床するよう患者に指導する.
・内科医に連絡する.
・心尖部の心拍,脈拍数,リズム,血圧を確認する.
・可能ならば心電図を記録する.

骨 折

症 例

30歳女性が足を引きずりながら来院した.彼女は,足が痛くて自分で歩けないと言い,骨折したのではないかと疑っている.

解 説

骨粗鬆症は(骨ミネラルの減少ではなく)骨総量の減少で,神経性無食欲症ではよく起こる.運動過多に伴い,骨折に先立って生じる.骨粗鬆症や運動過多は通常,足,下肢,骨盤のストレス骨折や,脊椎の圧迫骨折をきたし,やがて慢性の進行性の疼痛や股関節の骨折を引き起こす.体重を回復させることは神経性無食欲症患者で骨塩密度を増加させる最もよい方法である.段階別レジスタンス運動[訳注1]の追加,カルシウムとビタミンDの経口摂取も勧められる.ビスホスホネートは神経性無食欲症患者で骨密度を増加させ得るが,副作用[訳注2]があるので,使用前に危険性と効能を考慮するべきである.エストロゲンとプロゲステロンは神経性無食欲症患者の骨密度を増加させない.

骨軟化症は骨総量の減少ではなく骨ミネラルの減少を意味し,神経性無食欲症では典型的には肋骨骨折として現れる.骨軟化症は神経性無食欲症ではまれで,蛋白質カロリー異栄養症単独では起こらず,ほかの原因があるはずである.例えば,慢性的な低マグネシウム血症や低ビタミンD血症による二次的な副甲状腺機能低下症によることもある.もし患者に骨軟化症がみられたならば,原因検索のために内分泌内科医へコンサルテーションを行う.

訳注1:スクワットや腕立て伏せ,ダンベル体操などの標的とする筋肉に抵抗をかける動作を繰り返し行う運動をレジスタンス運動という.無酸素運動に分類され

る．筋肉量を増やし，筋力を増強する効果が期待できる．
訳注2：ビスホスホネートの副作用には，重篤なものとして顎骨壊死があり，このほか，最近では大腿骨の非定形骨折などの報告がある．

神経性無食欲症患者の骨についての行動計画
●骨粗鬆症の予防
- 栄養をつける．
- 十分なカルシウム摂取量（女性では1日当たり1,500mg）を確保する．
- 十分なビタミンD摂取量（1日当たり1,000〜2,000IU）を確保する．
- 神経性無食欲症患者のすべては発症時とその後少なくとも2年ごとに骨密度測定を行う．

●骨密度検査で骨粗鬆症がみられたら
- まずは上記予防策に同じ．
- 栄養状態を評価するため体脂肪を計測する．
- 患者の体重は健康な範囲内にあるのに無月経である場合は，
  a. 患者の体脂肪量が22％を超えるようにさせる．
  b. 正常な卵巣発達が起こっているか否かを特定する．それは内分泌的に正常である証拠であり，卵巣超音波検査によってなされる．
- 血清カルシウム，リン，マグネシウム，アルブミンを測定する．
- 骨粗鬆症クリニックに相談する．
- もし，骨粗鬆症が著明または骨折の原因になっている場合，または体重復帰が期待しにくい場合は，ビスホスホネート投与を考慮する．

●もし患者が骨折も疑わせるような骨痛を訴えたら
- X線写真を撮像する．
- X線写真に特異的所見がない場合は，ストレス骨折かもしれない．核医学で骨スキャン（濃度ではなくて）を行うと，ストレス骨折が示されるだろう．
- 整形外科へのコンサルテーションを考慮する．
- 本章「痛みとうずき」の項を参照．

医療従事者へのヒント
- 骨折部位を安静にするよう患者に指導する．
- ビタミンDやカルシウムを摂取することの重要性を再度強調する．

・神経性無食欲症で起こる骨密度の変化について患者に説明する.

発 疹

症 例

やせた23歳の女性が，全身の皮膚のかゆみを訴えて受診した．彼女はこのために休まらないという．診察では，歯肉腫脹，手掌の黄色調変化，背部でのうぶ毛様変化，そして変わった形の痕がいくつか前腕と大腿に存在する．この患者についてどのような点に配慮するか．

解 説

皮膚徴候（うぶ毛や高カロテン血症など）は，神経性無食欲症を診断したり，その関連行動である排出行為（ラッセル徴候がある）や自傷行為による傷（擦過傷，熱傷，刺傷）を診断する手助けとなり得る．神経性無食欲症の皮膚所見について話し合うことで，患者との信頼感を確立することができ，治療の危険性（自傷）を判断することができる．それはまた，患者が皮膚の発赤のような身体的訴えのほとんどを治療してもらうことで，ラポールの形成にも役立つ．

うぶ毛は神経性無食欲症の診断に役立つ．しかしながら，この徴候の信頼度は高くはないので，神経性無食欲症が強く疑われる指標としてのみ用いたほうがよい．高カロテン血症は黄疸のような眼球結膜黄染を伴わない皮膚黄染で，神経性無食欲症，甲状腺機能低下症，にんじんを食べ過ぎた子供だけに生じる．ラッセル徴候は，催吐目的に強制的に繰り返し口腔内に入れられた手背に生じる．手掌と足底の乾燥と皮膚の剥離は，亜鉛欠乏で起こり得る．亜鉛欠乏が生じたときは，2週間の亜鉛治療（1日当たり亜鉛換算で14～28mg，もしくは糖化亜鉛で100～200mgを2ヵ月間）を行うと治癒する．摂食障害に伴う発疹については**表16.7**を参照されたい．

医療従事者へのヒント

・自傷行為の徴候がないか皮膚を視診し，継続している何らかの自傷行為がないか目を配り記載する．
・何か新しい皮疹があるときは医師に報告する．

第 16 章　合併症への対応

表 16.7　摂食障害に伴う発疹の原因

原　因	発　疹
蛋白質カロリー異栄養症	うぶ毛 高カロテン血症 浮腫（再栄養） 先端チアノーゼ 皮膚乾燥症 瘙痒症
栄養欠乏	爪変形 口角炎 ペラグラ 肢端皮膚炎 壊血病 匙（スプーン）状爪
行動異常	人工皮膚炎訳注 自己瀉血 自傷
症例報告 まれな関連症状	白色描記症 色素性痒疹 ねじれ毛 凍瘡 神経線維腫症
排出行動	ラッセル徴候 紫斑 結膜下出血 浮腫 自傷

訳注：習慣性の搔破，搔傷あるいは抜毛，詐病，精神障害の結果，自らによって引き起こされる皮膚病変．

・何か皮疹がある場合にはその治療をラポール形成に活用する．患者は皮疹の治療やそれに対する助言に感謝するだろう．

無月経

症　例

神経性無食欲症からの回復過程にある 17 歳女性が診療所を受診した．彼

女は月経が今は来ていないがこれから戻るだろうかと尋ねている．

解　説

月経誘発剤（経口避妊薬）を服薬していない女性はほとんど，体脂肪率が20%を下回ると無月経となる．体脂肪率が正常域に戻るに従い月経は再開し得る．体脂肪が回復したとしても，妊娠，ストレス，抑うつ状態，外傷，高プロラクチン血症，ある種の薬剤の影響があると，月経は戻らないことがある．まれな疾患ではあるが，自己免疫性多腺性内分泌機能不全症[訳注]や視床下部機能低下症も無月経の原因となる．もしくは，明らかな原因が特定できないこともある．通常は，まだ健康といえる体重に到達していないか，外来に相談に受診して間もなく月経が再開する（つまり単なるタッチの差）場合が多い．

訳注：複数の内分泌腺機能が自己免疫性に障害された状態．自己免疫性多腺性内分泌機能不全として，三つのパターンが報告されており，おもに小児期に発症し副甲状腺機能と副腎皮質機能の低下を伴うもの，おもに成人期に発症するSchmidt症候群（アジソン病と橋本病の併発），おもに成人期以降に発症し甲状腺機能低下と1型糖尿病を伴うもの，がある．

●重要
・月経期間以外でも（排卵が起きている限り）妊娠し得る．
・女性は通常，排卵していることには気づかない．
・月経は健康的な体重に復帰した後も12ヵ月は再開しないかもしれない．
・ひどいストレスや無月経をきたすほかの因子があると，月経は再開しないかもしれない．
・患者の栄養は，体重の状況とは無関係に不足しがちである．患者はおそらく蛋白質不足となっている．

このため神経性無食欲症患者には，月経や排卵についての情報を与え，また月経がなくとも避妊が必要であることを伝える．

医療従事者へのヒント

・健康な体重はホルモン分泌を周期化させ骨を形成するのに必須であることを患者に教育する．
・排卵や妊娠は，月経がなくても起こり得る．
・女性は通常，排卵しているかどうかはわからない．
・月経は健康的な体重に戻った後も12ヵ月は再開しないかもしれない．

- ひどいストレスや無月経をきたすほかの因子があると，月経は再開しないかもしれない．

便 秘

症 例

　栄養管理のために入院して2週間が経過した，神経性無食欲症の27歳女性が，この2週間全くおなかが動いていない，と言っている．彼女は，食事のたびにひどい腹痛がますます強くなるので，今すぐに何とかしてほしい，と言っている．

解 説

　神経性無食欲症でよく起こる消化器系の異常には，食事摂取量の減少，飲水量の減少，食物繊維摂取量の減少，下剤乱用の既往，嘔吐の既往，腸管平滑筋機能の低下，蠕動運動の不足，下部食道括約筋内圧（LES圧）の低下，早期満腹感に伴う胃排出の障害，便秘，腹部膨満，空気嚥下の増加，縮便，便意の欠如，などがある．

- 便秘となった理由を評価し治療する．
- カリウムとマグネシウムの欠乏を補充する（これらは腸管運動低下を生じさせる）．
- 何日も排便がないかペレット状の便で，その後1日か2日，水様性下痢が続くものは，奇異性の下痢と呼ばれる．これは非吸収性の液体が停滞して便通を妨げていることによるが，そのようなときは浣腸を行って解消させる．
- 普通の食事を摂らせる．
- 食物繊維を増やす（食物繊維の摂取量が多すぎると小腸ガスが増加し，少なすぎると効果が上がらない）．
- 水，もしくは管理栄養士にも許してもらえるような飲み物を1日に少なくとも2Lは飲むよう患者と計画を立てる．
- 膨張性のある水溶性薬剤を使用する（下記参照）．
- 消化促進薬（メトクロプラミド，ドンペリドン）を使用する．

　もし必要のない治療をすることが心配であれば，便の総量を評価する目的

で腹部単純写真を撮影しよう．患者は時々，実は便秘ではないにもかかわらず，便秘があると信じ続けているからである．

医療従事者へのヒント

・腸管蠕動の時間と様子を記録する．
・十分な水分摂取量を確保する．
・緩下剤を減量中止するプロトコルの詳細を管理薬剤師に送る．

下剤，利尿薬，ダイエット薬，催吐薬，インスリンの乱用

摂食障害患者（神経性無食欲症と神経性大食症）は，さまざまな薬剤を誤用して，体重をさらに減らそうとする．食事量を制限したり，食事の吸収を最小限にしたり，液体を排泄したり，嘔吐を催したりする．下剤や浣腸薬，坐薬，利尿薬，エフェドリンや甲状腺薬，薬草，成分不明のレメディー，催吐剤といったダイエット目的の錠剤も使われる．神経性大食症患者の3分の2近くが下剤を，3分の1は利尿薬を，体重をさらに減らす目的で使用していると推測されている．

下 剤

摂食障害患者の中には，大量の下剤を服用している者がおり，多くの場合それは製薬会社が推奨する量を超過している．刺激性緩下剤は最も頻繁に使用されており，多くが市販薬（OTC薬）として入手できる．下剤の乱用は効果的な減量法ではない．それは体重減少が，カロリー吸収を抑制することではなく，主として体液や便の量を一過性に減少させることによるからである．さらに，下剤の使用はレニン・アンジオテンシン・アルドステロン系活性を亢進させ，その結果二次性高アルドステロン症が体液貯留を促進させる．下剤の慢性的な使用（下剤への依存）は重い続発症をきたし，生理的な腸管蠕動運動を消失させ，下痢ばかりつづく腸管となる（正常な腸管機能の消失）．その結果，さらなる下剤乱用の悪循環をきたす．体重減少目的に浣腸液を用いる患者もいる．週に数回から毎日の頻度で，流水のように浣腸を使う．多量の浣腸液を頻回に使用していると，水分が小腸壁から吸収されて，低ナトリウム血症となる．下剤から離脱させるためのプロトコル案を**表**

14.3（p.159）に示した．

利尿薬

　利尿薬は月経前症状の治療を目的として広く使用されており，市販薬（OTC薬）として入手できる．体重減少を目的として，過量の利尿薬がしばしば用いられている．利尿薬ははじめは浮腫を抑えようとして用いられるが，次第に大量の利尿薬を常に使うようになり，乱用に至る．下剤と同様に，利尿薬の使用により二次性高アルドステロン血症が誘発され，利尿薬を中止すると体液が再び貯留する．患者は，体が再適応して体液バランスが回復するのを待てずに，浮腫を抑えるには利尿薬を飲み続けなければならないと信じて増量していく．

　患者は病院で処方された利尿薬も乱用する．このような乱用は，利尿薬の入手が容易な医療従事者には特に広くみられる．ヒドロクロロチアジドのようなサイアザイド系利尿薬，フロセミドなどのループ利尿薬，スピロノラクトンやトリアムテレンなどのカリウム保持性利尿薬は，いずれも乱用される薬物ではあるが摂食障害患者に処方され続けてきた．こうした利尿薬を処方するにあたって，乱用する危険が高い患者には医師はよく注意しなければならない．特に，処方を希望する理由があいまいであったり，理由をはっきり述べないときは注意を要する．

催吐薬

　吐根 Ipecac（催吐薬）の使用が心筋症の発症に関連している患者もいる．心筋症は可逆性であることが明らかにされている[訳注]．

　訳注：第4章「心臓と血管」の項を参照．

エフェドリン

　エフェドリンは体重を減らす目的でしばしば使用される．この薬は，例えば入院などを契機に服薬を突然停止すると離脱症状が生じる．エフェドリンをデキストロアンフェタミン[訳注]にいったん置換してから徐々に減量中止していくことが勧められる．

　　訳注：アンフェタミンは，MDMA（エクスタシー）やメタンフェタミン（N-メチル誘導体）など多くの向精神薬の骨格をなしている．デキストロアンフェタミンはそのアンフェタミンの光学異性体（d体）である．日本以外の国々ではメチルフェニデート（リタリン®，コンサータ®など）とともに，アンフェタミンは ADHD

やナルコレプシーなど睡眠障害の治療薬として標準的だが,日本では認可されていない.

インスリン

摂食障害のある糖尿病患者,特に10代の患者は,意図的にインスリン注射量を減らして体重を減らそうとする.このような行為により,糖尿病合併症が急速に進み,失明や腎不全に至る^{訳注}.

訳注:Rydall AC, et al.: Disordered eating behavior and microvascular complications in young women with insulin-dependent diabetes mellitus. N Engl J Med, 336:1849-1854, 1997.

上腸間膜動脈症候群

症 例

22歳の女性を栄養管理のために入院させた.彼女は神経性無食欲症をきたして7年が経過していて,最近さらに体重が減少した.食事支援の治療中に,彼女はその場を途中で離れてトイレに駆け込み食事を嘔吐している.彼女にはそもそも食べる気がなく,ほかの患者と一緒に食事をする治療にも参加しないことに気づいている治療スタッフもいる.

解 説

上腸間膜動脈(SMA)症候群は,SMAが十二指腸を圧迫して起こる部分的腸閉塞である.SMAと十二指腸は常に隣接しているのだが,ではなぜ神経性無食欲症ではSMA症候群が起こるのだろうか.SMAと十二指腸の間隙を含めた,腹腔内臓器間で詰め物の役割をしているのが脂肪組織である.重症の栄養不良があると,体内の脂肪は栄養として消費され減少する.ひとたびSMAと十二指腸の間隙を埋めている脂肪組織が減少して,SMAが十二指腸を圧迫するのを防ぐのに不十分な量になると,部分的閉塞が始まり腸管以下で食物が移動する妨げとなる.

SMA症候群は,体重減少が急速であるときほど起こりやすい.体重減少が急速となるほかの原因(例えば癌)があるときにも起こり得る.

SMA症候群の徴候には,上腹部痛,嘔気,吐血,早期満足感と満腹感がある.振水音とは靴で周囲の水をばしゃばしゃ跳ね上げながら歩くのに似た

第 16 章　合併症への対応

音であるが，患者の腹部が前後に急速に動くのに合わせて胃のあたりで時折聴取できる．小腸ガスや胃の中の水分が過剰であると起こる．自発的吐血と小腸蠕動運動の減少はSMA症候群と混同されることがある．

　SMA症候群の治療は，体重を増やすことである．体重増加のためには，狭小部を通過できるような食物を与えることが必要である．患者に応じて，生活環境，併存症，費用を考慮しながら，液体補助食品，経鼻胃管や経皮内視鏡的胃瘻造設術（PEG）による栄養投与，などを用いる．

　SMA症候群の診断は，CT，MRI，超音波や画像診断を組み合わせて行う．診断の信頼性は，放射線科医のこれまでの診断経験に大きく依存する．もっとも，経験のある放射線科医が画像所見からその患者にはSMA症候群がないと診断したとしても，後の検査でSMA症候群と診断されることはある．

医療従事者へのヒント

- 食欲は十分あるようにみえるが完食できない患者では特に，SMA症候群を想起しなくてはならない．
- 低体重患者が胃の空腹感を感じるまでに長い時間がかかったり意図的に嘔吐したりしている場合には，SMA症候群を想起すべきである．
- CT，MRI，超音波や画像診断を組み合わせて診断を確定する．
- 適切な体重が得られれば症状は緩和する．

反　芻

症　例

　神経性無食欲症過食嘔吐型の21歳女性には，4年間の反芻歴がある．嘔吐が始まった後，17歳のとき胸やけの悪化を感じ，その後反芻が始まった．食事を数回咀嚼した後，食べ物が逆流するような感じがして，その後今にもげっぷしそうになり，そして逆流し，逆流してきた食物をまた咀嚼するという．食後それを何時間も繰り返しているのだ．

解　説

　反芻は部分的に消化された食物の逆流現象で，それをまた咀嚼し，飲み込

むか吐きだすかするというものである．乳児や精神遅滞のある成人にはよくみられるが，健康な成人にはまれである．反芻の有無については患者に問診しないとわからない，なぜなら患者は反芻行為があることを自発的には言わないし，この行為を隠匿するのが上手でほかの誰にも見せないからである．

　治療の俎上に載せるよう，唾液腺腫大による顔貌の明らかな拡幅，歯の進行性の融解，病的に変化した歯肉，そして反芻による口臭について話し合う．

　次に，プロトンポンプ阻害薬で胃酸を，食後の膨満感をジメチコン錠[訳注]でそれぞれ減少させ，LES圧をドンペリドンのような消化促進薬で増加させて，食行動と味覚の異常をきたす亜鉛や鉄の欠乏を補正する．

訳注：simethicone．抗鼓腸薬．ジメチルポリシロキサンとシリカゲルの混合物．

医療従事者へのヒント

- 反芻行動の有無について患者に直接問診することが必要である．患者は恥ずかしさのため，反芻について自らは報告しないからだ．
- 摂食障害の重症度が低下すると，反芻の頻度も減少するだろう．
- 食後にガムを噛んだり深呼吸をすることで反芻の頻度を減らせることがある．
- 反芻は，胃食道逆流症が悪化したときや胃が膨満している不快感が緩和するときによく始まる．

過量服薬

症　例

　神経性無食欲症とうつ病の病歴がある18歳女性が，寝室で意識を失っているのを両親に発見され救急外来に搬送された．

解　説

　神経性無食欲症患者の過量服薬は，ほかの薬剤による過量服薬と同様に治療する．しかしながらいくつかの事項には特に注意を要する．

- 神経性無食欲症患者の意識障害には多くの原因がある（本章「意識消失」の項を参照）．意識障害を起こすほかの原因，特に低血糖症，低ナ

トリウム血症，起立性低血圧，心原性不整脈，投薬過剰を除外する．
- 神経性無食欲症患者は，長年の間に複数の内科医から何種類もの薬を処方され，しばしばそれらを大量にためている．過量服薬が最近処方された薬剤一種類だけによると推測することはできない．
- 過量服薬の治療中，併存するビタミンやミネラルの欠乏症状，治療目的で服薬された薬剤，栄養不良は，薬物相互作用や薬物毒性の危険性を高める．
- 過量服薬で治療中の患者はリフィーディング症候群による合併症を生じやすい．なぜなら，患者は食事をしておらず，ビタミンやミネラルの補充もしておらず，再栄養の危険性についての知識がほとんどない治療施設で管理されているからである．
- 神経性無食欲症の患者は誤嚥しやすい傾向にある．なぜなら患者は筋力が低下しており，LES圧は不十分で，小腸蠕動運動は障害されているからである．

医療従事者へのヒント

- 血糖値を監視する．神経性無食欲症患者の過量服薬後の意識消失は低血糖によって生じることがあるからである．
- 患者の友人や親族から，患者が所持しまたは過去に手に入れていた薬品または処方薬についての情報を入手する．
- 誤嚥しないようにする．誤嚥は神経性無食欲症患者の過量服薬中に起こりやすい．なぜならLES圧は不十分で小腸蠕動運動は障害されているからである．

強迫的な運動

症 例

神経性無食欲症の17歳女性で，彼女には1日に何時間も過度に運動をしてしまう習慣がある．入院中に運動をやめると落ち着かなくなると彼女は言う．入院に先立って彼女には治療の手引書が渡されていて，そこには，十分に体重が増加しない場合は1週間かそれ以上外出は許可されないこと，病棟では習慣となっているヨガは1週間に1回して構わないこと，鎮静につい

て，不安を減らす技法，などが記載されている．入院後，彼女の体重は増えていない．彼女は，1日7回シャワー中に運動し，病室でその場にとどまったまま走行運動をしているのだろう．彼女は病棟を常に動いていて，決して座らずにいる．その結果，彼女は，シャワーの回数を1日4回に減らされ，看護師が許可した数分間を除いて入り口のドアを開け放したままにされ，ベッド上安静が保てるまで鎮静薬の増量を続けると言われたのである．

解　説

　さまざまな方法で，患者の運動が正常化するよう勧めるべきである．しかしながら，運動を減らすことよりも上手に体重を増やしていくことを治療計画の基本とするべきである．運動はよいことだが，生活のあらゆることと同様に，過剰はよくないことを，患者に説明する．また，運動によって回復が妨げられると，骨粗鬆症，筋肉の消耗，神経性無食欲症の慢性化をきたし，余命がより短くなりがちであることを説明する．個人ごとの運動計画は，訓練された職員が監督する段階的な運動から構成されており，それに沿って患者に運動を許可し，計画の範囲内で徐々に負荷を増やしていく．このような運動計画は，体重増加の速度を低下させることなく，患者の活動と運動への満足度を高めることが示されている．

[訳：古賀晋一郎，陶山恭博]

第6部 治療

第17章

小児と思春期

　この章では，小児と思春期における摂食障害が生体に及ぼす負の影響に焦点を当てる．ここでいう摂食障害には，幼い子どもによくみられ通常の発達を妨げるには至らない，選択的な「好き嫌い」や「偏食」は含まない．異食症のような摂食の異常も重篤な医学的合併症をもたらすが，この章では論じない．

　神経性無食欲症，神経性大食症，ICD-10やDSM-Ⅳによる診断分類で神経性無食欲症，神経性大食症に厳密に当てはめることのできない特定不能の摂食障害（EDNOS）は，すべての年齢層で非常によくみられる．

　神経性無食欲症の発症は，通常，思春期の15〜18歳の間にピークを持つが，8歳でも発症し得る．神経性大食症が最もよくみられるのは，成人早期である．

　思春期は異なった多くの尺度によって定義される．論文においては実年齢が最も広く使用される．この章の意図としては，思春期，若者という言葉は11〜18歳の年齢を指すこととする．

　小児と思春期における摂食障害の，短期的・長期的な身体合併症は，成人の医学的合併症の膨大な文献報告と比較するとほとんど知られていない．これまで，この点において，成人についての文献が参考文献のソースを提供してきた．しかし，小児と思春期における身体合併症は，成人のものと比べると違うかもしれないと，心にとどめておくことが重要である．

　小児と思春期の摂食障害を評価するときに，症状と身体合併症を評価することは難しい．というのも，身体的，精神的，社会的な発達過程において症状は存在するからである．加えて，思春期の若者は健康問題を隠すこともある．例えば，食事制限に加えて排出行動や利尿薬，下剤，やせ薬の乱用が，電解質異常や脱水を引き起こす．これらはしばしば隠され，時に危険な状態

となる．その一方で，10代の女性が報告する体重と月経の状態は，全体的に一貫性と正確性が高い．両親やその他からの情報は，たいへん貴重なものであることがわかってきた．食事，体重，体型への関心についての家庭医への医療相談は，ほとんど両親からなされることが多く，それはその後の12ヵ月以内に神経性無食欲症と診断されることへの強力な予測因子となる．

　すべての臓器は，摂食障害による蛋白質カロリー異栄養症によって影響を受ける．身体症状は，急性および慢性の摂食障害でよくみられる．短期的，長期的な身体合併症も生じる．早期に生命を脅かす危険な身体症状を特定することが重要である．まず初めに，説明困難な体重減少をきたす器質的原因を除外する．摂食障害と確定診断する前に，医学的な検査を通して，摂食障害以外の疾患や摂食障害に併存する疾患を除外するべきである．いくつかの症例報告は，摂食障害の誤診が，破滅的な結果をもたらすことを強調している．

　一般的に，神経性無食欲症を持つ思春期前や思春期の子どもは，思春期の成熟（二次性徴）の遅れに直面する．成熟の遅れは成長を妨げ，骨の増加に不可逆的で長期間な影響を及ぼし，さまざまな臓器システムの構造的，形態的変化をもたらす．

　神経性無食欲症と対照的に，思春期の神経性大食症や EDNOS はほとんど身体症状や身体的疾患を伴わず，一見，身体的には健康にみえることが多い．身体症状があれば，心理的な治療介入において，変化への動機づけを促進し治療契約を結ぶのに用いられる．

　表 17.1 は，小児と思春期の摂食障害に関連した身体合併症をまとめたものである．

思春期における医学的な徴候

骨

　骨減少と，骨減少に続く骨粗鬆症は，摂食障害，特に神経性無食欲症の主要で一般的な合併症の一つである．骨粗鬆症は，運動を制限する骨折や，脊柱後側弯や慢性疼痛などの割合を増加させ，長期間にわたる合併症を引き起こす．

　骨減少は，その年齢・性別に対する平均最大骨密度の 1.0〜2.5 SD（標準

表 17.1　小児と思春期における摂食障害の身体的な合併症

1. 急性期

代謝	低血糖 低リン血症 骨減少
体液と電解質	カリウム低下 ナトリウム低下 リン低下 カルシウム低下 クロール低下 マグネシウム低下 亜鉛低下
心血管	低血圧 不整脈 心電図変化
肺	気胸 縦隔気腫
胃腸	吐血 胃十二指腸潰瘍 運動性低下
腎臓	尿素，クレアチニン上昇 乏尿，無尿
神経	代謝性けいれん 代謝脳症

2. 慢性期

内分泌	無月経 多嚢胞性卵胞 甲状腺機能低下症 コルチゾール上昇 抗利尿ホルモン不適合分泌
代謝	遊離脂肪酸上昇 低・高コレステロール血症 骨粗鬆症 アルブミン低下
心血管	心係数低下 血圧低下 心拍数低下 左室重量低下 左室収縮・拡張末期径の低下 駆出率は変化なし 末梢血管抵抗増加
うっ血性心不全	僧帽弁逸脱 心膜液 再栄養に伴う浮腫
腎臓	腎前性腎不全，腎不全
胃腸	マロリー・ワイス症候群 膵炎，脂肪肝 上腸間膜動脈症候群 耳下腺腫大
免疫	細胞性免疫低下 補体低下
皮膚	ラッセル徴候 皮膚乾燥 脆弱毛，うぶ毛，脱毛 もろい爪 黄色皮膚（高カロテン血症） 歯牙酸蝕症 点状出血
神経	CT, MRI, PET での異常 認知機能障害

偏差）以下の骨塩密度（BMD）の減少と定義される．骨粗鬆症は，その年齢・性別に対する骨塩密度の平均値の-2.5 SD 未満の骨塩密度の減少と定義される．骨塩密度の値そのものに加えて，骨塩密度が増加しているか減少しているかを観察することも重要である．

骨塩密度測定のゴールドスタンダードは，二重エネルギーX線吸収法（DEXA）である．DEXA の結果は t 値，z 値で表される．t 値は，測定された骨塩密度を，年齢と性別で補正された参考データと比較した標準偏差によって表される．z 値は，t 値を母集団の平均によってただ変換した値である．ほかにも広範超音波減衰（BUA）や定量的 CT や MRI などの技術があるが，あまり一般的には用いられていない．

低骨塩密度は早期から生じ，骨減少は患者によっては，1 年以内に認められる．長期間の永続的な骨減少は，骨梁だけでなく骨皮質にも影響を及ぼす．腰椎，頭骨，大腿骨近位部は最も一般的に障害の影響を受ける部位である．

骨塩密度の 1 SD の低下により，骨折のリスクは 2 倍となる．神経性無食欲症の女性の 50％以上が，骨折の閾値以下の骨塩密度であり，92％が正常の-1 SD 以下の骨密度であった．骨折の危険性はいくつかの研究で報告されており，平均して 5.8 年間，神経性無食欲症に罹患した患者は，健常人と比較して骨折の割合が 7 倍以上に増加するとの報告もある．

神経性無食欲症で骨粗鬆症が生じる病態生理学的な機序は，多因子によると考えられているが，いまだ完全には明らかにされていない．しかし，最大骨密度の 60～80％は遺伝的な素因で決められ，残りの 20～40％は栄養やホルモンによる要因とされている．

小児や思春期早期における骨量・骨密度の安定した増加を基盤として，タナー段階[訳注4]，5 の思春期の時期は，健常人において，急激な成長をもたらし最大骨密度に到達する重要な期間となる．

思春期の摂食障害患者は，最大骨密度に到達できず，完全な二次性徴を迎えられず，成熟した卵巣機能を確立できないため，成人の摂食障害患者と比較して骨量減少の危険性が高い．

あらゆる年齢において摂食障害は，骨代謝回転の低下と関連し，骨吸収を促進しながら骨形成を抑制するという骨代謝の脱共役を生じさせる．骨粗鬆症が生じる予測因子としては，低 BMI，やせた体と低体重，初潮の始まった年齢，摂食障害が始まった年齢や重症度，摂食障害の病型が挙げられる．

治療を試みるときには，3つの戦略に焦点を当てる．まず，栄養摂取やカルシウム摂取を促し，補給させ，健康的な体重に到達させる．次に，骨形成を刺激する．最後に，骨吸収を抑制させる．いくつかの治療はある程度の成功を収め，見込みのあるものであるが，治療介入の評価についてはまだ結論は出ておらず，英国国立臨床研究所は治療のプロトコルを提案できずにいる．

要約すると，骨成長や骨化を最適化させることが体重の回復を達成する最善の方法であり，これは通常の生理的な月経を再開させる基礎となる．加えて，食事に十分なカルシウムやビタミンDが供給されていない患者では，1日当たり1,200〜1,500mgのカルシウムと400IUのビタミンDという栄養所要量（RDA）を補給することが必要となる．

中等度の体重負荷運動や抵抗運動は勧められるべきである．

訳注：Tannerの二次性徴発達分類．乳房，性器，陰毛などの外的な特徴から二次性徴の発達段階を判定する分類．

体液と電解質

摂食障害の患者において，最も一般的な体液と電解質の異常は，脱水である．脱水により，皮膚や粘膜は乾燥し，四肢は冷たく肢端にチアノーゼを伴い，毛細血管再充満時間は延長する．また，血圧や心拍数の起立性変化もよくみられる．

飢餓に適応しようとする働きにより，ほとんどの栄養不良患者は1分間に60〜80回のゆっくりした心拍数と低血圧を示す．収縮期低血圧と頻脈の合併は，急性の体液減少を示しており，緊急の介入が必要である．血清ナトリウムは正常閾上限になりやすく，血清尿素や血清クレアチニンは正常もしくは上昇している．

補液はゆっくりと行われるべきである．というのも，急激な補液は危険な体液過剰をもたらし，引き続き危険な電解質異常が生じ，心血管機能の破綻や心不全を引き起こす可能性があるからだ．

むちゃ食い／排出型の神経性無食欲症，神経性大食症の患者は，自己誘発性の嘔吐によって，低カリウム血症，低クロール血症，代謝性アルカローシス，高アルドステロン血症を生じることがある．これらの代謝性変化は予測できないため，体液と電解質の状態を連続的に測定し評価することが不可欠である．下剤の乱用は，通常マグネシウムの欠乏をもたらす．血清リンは栄

養再補給の際に低下することがある．これは通常，栄養再補給の治療の初めの週に生じるが，再栄養を行う際の重篤な合併症となり得る．

心血管系

摂食障害と関連する心血管系の障害は以下のとおりである．
- 飢餓による心筋の減少．
- 疾患の急性期・慢性期における，心臓の交感神経系・副交感神経系の活動の不均衡．
- 脱水や低アルブミン血症によって生じる，急性・慢性の血管内容量低下で，末梢血管抵抗の増加や電解質不均衡を伴う．

心臓の合併症は，摂食障害患者の生命を危険にさらす．成人の死因の3分の1が心臓の合併症による．小児や思春期における心臓の合併症は，死亡率も合併率もこれよりはるかに低い．しかしながら，思春期においても機能的・構造的な心臓の異常は疾患の早期から存在している．ただ，早期の治療で改善しているようである．

最も一般的な思春期の摂食障害の臨床所見は，心電図異常であり，通常は迷走神経緊張の亢進により生じる洞性徐脈である．これは，若い患者の35～95％に認められるとの報告がある．思春期の患者における重篤な洞性徐脈は，日中は心拍数が1分間に50回未満，夜間は心拍数が1分間に45回未満として定義されるが，心臓を監視しつつ，ゆっくりと体重を増加させるために，病院へ入院させるべきである．

すべての心電図で低電位となることもしばしばみられるが，これは補液を行い，心拍出量を臨床的に評価していく適応となる．QTcの延長は思春期でも起こり得る．思春期の神経性無食欲症におけるQTc間隔の延長と心臓の合併症や転帰との関連性については，はっきりとした臨床研究の結論は出されていない．心電図検査でQTcの延長を測定することは，習慣的に行ったほうがよい．異常所見があれば，小児の心臓専門医によって解釈されるべきである．

不整脈は主に電解質異常によって引き起こされるのだが，危険であり，医療チームによって迅速に評価をされる必要がある．

心筋の減少や，左室壁の菲薄化は，飢餓によって生じる．左室の心拍出量低下は，治療前の思春期の神経性無食欲症患者に存在し得る．これらの所見は，緩徐な体重増加によって改善される．

起立性の心拍数と血圧の変化は思春期によくみられ，しばしば失神を伴う．起立性の変化は，萎縮した末梢の筋肉によって生じた，心臓への静脈還流量の減少によって引き起こされているのかもしれない．血圧の起立性変化に対する治療は，通常は体重増加によってなされる．

僧帽弁逸脱（MVP）は栄養不良が原因となり，また栄養不良とともに増加する．体重減少の結果，左室の筋量が減少することで生じると考えられている．僧帽弁逸脱は，神経性無食欲症の37％もの患者に認められ，心臓の不整脈と強く関係している．それゆえ僧帽弁逸脱は，思春期の神経性無食欲症患者においては重篤な危険を表しているといえる．

要約すると，治療方針として，摂食障害と診断されたときから心機能が確実に安全な状態に回復するまで，注意深く心臓を監視しながら，ゆっくりと体重増加を図ることに焦点を当てるべきなのである．

内分泌

視床下部・下垂体・副腎軸の機能異常は急性と慢性のストレスによるものだが，摂食障害の内分泌障害の重要な側面であると考えられ，副腎皮質刺激ホルモン放出ホルモンの調節障害によって仲介されているのかもしれない．これは，アルギニン・バソプレシンの活動性上昇と，アルギニン・バソプレシンに対する下垂体の感受性の亢進に特徴づけられる，大うつ病で認められる視床下部・下垂体・副腎軸の機能異常とは異なる．

二次性徴の遅れは，思春期の神経性無食欲症の主要な特徴の一つである．二次性徴遅延とは，期待される性的な成熟段階を通しての発達がみられない，年齢と性別の平均から2 SD以上の遅れと定義される．表17.2は女性と男性の二次性徴遅延の基準を示したものである．

表17.2　女性と男性の二次性徴遅延基準

女性
・13.4歳を超えても乳房が発達していない
・14.1歳を超えても陰毛が発達していない
・16歳までに初潮がない
・乳房発達と初潮の間で5年以上経過している
男性
・13.7歳までに精巣が2.5mL以上に成長していない
・15.1歳を超えても陰毛が発達していない
・精巣の発達の開始から完成までに5年以上経過している

二次性徴発現が遅れているかどうかを確定するには，これまでの成長パターンの詳細な情報を手に入れ，以前の身長と体重の記録を見返し，あらゆる器官系において身体検査を行うことが必要である．成長パターンの家族歴は非常に有益であり，これには両親や兄弟の身長測定も含まれる．母親や姉妹の初潮の開始年齢と同様に，両親の二次性徴の記録は非常に重要である．小児科医の意見は，性の成長段階やさらなる内分泌的な検査について最善の情報をもたらしてくれる．

　無月経は神経性無食欲症の診断基準の一つである．無月経には原発性と二次性の2つの型がある．どちらの無月経の型も摂食障害で生じ，摂食障害の型には限定されない．BMI，カロリー摂取量，運動は月経不順と強く関係する．月経の回復に必要な体重はかなり個人差があり，月経が止まったときの体重が目安となる．脂肪量も正常な月経の機能を維持するのに重要であり，これは部分的にはレプチン分泌を介したものである．

　原発性無月経は，16歳で初潮が認められない，もしくは14歳で正常な二次性徴の徴候がないことと定義されている．多くのさまざまなまれな身体的原因が，原発性無月経を引き起こし得る．器質的原因を除外するために注意深い医学的評価が必要である．

　二次性の無月経は，3ヵ月間の規則的な周期の出血の既往，もしくは6ヵ月間の規則的ではない月経の既往がある女性で，月経が止まったことを意味する．

　摂食障害の若い女性ではまれではあるが，妊娠反応検査や性交渉歴を含む詳細な病歴聴取によって，妊娠を除外するべきである．

血　液

　鉄欠乏は小球性低色素性貧血をもたらすが，成長段階にある思春期に最も多い栄養欠乏の一つであり，男女ともに11～19歳の間で有病率は最大（3.5～14.2％）となる．

　鉄欠乏性貧血は，神経性無食欲症の思春期の女性ではめったにみられない．おそらくそれは，無月経が鉄欠乏性貧血の防御因子となっていることとともに，貯蔵鉄の増加，次いで循環血液量の減少によるだろう．もし鉄欠乏を認めたら，鉄欠乏の原因となる炎症性腸疾患のような慢性出血や吸収不良，寄生虫感染症やほかの慢性疾患を除外する必要がある．

　思春期の男性にとっての鉄欠乏性貧血の危険の増加は，彼らの急激な成長

と関係のある血液量増加，筋量増加によるものである．

　神経性大食症の女性において，鉄欠乏によって生じる小球性低色素性貧血の原因は，胃十二指腸の粘膜障害による二次的な出血によるものかもしれない．

　赤血球沈降速度とフィブリノーゲンは神経性無食欲症の患者では一般的に低値である．このパラメーターは，慢性炎症の経過，感染症の経過，全身疾患のようなほかの器質的な栄養不良の原因とは異なっており，神経性無食欲症との鑑別に役立つかもしれない．

　文献では重篤な血小板減少症，リンパ球減少症，汎血球減少症，骨髄低形成が報告されているが，思春期の摂食障害患者において大多数の血液検査結果は正常範囲内にある．体重や体重変化によって，わずかな程度ではあるが，生化学的測定値を予測することができる．さらに，神経性無食欲症で軽度の白血球減少を示す思春期の患者は，対照群と比較して，感染の危険が高いとはいえないだろう．

転　帰

　思春期の摂食障害患者において，予後良好因子は，短期間の罹病期間と摂食障害の病型である．神経性大食症は神経性無食欲症よりも良好な転帰をとるかもしれない．また，むちゃ食い・排出行動型の神経性無食欲症は，摂食制限型の神経性無食欲症よりも良好な転帰をとるかもしれない．予後不良因子は，長期間の罹病期間，初診時の低体重，強迫的な運動行為，神経性大食症における発病前の肥満，不良な家族関係や付き合いが困難であること，高クレアチニンや低アルブミンである．

　思春期の摂食障害の死亡率は，約5.8％と見積もられている．神経性無食欲症が完全に回復するまでの平均期間は5〜6年であるが，思春期の10〜30％は不良な転帰をとり，慢性の経過をたどる．

　思春期の神経性大食症の50％は2年以内に完全回復するが，しばしば治療後に再発し，治療から6年の間に20〜46％は摂食障害の症状が続いている．思春期の神経性大食症患者の50％には気分障害が発現し，42％で薬物治療が必要となる．

第6部　治　療

要　約

　小児と思春期における摂食障害は，重篤な身体合併症を引き起こし，潜在的に不可逆的な長期間の健康障害を生じさせ，そして有意に死亡の危険を高めている．身体合併症は，急性期，慢性期，そして回復期に生じ得る．治療開始期から注意深く，医学的パラメーターを監視することが，安全な回復を保証するためには不可欠である．

[訳：桑原政成]

第6部 治療

第18章

妊娠

症例

　神経性無食欲症からの回復過程で妊娠した24歳女性．完全に回復したわけではないが，患者は働けており，夫と暮らしていて，経過観察のための外来受診間隔は開きつつあった．患者の質問は，自分と生まれてくる子どもは元気なのかどうか，妊娠したことで神経性無食欲症の管理方法をこれまでのものからどこか変える必要があるのかどうか，そして出産後に何か問題が起こり得るのかどうかということである．

解説

　神経性無食欲症患者は大抵，無月経で，その持続期間は個々の症例によりまちまちである．無月経は，体重が戻ってから半年もしくはそれ以上持続し得る．女性は月経がなくても時折，排卵し妊娠をすることがあり，本人が気づいていなかったとしても出産能力はある．また，妊娠はほとんど体重回復期に成立する．この期間は，患者が妊娠を望んでいないか，もしくは妊娠が医学的に勧められないのであれば，避妊具を使用するように注意を促すべきである．妊娠反応検査は，妊娠が疑われた場合にはできるだけ速やかに施行するべきである．妊娠反応検査は家庭医が行い，検査結果が速やかに摂食障害クリニックに報告されるよう患者に事前に説明し，同意をとっておいたほうがよい．図18.1を参照されたい．もし患者が妊娠していたら，以下のことを行う．

- うつ状態と自殺の危険性について評価する．
- 投薬内容をすべて見直し，薬剤が妊娠に及ぼす影響について検討した上で，中止すべき薬剤はすべて中止する．
- 詳細な現病歴ならびに既往歴の問診，身体診察，検査を行う．

摂食障害の悪化：3分の1
・排出行動や飢餓でケトーシスが進行中なら微細脳障害 minimal brain damage（MBD）の可能性 ・胎児の発達を損なうような栄養素欠乏 ・薬物，アルコール，薬剤の副作用
摂食障害の改善：3分の2
・母体の栄養状態は改善 ・摂食障害ばかりにフォーカスしないようになり，新生児や生命，健康に焦点が向けられる ・心理療法や家族療法に再度参加してくれるきっかけ

図 18.1　妊娠と摂食障害

- ハイリスク妊娠に該当するので，評価と経過観察を産科医か家庭医が行う．
- 摂食障害の経過観察は最初の数週間は毎週行い，患者の経過が安定しているなら次第に月1回へと間隔をあけていく．
- 栄養士は，妊娠経過中の食事と栄養素サプリメントを評価する．
- 必要に応じ，経過観察の項目として精神医学的もしくは心理学的評価を組み入れる．

医療従事者へのヒント

- 妊娠した神経性無食欲症患者の多くは，妊娠経過中とても元気である．出産経過は通常正常で，新生児は大抵健康である．
- 出産前治療は通常どおり行わせる[訳注]．入院が必要な場合は，例えその理由が食事困難，排出行動，もしくは不適切な体重増加のいずれであったとしても，摂食障害病棟ではなく新生児病棟に入院させるほうがよい．新生児病棟にて健康な人々の影響下で治療を行う[訳注]ほうがはるかに成功率は高くなる．
- 出産前後の母親は，自身の摂食障害が生まれてくる子どもに与える影響について強い関心を持つものである．神経性無食欲症の母を持つ子は自分の母親の食行動に気づいているし，生後初期の数年間のうちに母親を介護する役割を担うようになる．子どもも食行動の異常をきたし身体イメージの歪みを起こしている．このため，母親への心理的支援，後にはその子どもや家族への心理的支援は必須のものである．

訳注：プリネイタル・ビジット（出産前妊婦に産前産後教育を行うための助産師訪問）を受けるところからカンガルーケア（母子間愛着が深まるように計画されている出産直後ケア）を行うところまでが概念として含まれている．

[訳：古賀晋一郎]

第6部 治療

第19章

老年期

症例

　神経性無食欲症に長期罹病中の72歳女性．消化器の不調と骨粗鬆症があり，複数の椎体圧迫骨折による強い腰痛について専門的アドバイスを求めて紹介となった．

解説

　神経性無食欲症の約半数の患者は回復しない．回復しない患者の一部は，高齢になるまで生存する．そうした患者はしばしば，自身の体が動かなくなるまでは，自分が幸せだと思う生活様式をとり続けている．

　長期合併症のうち頻度が最も高いものは消化管運動異常で，最も運動機能を損なわせるものは骨折とその関連痛である．腸管と骨に関する特殊事項については第16章を参照されたい．高齢患者への特別なアプローチとしては次のようなものがある．

- 患者にとっての治療目標をどこに置くのかについて合意を形成する過程で，相互の信頼とラポールを形成しよう．大抵，こうした治療目標は単に身体上の訴えに基づいた手近なもので，食事や体重の変化に関するものではない．
- うつ病のような心理学的合併症を評価しよう．ある特定の時間に患者が訴える内容は，そのときの身体症状の訴えの感じ方に応じて大きく変化し得る．
- 老人で起こりやすい異常に特に焦点を当てて，病歴を聴取し，身体所見をとり，検査を行う．セレニウムやビタミンAの欠乏症のような10年単位の時間がかかる欠乏症状は神経性無食欲症に罹患してから40年目までに生じる．甲状腺機能低下症，アテローム性動脈硬化症，癌はかな

り頻度が高い．
- 通常の高齢患者と同様に，投薬量は少なめにしなければならない．
- 高齢患者は口渇感や冷感といった感覚の認知が低下しているので，治療中は脱水に陥りやすい．

> **医療従事者へのヒント**

- 高齢患者の場合，治療目標は慢性的な神経性無食欲症患者の場合と同様で，リハビリテーションと急性併存症の治療である．
- 高齢患者ではうつ病を診断するのは難しいかもしれない．うつ病の徴候について継続的に観察する．
- 高齢患者では薬剤の副作用が生じやすい傾向にあるので，そうしたことがないか常に疑いを持つようにしたい．
- 高齢患者は口渇感や冷感といった感覚の認知が低下している．適切に水分をとっているか，低体温はないか注意して観察する．

[訳：古賀晋一郎]

第6部 治療

第20章

男性

症例

　弁護士をしている45歳男性が，背部痛のため動けなくなり受診した．彼は20年以上にわたり神経性無食欲症を患っていたが，日常活動や社会機能には問題がなかった．仕事を続けられるよう治療を受けたい，とこの患者は言っている．

解説

　神経性無食欲症は，摂食障害病棟への入院患者数が示すよりもはるかに多く男性に生じている．ほとんどの男性患者は，いろいろな理由を挙げて標準的な治療を受けようとしない．例えば，治療開始基準が女性患者向けである，摂食障害は女性の病気である，ゲイというレッテルを貼られることが心配である，体脂肪が少ないのは男性では医学的に許容されるはずである，などさまざまな理由を挙げる．

- 摂食障害は，男性，特に男性の運動選手にはよくみられることを患者に伝える．摂食障害に罹患した男性について多くの経験を持つ治療施設が複数あり，摂食障害の発症に性差はないということも伝える．そうはいっても，特に10代の男性患者では，ゲイや，性的基盤が定まっていない患者がいることは確かである．こうした背景への豊かな感受性，受容能，知識を持っていることで，信頼関係が崩壊してとり返しがつかなくなるのを避けることができる．
- 患者に摂食障害の一般的な治療を勧める．患者が治療を拒否するならば，摂食障害の男性患者を多く治療した経験のある摂食障害専門医に紹介する．
- 神経性無食欲症の男性患者は一般に，ウェイトリフティング選手のよう

な特に上半身に筋肉の付いた体型を望んでいる．患者が理想とする身体イメージを特定する．それを達成するには高蛋白高カロリー食が必要になるかもしれない．

> **医療従事者へのヒント**
>
> ・神経性無食欲症の男性患者は一般にウェイトリフティング選手の体型を理想としている．
> ・男性患者にも，女性患者と同等の治療を受ける権利がある．
> ・女性患者について情報開示するのとは異なった形で男性患者（もしくはいずれ男性となる患者）についての情報を公にするのは非倫理的なことである（例：摂食障害のグループ，もしくは，男性患者を「探したい」と考えている摂食障害の女性入院患者に，男性患者についての情報を漏洩してしまうこと）．
> ・治療チームは，治療計画が男性患者へ与える影響について前もって集まり議論してもよい．しかし，このチームは知らず知らずに女性患者，特に，性的虐待を受けた女性患者や男性に強姦された女性患者を保護する立場をとっているかもしれない．こうした議論の際は，治療チーム内でもほかの患者に対しても，男性患者の秘密事項を守るような配慮が必要である．

[訳：古賀晋一郎]

第6部 治療

第21章

慢性期患者

症例

　シンディは神経性無食欲症の40歳女性で，筆者は，彼女が死亡するまでの20年間，治療にかかわった．彼女は重症で寛解することのない制限型の神経性無食欲症で，低ナトリウム血症，低カリウム血症，低マグネシウム血症，気胸，多発骨折，腎不全，貧血，そして終末期には肺炎と急性下壁梗塞を合併した．シンディは長年にわたり，あちこちの摂食障害病棟に頻回に入院した．彼女は多くの精神科医や心理士を試してはその都度見限った．慢性的な身体機能不全で仕事をやめ，死亡する数年前に郊外の貸室に転居した．そこで彼女は，わずかな食事を摂り，時折生理食塩水，カリウム，マグネシウムの輸液を受けていた．シンディは数年間かけてやせ衰えていったが，周りの人たちを助けることに楽しみをみつけ，いつも筆者の子どもたちについて尋ねては誕生日プレゼントを贈ってくれた．彼女は杖を使って歩くのさえ難しかったが，色とりどりの衣類をまとい，最期まで威厳を保っていた．

解説

　慢性化した神経性無食欲症患者の治療は，かなり誤解されている．ほかの多くの疾病と同様に，回復の可能性には可変性がある．平均的な神経性無食欲症患者は数年の罹病期間なのだが，多くの患者で長年にわたって症状が持続しており，いくらかの患者ではそれが生涯にわたる．多くの医療従事者は，治療がうまくいかないことが明らかになると罪悪感を持ち混乱する．多くの患者が，「もうほかにはできる治療がありません」と言われて，何らかの代替治療を調整されることもなしに摂食障害治療から離れていく．慢性化した神経性無食欲症患者の治療を続けている医療者は，しばしば意識的に苦痛を緩和するアプローチをとる．ここでいう緩和的治療とは不快感の治療以

上の意味ではない．これは，気管支喘息発作を繰り返している患者に苦痛を緩和する治療だけを行うのに等しい．

慢性化した神経性無食欲症における治療的アプローチは，苦痛の緩和というよりは，慢性疾患へのアプローチやリハビリテーション的アプローチをとるべきである．これは，治療目標を治癒から生活の質（QOL）に移すことを意味している．

・併存する身体的・精神的問題への治療を継続する．
・リハビリテーションを通して，生活の質に治療の焦点を当てる．
・患者の治療目標によって限界が設定されるが，栄養不良の治療を続ける．
・いつの時点でも患者は標準治療の開始を選択できる．

慢性化した神経性無食欲症の寛解は，人生を変えるような出来事（例：離婚，両親の死亡，職業の変更を決めたとき）の後か，患者がもうこれ以上病気で消耗することに耐えられなくなったときに起こり得る．すべての患者に神経性無食欲症から回復する可能性があるが，いくらかの患者は回復するのに数十年かかる．慢性化した神経性無食欲症に苦しんでいる患者に対して，医療従事者は慢性疾患やリハビリテーションのモデルを採用するべきであり，苦痛緩和モデルをとるべきはない．

慢性化した神経性無食欲症患者には，蛋白質カロリー異栄養症が継続している徴候と症状がみられる．髪は薄く，皮膚は乾燥し黄色で，目の焦点を合わせる機能が低下し，労作時呼吸困難があり，運動耐容能が低下し，不整脈を繰り返し，立位でめまいが起こり，筋力が低下し，全身倦怠感，低体温，筋けいれん，記憶力低下，集中力低下がみられる．さらに，進行性の骨密度低下に苦しんでおり，骨折を繰り返す．こうしたことはストレス因子が加担して始まり，腰椎椎体骨折や下肢の症状となる．

慢性化した神経性無食欲症は，社会的な孤立，就労不能，学習不能，低下した活動能力と関連しており，それらには家族や友人，職場の同僚との関係が含まれている．衰弱の程度がひどくなるにつれて，患者は孤独好きになり，小さなアパートに住み，家族とは離れて暮らすようになるのである．または，過度に体重と体型を気にするやせ体型の人として，家族や職場，社会にしっかり溶け込んでいることもある．リハビリテーションの目標は明らかで，神経性無食欲症の患者を前者の状況から後者の状況へと移行させていくことである．

●慢性期患者を治療していくときの目標

- 死亡を予防する．具体的には，うつ状態を監視し，自殺予防を積極的に行い，ラポールの形成に努め，回復を妨げたり生活の質を低下させる心理的併存症がないか目を光らせ，リハビリテーションの目標を決めるのを手伝い，受診するたびに元気であることを祝福していく．
- 医学的には，定期外来の受診頻度はその患者の重症度によりさまざまで，毎週の場合から3ヵ月に一度の場合もあるだろう．体重，血圧，心拍数を測定する．最近の気持ちと今後の見通しについて尋ね，患者の治療目標を設定する．患者に体重の増減がみられれば，血清カリウム，マグネシウム，リン値を検査するが，体重に変化がないならばそうした検査は不要である．身体症状に明らかな悪化がみられれば，全身の検索と身体診察，症状に合わせた検査を行う．ヘモグロビン，電解質，クレアチニン，AST，アルカリホスファターゼ，マグネシウム，リン，ビタミンB_{12}，フェリチンがしばしば検査の対象となる．

医師はまず身体症状に関する訴えに注意を集中するべきである．慢性化した神経性無食欲症患者は，身体症状について話すほうが気楽に感じるだろう．身体的問題の治療は患者に受け入れられやすく感謝されるので，ラポール形成を促進させる．慢性化した神経性無食欲症で頻繁に起こる尿失禁の治療，足や爪先の注意深いケア，カルシウムやビタミンDのサプリメントによる骨密度低下の予防などを考慮する．月経を継続させたり避妊するためにピルを使用することについて話し合う余地はあるが，ピルは骨粗鬆症の治療としては無効である．

心理学的には，リハビリと生活の質に焦点を当てる．性的虐待，薬物乱用，うつ状態などの心理的併存症がないかどうか調べるべきであり，そうした併存症はほかの心理療法の成果が得られる前に長期間の治療を要する．患者には動機づけを向上させる治療への参加を奨励するべきである．

家庭医は，治療目標を設定するときにナラティブアプローチが有用であることに気づくと思う．このアプローチは，患者にこれから数年間の人生について語るよう促すことで治療目標を設定することを容易にしてくれる．それはまるで未来の時点から今の自分を振り返っているかのようだ．つまり，「自身の生きざまを描く」のである．食事や体重，体型のことは議論をしない．ナラティブアプローチでは，患者にとって自らの物語をより満足のいくおもしろいものにするものはいったい何か，ということに特に重点を置くべ

きである．その物語があたかも彼らが監督を務める映画であるかのようにみなして，話の結末やエピソードを変化させることが，患者の人生に再度焦点を当てさせるのにしばしば有用である．

　慢性化した神経性無食欲症患者の治療に家族を巻き込むかどうかについては，かなり注意深く検討しなければならない．家族は患者に対して，強い罪悪感と怒りの気持ちを持っているかもしれない．神経性無食欲症患者もまた，彼らの家族から追放されているかもしれない．このため，患者がそうしたいと望み，かつその場にいるときに，家族と話し合いの場を持つのが最もよい．それは，初期治療を行う医師の立場からみれば，家族へ介入するときしばしば生じる．例えば，患者が住まいの場所を変えたい，就業不能者保険を申請したい，もしくは家族の中での立場について話し合いたい，と強く望んでいるとすれば，医師は患者のために仲介者として動いて，慢性期リハビリテーションが必要となる各過程で患者の病態を説明することが可能である．初期治療を行う医師が患者のプライバシーを尊重するのはたいへん重要なことであるが，家庭医が長年にわたり家族全員を治療してきている場合にはこれは特に難しい．どの患者も，判断能力がある年齢になっているなら，健康状態や居住地の違いにかかわらず，独立した成人として治療されるべきである．患者も，患者の家族も，ほかの病院スタッフも，どの立場にある人もこの方針には配慮しなければならない．そうしないと，守秘義務に違反することになり，患者からの信頼は永久に失われてしまうことになる．

　医学的には，慢性化した神経性無食欲症患者に絶対必要なものとして食事以上の薬剤はない．シプロヘプタジン[訳注]を飲んでいる患者はいるかもしれない．体脂肪をいくらか増加させる目的で入眠前に4〜16mgを服用する．

　運動は神経性無食欲症に有用である．著者らは，院内ではヨガを，院外では呼吸，ストレッチを段階的に取り入れた運動プログラムを行っているが，筋肉質で骨太な体を育むためのこうした試みは受け入れられつつある．逆説的ではあるが，慢性化した神経性無食欲症患者では，ほんのわずかな活動を少しずつ導入していくと運動量は減少するし，医師が日常活動を単純に禁止してしまうようなことは患者にはまるで受け入れられそうにないのも，また確かなことである．

　　訳注：cyproheptadine．セロトニン受容体とセロトニン（5-ヒドロキシトリプタミン）
　　　　との結合に拮抗することにより抗セロトニン作用を示す薬剤．抗ヒスタミン作用
　　　　と抗ムスカリン作用も有する．日本での商品名はペリアクチン．

医療従事者へのヒント

- 特定の訴え，例えば骨粗鬆症や慢性疼痛，うつ状態を治療する．
- 患者の生活の質を改善させる．衰弱やほかの生活の質を低下させるような訴えは，原因を考え治療するべきである．治療はリハビリテーションのアプローチを基本とすべきである．
- 変化への動機づけをする．疾病の過程で，多くの慢性患者は神経性無食欲症の積極的な治療に参加するよう勧められるかもしれない．それはまたとない好機だと受け取るべきである．

[訳：古賀晋一郎]

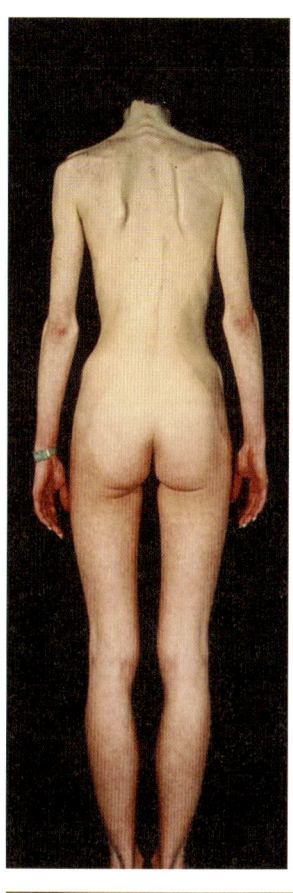

写真1　るいそう

全身の筋肉のるいそうと，皮下脂肪の著明な減少を認める．筋肉にるいそうがあることは，側腹部の筋肉のふくらみが消失したり，肩甲骨や肋骨，肋骨下縁，前腸骨棘がはっきり見えたり，殿筋がやせたりしていることから大抵はっきりする．しかし，体重減少前の筋肉量が多い場合，例えば自転車競技者の太ももがそうだが，そのような場合は，大きさは小さくなっていてもるいそうは現れない．

写真2　圧迫浮腫

圧迫浮腫とは，体の表面に部分的に圧を加えたときにできるへこみもしくは圧痕で，組織の余剰水による．ちょうど，泥の中を歩いたときにできる足跡と似たようなものである．組織の余剰水は，血清蛋白の減少のせいで血管内への体液流入量が減少しているとき，（心不全があるときのように）血管外に押し出そうとする圧力が高まっているとき，もしくは（腎不全があるときや再栄養中であるときのように）そもそも扱いきれないほどの水分量が体にあるときに，蓄積する．地面の奥になるほど泥が多くなるように，浮腫というのは常に二次的なものであるから，1日の終わりに足首を見て浮腫の有無を確認する．写真に示すように，睡眠中は，浮腫は体幹の中心部に集積する．

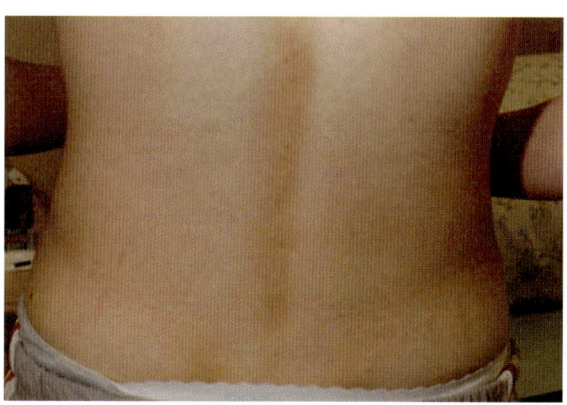

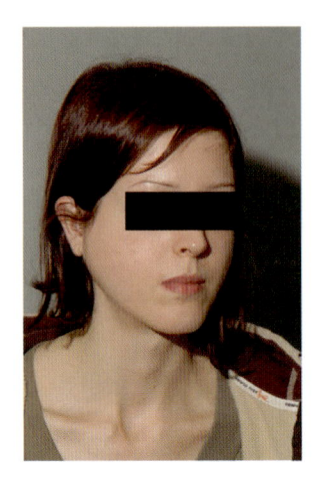

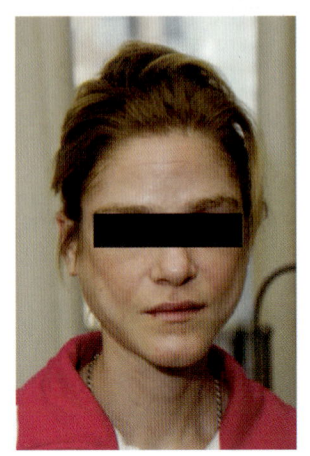

写真 3, 4　耳下腺腫脹

健康人では，耳下腺の大きさは小さな牡蠣とほぼ同大である．耳下腺は耳のちょうど前で顎の線の上にある．耳下腺が拡大して耳下腺腫脹となると，顔面の大きさが大きくなり，耳は小さいままにみえる．時折，耳下腺の境界がはっきりみえることもあるが，そうでないこともある．嘔吐のない蛋白質カロリー異常栄養症では，しばしば中等度の耳下腺腫脹を認める．したがって制限型神経性無食欲症では，中等度の耳下腺腫脹を認めることがあるということだ．耳下腺腫脹は，嘔吐によってさらに拡大する．嘔吐の頻度が増加すると，耳下腺は急速に拡大して，触れるのに慎重になったりするほどやや痛みを伴うようになる．耳下腺から口腔内へ唾液を導出している経路はステノン管というが，この管が嘔吐によってさらに際立ってくる．ステノン管は，両側の下顎第二大臼歯のちょうど上部にあり，中央に開口部を持つ小突起としてみえる．顎下腺は口角そばの顎下にあり，耳下腺が拡大するのと同様なプロセスで拡大する．患者は顎下腺が拡大していると，たまにリンパ腺が拡大していると思い込むときがある．耳下腺は流行性耳下腺炎やほかのウイルス感染症，急性化膿性耳下腺炎，唾石症，アルコール中毒，シェーグレン症候群，または腫瘍で拡大し得る．摂食障害患者で，片側の耳下腺が急速に拡大してひどく腫脹するときは，急性化膿性耳下腺炎をまず考慮する．

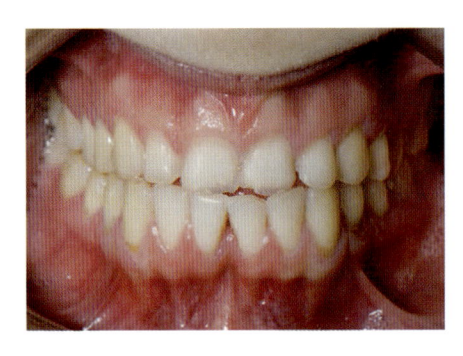

写真 5　歯と歯肉

嘔吐した食物や酸，胆汁は歯を侵食する．歯肉は脆くなり擦り減る．口角の炎症はリボフラビン欠乏が原因なのかもしれない（口角炎）．舌の滑らかなコーティングが消失していること（乳頭減少）は，舌裏に存在している茸状乳頭の消失をみると一番わかりやすいのだが，それはビタミン B_{12} や葉酸，もしくは，頻度は相対的に少ないのだが鉄の欠乏による．この写真では，歯は極めて薄くなっていて，水や食物が熱かったり冷たかったりすることにとても敏感である．

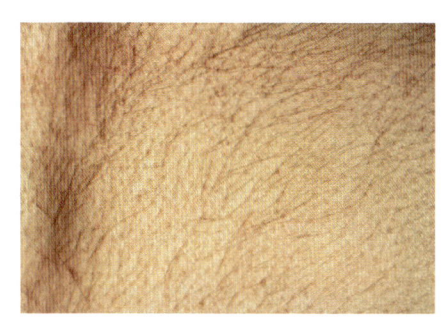

写真 6　うぶ毛
重症な神経性無食欲症で起こる．新生児にみられるうぶ毛と似たものである．うぶ毛は腹部と背部で一番容易に診断できる．うぶ毛の色は，通常の毛と同じ色をしている．身体状況が改善すると，うぶ毛は消失する．

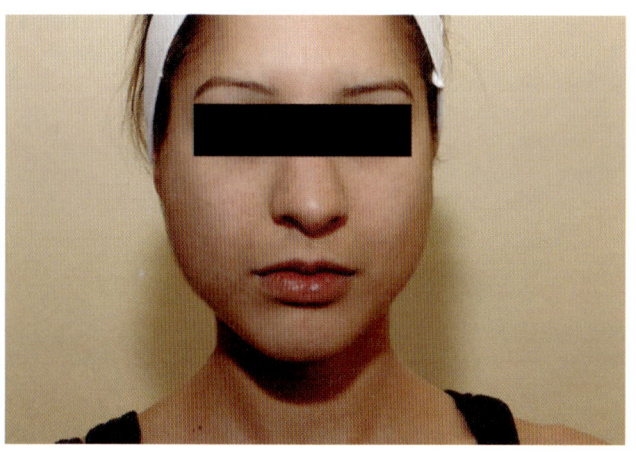

写真 7　顔面のうぶ毛

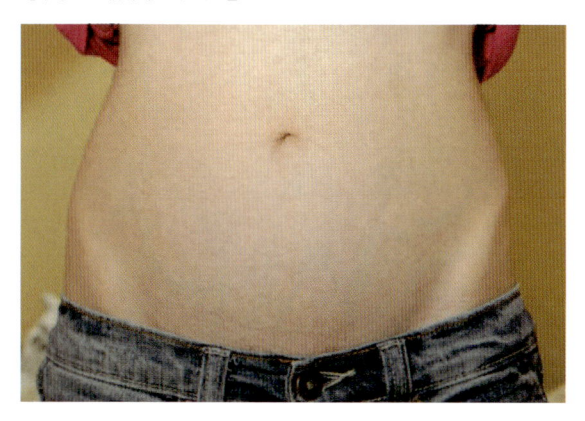

写真 8
この写真では，うぶ毛は下腹部にみられる．患者の肌の色は良好で，うぶ毛の色も同様によいので，診断は難しいが，横から見るとこうした毛の濃さがすぐわかる．

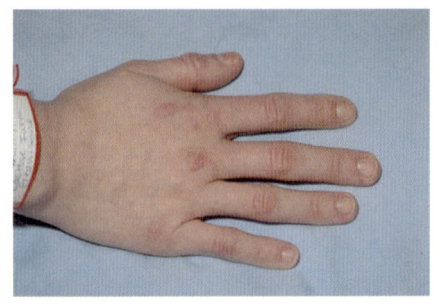

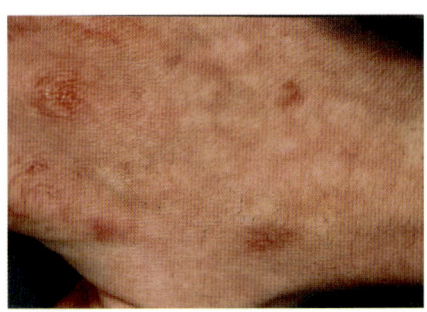

写真 9, 10
ラッセル徴候とは手の甲の痂皮化で，喉を手で押し下げて繰り返し催吐していることによる．ラッセル徴候はあまり頻繁にはみられない．なぜかといえば，大抵の患者は，意識的にするか，もしくは自分の腹部を圧迫するかで催吐しているからだ．痕は消失しない．ラッセル徴候は Gerald Russell 教授の名にちなんだもので，彼が最初にこの身体徴候を記載したのである．この2つの写真は，この痂皮化の程度が互いに異なる例である．

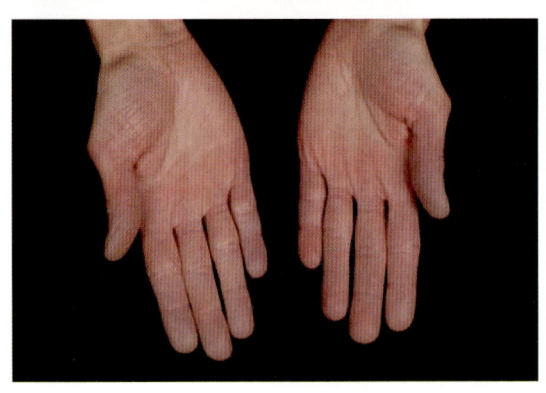

写真 11　先端チアノーゼ
手や足の皮膚の色調が青色もしくは紫色に変化しているさまは，頻繁に起こり，はっきりしてもいるのだが，見過ごされがちである．先端チアノーゼは，血管収縮による末梢組織への血流量減少を原因としており，低温刺激や血管内容量の低下の結果として生じる．治療を行うと早期に消失する．患者の中には，レイノー徴候と診断されたという者がいるかもしれない．レイノー徴候は白，赤，紫のうち少なくとも2色の間で色調変化が起きているときに診断され，それは間欠的で，手の不快感や膠原病を伴うことがあって，手の血管の異常収縮に基づいている．神経性無食欲症には一般的に体液量減少があり，手への血流量が減少していて，低体温や自律神経失調を伴っている．さらに，これらの変動因子の変化に伴って色調変化が起こる．このような状態は，レイノー徴候もしくは症候群とは診断すべきでない．

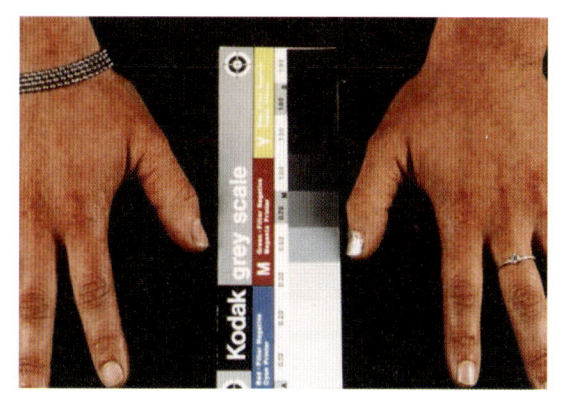

図譜12　高カロテン血症

患者の体幹表皮は黄色だが眼球結膜は白色のままである．黄疸の場合は，その両者が黄色に変化する．患者とあなたの手を比較してみるのが，黄色化していることを知るのに最もよい方法だ．注意したほうがよいのは，室内光が薄暗かったり，何か黄色がかったりしているところでは，両方の手が黄色にみえる．組織エラスチンに結合しているカロテンは何も症状を起こさないが，黄疸には掻痒感が伴う．高カロテン血症の患者には皮膚黄色化と白色強膜があり，皮膚掻痒症がない．

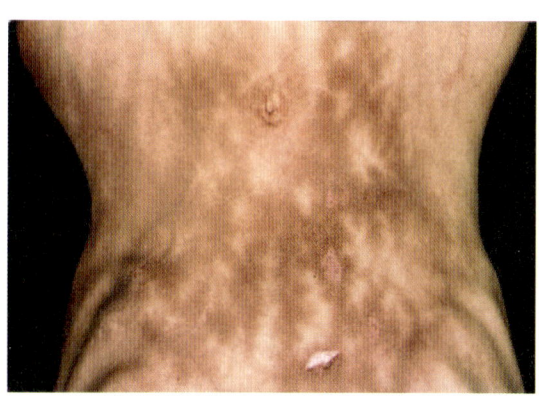

写真13　熱性紅斑
　　　　（網状色素性斑状発疹）

この発疹は，非円形で皮膚の暗色化を伴っていて，患者が皮膚に熱いものを接触させる習慣からくるものである．ほかの症候は欠けていて日差変動もない．腹部や下背部によくみられる．高色素沈着はずっと続くことがあるが，熱いものを皮膚に当てる習慣がなくなれば減退することもある．

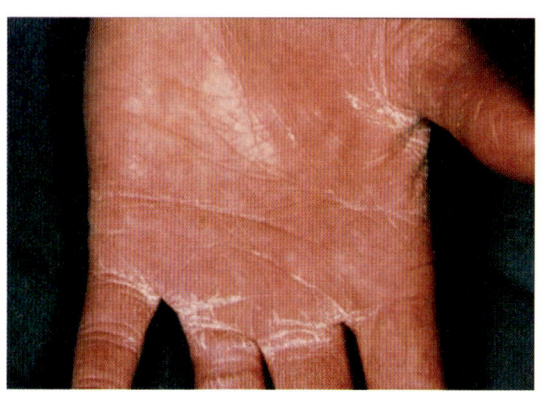

写真14　肢端皮膚炎

肢端皮膚炎は非常に乾燥し，手掌や足底のどこか痂皮化した皮膚に起こり，銅の欠乏に起因している．摂食障害患者では，肢端皮膚炎ほど著しくはないが，過度に洗浄することにより皮膚はしばしば乾燥し痂皮化している．銅欠乏症は味覚の異常症状（異味症）や擦過傷の不全治癒も起こすことがある．

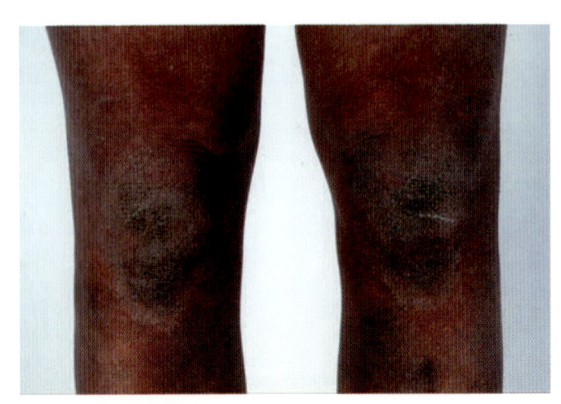

写真15　ペラグラ
暗色調で剥落しやすく,下肢前側に発症している皮疹は,ペラグラを疑うべきである.

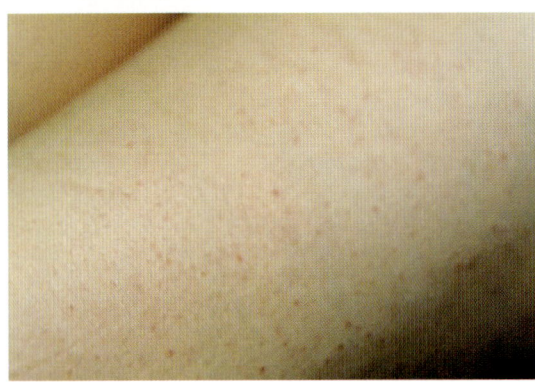

写真16
壊血病は易出血性と打撲傷をきたす.大きな皮下出血を起こす前に,しばしば,大腿の毛包周囲に小出血をきたしたり,歯肉出血を起こしたりする.

第6部 治療

第22章

糖尿病

症 例

1型糖尿病の19歳女性が，混乱，抑うつ，食習慣の乱れを訴えて受診した．

解 説

　糖尿病の治療は，専門家による糖尿病教育と在宅血糖測定 home blood glucose monitoring（HBGM）による経過観察を基本としている．この治療における基本的指導は，運動，食事摂取量，インスリン使用量を決められた範囲内に保つことで，患者のHBGMの結果に応じて変動する．神経性無食欲症患者や神経性大食症患者がなぜ糖尿病治療スタッフと治療計画を混乱させるような血糖値コントロール不良を示すのかは容易に理解できるだろう．それは，患者と医療スタッフとの間のラポールを消滅させ，患者は十分な経過観察を受け入れなくなってしまう．糖尿病専門医が気づいているように，糖尿病患者の約3分の1の「扱いにくい」患者は摂食障害を持った糖尿病患者であり，彼らは摂食障害クリニックでは仲間同士である．それにもかかわらず，摂食障害患者をはじめから糖尿病クリニックに紹介することは有益ではない．それでは，どうするのがより好ましい管理なのだろうか．

●インスリンによる排出行動

　インスリンは通常，糖尿病を持つ摂食障害患者によって，嘔吐や下剤の使用に代わる摂食障害の道具として使われている．インスリン注射は省略されたり減量されたりして体重や体液の減少を引き起こす．それにより血糖値は大きく変動し，腎機能障害や失明のような急激に発症する糖尿病合併症を引き起こす．

・外来治療は糖尿病専門医によって彼らの診療所（糖尿病クリニックでは

なく）または摂食障害クリニックで始められるべきである．
- ラポールの形成，欠損状態の補正，治療目標の設定に焦点を当てる．
- 摂食障害専門病棟に1～3週間患者を入院させて，はじめは食事を促し，活動を制限し，インスリンを使う．
- 入院中の活動度は，病院の外での通常の活動に合わせる．食事は計画された退院後の食事に合わせるべきである．
- 患者は，血糖値モニタリングとインスリン管理を，いつも看護師の指導のもとで行わなければならない．
- 血糖値の動揺が減少し，ある程度の栄養状態の回復が達成されるにつれて，認知機能は通常，最初の2週間で著明に改善する．
- 退院後も，少なくとも週に2回は同じ糖尿病専門医による継続管理を受けさせる．患者を再入院させるか，最善の策としてはデイケアのプログラムに導入する計画を立てる．

●摂食障害で悪化する糖尿病合併症
- **微小血管**：網膜症，腎不全，皮膚への血液の供給減少．
- **大血管**：脳卒中，心臓発作，末梢血管の疾患，腎動脈疾患．
- **代謝**：低血糖は意識障害を引き起こし，ケトアシドーシスは意識レベルの低下を引き起こす．
- **感染**：細菌感染症にかかる機会の増加．例えば，下肢の感染症は急速に進み，時には切断が必要になる．

●摂食障害を伴う糖尿病患者の管理
- **教育**：すべての患者は教育のために糖尿病クリニックを受診しなければならない．
- **食事**：糖尿病食は摂食障害患者に合わせたものにしなければならない．
- **運動**：定期的な運動は糖尿病の血糖値調整中にも続けなければならない．糖尿病のコントロールは，食事療法，運動，インスリンの効果にかかっている．ストレスも血糖値のコントロールに影響を与える．
- **インスリン**：患者と糖尿病専門医との間の合意に基づいてインスリン投与計画は管理されなければならない．糖尿病専門医が長期間にわたり継続加療することをわれわれは勧める．
- **監視**：治療初期のうちは，1日に4回血糖値を測定する必要がある．患者は看護師の指導のもとHBGMを実行する．

医療従事者へのヒント

・血糖値モニタリングと記録について監督する．
・インスリン投与がきちんとなされているか監督する．
・糖尿病患者の日常的な運動は外来患者に合わせて計画する．そうしなければ，患者のインスリン必要量を決めることはできない．必要に応じて，ほかの患者やスタッフを教育する．

[訳：太田大介]

第6部 治療

第23章

万引き

症例

「私は自分の罪悪感,羞恥心,怒り,不安などの感情を処理できずに,摂食障害と万引きを繰り返すことに疲れました」と患者はあなたに言う.彼女はあなたに,ほかの摂食障害患者も万引きをするのか,そしてあなたが彼女を助けられるのかどうか尋ねている.

解説

万引きは有罪となる可能性がある.若者にとって,これは深刻な影響を与えることかもしれない.そしてそう伝えられることで,患者は,万引き行為歴をより詳しく述べたり治療を求める気持ちになるかもしれない.

万引きは摂食障害患者にはよくみられることである.摂食障害患者の中でも,むちゃ食い／排出型の患者により一般的である.われわれは万引きの生涯有病率について,むちゃ食い／排出型の神経性無食欲症の56%,神経性大食症の52%,特定不能の摂食障害（EDNOS）の50%,制限型の神経性無食欲症の36%が生涯で一度は経験すると報告し,神経性大食症の19%,むちゃ食い／排出型の神経性無食欲症の14%,制限型の神経性無食欲症の9%,EDNOSの7%が回数を重ねやすいと報告した.万引きをする患者は一様に入院中や外来で他人の食物や持ち物を盗む傾向がある.これは倫理的な板ばさみを引き起こす.患者が窃盗をする危険は増やさずにほかの患者の持ち物を保護し,一方でどのようにして守秘義務を守るのか.この板ばさみ状態は,事例ごとに対処していくしかない.万引きの既往があるために治療の申し出を断るのは倫理的ではない.

行動療法,認知行動療法,気分安定薬や選択的セロトニン再取り込み阻害薬（SSRI）による薬物治療,アルコール依存症患者の会 Alcoholics

Anonymousと同じような12段階のグループ治療，などが一部の患者には有効である．

　治療は患者ごとに行う必要がある．「患者は摂食障害の治療中である」「万引きは摂食障害と関連したものである」などの診断書は，刑の執行猶予を与えてくれるかもしれない．

医療従事者へのヒント

- 万引きや窃盗行為についての既往歴を尋ねる．それは，自発的には語られないだろうからである．万引きは摂食患者，特にむちゃ食い／排出型の患者に多くみられる．
- 万引きは有罪判決や犯罪記録につながることを患者に伝える．
- 患者に万引きの治療を始めるように促す．
- 同僚や患者とともに，入院前にどのようにして窃盗の危険に対応するかを決める．

[訳：吉田庸子]

第 6 部　治　療

第24章

薬物依存[訳注]

症　例

　23歳女性がむちゃ食い／排出型の神経性無食欲症の治療のために紹介された．彼女は自分の食欲を制御するために日常的にメタンフェタミン結晶を使用し，また月1回下剤を使用し，続けて3日間起きたままでいると述べている．彼女は以前に入院して集中的な中毒治療プログラムを受けたことがあるが，自分の排出行動を制御しきれず途中で退院した．

解　説

　薬物依存は摂食障害患者では高頻度に生じる．両疾患の結びつきの強さについては，対象の母集団や薬物依存や摂食障害の定義の違いによって研究間でばらつきがある．神経性大食症とむちゃ食い障害で最も強い関連がみられ，特定不能の摂食障害（EDNOS）とむちゃ食い／排出型の神経性無食欲症では関連はやや弱く，制限型の神経性無食欲症では有意な関連はみられていない．摂食障害患者が薬物依存を伴った場合，摂食障害を伴わない薬物依存患者と比較して予後が悪いという科学的根拠（エビデンス）が示されている．

●摂食障害患者における薬物依存の影響

　人々はさまざまな理由で薬物を使用するが，摂食障害患者が薬物を使うのには特に薬理学的な理由がある．コカイン，アンフェタミン，エクスタシーのような覚せい剤は食欲を抑制し代謝率を高め，定期的な使用によって結果的に体重減少が起こることが一般的である．ニコチンも食欲を抑制し代謝率を高め，定期的な使用によってより緩徐な体重減少が起こる．逆に，マリファナは食欲を増進し，摂食障害患者によって食物や食べることへの不安を和らげるために使用され，定期的な使用の結果，体重増加が起こることが一

般的である．十分量のアルコールは食欲を抑制するが，アルコールそのものがカロリー源であることや，摂食障害患者が食物や食べることへの不安を和らげるために使用し，そのために食事摂取が増えることから，その体重に対する影響はさまざまである．

　薬物依存によって，食物の調達や準備，消費のような薬物依存と関連のない活動を軽視するようになり，薬物依存患者のすべてを栄養失調や体重減少の危険にさらすことになる．この危険は摂食障害患者で明らかに高い．それゆえ，アルコールのような物質の慢性的な使用は患者にとってチアミン，葉酸，ビタミンB_{12}，マグネシウム欠乏のような特異的な栄養失調の危険を高める．

　薬物中毒や離脱症状は食欲不振，嘔気，嘔吐，下痢としばしば関連している．このような状態の摂食障害患者は，このため脱水，電解質異常，不整脈の危険が高い．

　薬物が用いられる環境（例：むちゃ食い的な消費，羽目をはずしたパーティ）もまた，脱水，電解質異常，不整脈の危険を高める．

　薬物依存は自殺の危険を高める．これは精神疾患患者全体にいえることである．

　薬物依存は，患者が外来通院を続けたり，入院や栄養改善に協力したり，入院治療プログラムに参加することの障害となる可能性がある．

●治療モデル

　かつては，摂食障害治療プログラムでは，薬物依存患者は除外されることが多かった．そのような患者は摂食障害の治療を始めるのに先立って薬物依存を解決するために中毒治療プログラムに紹介された．どちらの障害をまず治療するべきか決められないことが多く，いずれの障害も治療後に高率に再発するため，この「連続した治療」には問題がある．このモデルでは，患者は2つの治療システムの間を行ったり来たりすることになる．摂食障害は患者の薬物依存の治療を完遂する能力を損ない，また逆も同じである．

　このため最近は，「並行治療」モデルが使われている．このモデルでは両疾患が異なった治療システムによって同時に治療される．このモデルは改良されているが，2つの治療システム間の情報伝達があまりないために，患者が矛盾した提案を受けることがよくあるという問題を残している．

　2つの疾患が同じシステムで同時に治療される「統合治療」モデルは，薬物依存と摂食障害を含む，あらゆる精神疾患の患者を治療するために理想的

な手段であると考えられている．摂食障害と中毒治療プログラムもそのような治療モデルを目指すべきだろう．

> **医療従事者へのヒント**
>
> ・すべての患者について薬物依存がないかどうかスクリーニングする．
> ・摂食障害治療プログラムに参加しているすべての患者において，薬物中毒や離脱症状の徴候や症状を検索する．
> ・摂食障害治療と薬物依存治療の統合を支援する治療モデルと方策をつくっていく．

訳注：本章のタイトルは「substance use」であるが，薬物依存と訳出した．英語圏では，substance の中にアルコールを含んでいるが，日本ではアルコール依存と薬物依存とを分けて使うのが一般的である．また，本章中には substance dependence という用語が混在しているが，日本で一般的である薬物依存に統一して訳した．

［訳：吉田庸子］

第6部 治療

第25章

自助治療

　メンタルヘルス，特に摂食障害において自助アプローチを用いることは一般的になっており，さまざまな介入法が発展している．しかしながら，現在利用できるもののうち一部のみが有効であると証明されている．この章では摂食障害患者とその家族に対する主な自助アプローチを示していく．まず最初に，摂食障害患者に自助アプローチを用いる合理性を示す．次に，患者とその家族双方に対する介入法の説明とその臨床的な妥当性を示す．

摂食障害の治療における自助の利用

　英国国立医療技術評価機構 National Institute for Health and Clinical Excellence（NICE）ガイドラインによれば，心理療法は摂食障害治療における第一選択である．しかしながら，それは費用，時間がかかり，人手もいる（供給資源が集約的である）．摂食障害に対しての専門家や非専門家による心理療法の需要が増えている一方，需要を満たす適切な訓練を受けたセラピストが欠如した状態では，援助を求めている人々への適切な治療は難しい．さらに，患者は長い順番待ちを強いられることが多く，もともと脆弱な治療動機をさらに弱め，適切な援助を阻んだり遅らせる可能性がある．最終的には，羞恥心，罪悪感，汚点という意識，変化に対する恐れ，症状を問題として認識していないこと，などの患者本人に由来する障壁がある．それらが，治療へのつながりと同様に，患者が受療し援助を受け入れることを妨げている．例えば，特に思春期後期や若年者の大半の人がメンタルヘルスサービスの援助を求めることを嫌がっている．特に摂食障害では，下剤を乱用している者，抑うつ状態にある者，現在の体重や体型に満足していない者，な

どが専門家の援助を避ける傾向にある．
　同時に，これらの要因は，患者の多くが適切な時期に治療を受けることができていないという現状を生み出している．神経性無食欲症や神経性大食症では疾患が慢性化することを防ぐのに早期発見と早期介入が極めて重要であることを考えると，大きな問題である．そのため，多くの患者の要求を満たすような，利用可能で効果的な介入法を充実させ広めていく必要がある．自助介入は，人材不足や長い順番待ちという障害を減らし，患者や家族が回復の過程をたどることができるようにすることで，この需要の一部を満たすことができるだろう．それらは独立治療 stand-alone treatment や治療前介入のような摂食障害のほかの治療と併用することも可能である．

自助介入の定義と方法

　自助とは，患者や家族やほかの誰かが，書物，音楽，ビデオ，その他の媒体を利用しながら，自身で治療にかかわることを意味している．そのような媒体は，インターネットを利用したプログラムやデジタル技術の利用など，新たな健康に関する幅広い技術を含み，自助プログラムを提供している．
　2003 年，イギリスの国立精神衛生研究所 National Institute of Mental Health（NIMH）は幅広い領域にわたる現在利用可能な自助の方法を評価し発表した．それには以下のものが含まれる．
・本，マニュアル，広告やワークブックなどの書物．これらは書店，図書館，インターネット，保健管理センターで利用することができる．自助についての本はかなり多く販売されているが，認知行動療法（CBT）に基づいたマニュアルのみが評価されている．これらのマニュアルは対話形式をとっていて，題材を通して利用者を指導し，利用者が彼らの進歩を監視できるよう支援するワークブックを含んでいる．
・オーディオとビデオテープ．これらを使うことの有効性はほとんど証明されていない．それらはマニュアルに基づく介入を補助するために用いられている．読むことが困難な人や，オーディオやビデオテープを使うのを好む人には有効かもしれない．
・コンピューターを用いた媒体（CD-ROM，インターネットに基づくプログラム）とマルチメディア商品（デジタルビデオサービス）．コン

ピューター指導によるCBTへの関心の高まりは，インターネットやCD-ROMによるパッケージの発展につながっていて，ビデオクリップ，自己回答式質問票，段階別の介入によるフィードバックや自己監視，などが生み出されてきた．これらは，読み書きが苦手で，書物よりもこの方式を好み，コンピューターを使い慣れている人に向いているだろう．この方式の有効性を支持する科学的根拠は限られたものである．しかし，コンピューターによるプログラムは，書物と違い相互作用的で「実際の」治療とよく似ていることから，より効果的ではないかという議論がなされてきている．

・自助グループ．これは，普及はしているものの，精神保健の領域でその有効性を示す科学的根拠はほとんどない．その多くは開放型のグループで，参加する患者や家族が安心して自らの体験を共有することができるよう支援している．通常そこでは，支援グループにみられるような構造化された介入はされていない．補助的に自助関連の媒体を利用する人もいるが，その役割と有効性を明らかにするためには，さらに研究が必要である．

これらすべてのアプローチには共通して2つのとても重要な側面がある．①それらには治療という目標があるため，ただ支援する以上のものを提供してくれる．さらに重要なのは，②支援を受ける患者個人がどう自分自身を助けるのかを学び，変化を起こす主役となれることである．このため，自助プログラムは自身の問題点や困難を乗り越え対応するために必要とされる技術についての教育となる．そして患者に自分自身の回復過程への制御と責任の感覚を持たせることができる．

指導下および指導のない自助介入

自助介入法に必要な，個人の努力と外的な援助をここでは次の2つのタイプに分けてみる．①指導の下／補助の下，②指導なしでの／独立したまたは純粋な自助アプローチ，である．自助プログラムを勧める際には，それぞれの介入法ごとに，求められる努力と補助の度合いについて患者に説明する必要がある．

指導の下／補助の下の自助プログラムには，医療従事者とコ・メディカル

(例：助手を勤める心理士)が最小限にかかわる心理療法的介入が含まれている．介入の程度，頻度，種類は介入によって異なり，医療従事者やコ・メディカルがさまざまな形で接触しながら，支援し，励まし，フィードバックし，質問に答え，進歩や効果判定の監視を行っていく．監視することで医療提供者は，患者がそれらに代わる介入法を求めているのかどうか評価することができる．その介入法は，介入する過程でその場の要求に合わせて改良されていく．指導者と患者との接触法には，直接会って話し合う方法，電話での会話，電子メール，書物，などさまざまな形式があってよい．一方，純粋な指導なしでの自助介入法は，自助のための媒体を利用することだけを必要としており，医療には頼らず，完全に個人の努力による．これらの介入には簡単に利用できるという利点があるが，動機や自信を欠く患者にとってはよい方法ではないかもしれない．この場合は，指導の下での自助プログラムが望ましい．

以下に，摂食障害に有効性が証明されている，有望な自助プログラムについて述べる．

神経性大食症とむちゃ食い障害における自助

NICE ガイドラインは，神経性大食症とむちゃ食い障害治療の第一選択として，科学的根拠（エビデンス）に基づいた自助プログラムを推奨しており，それは抗うつ薬の併用によりさらに強化することができる．このプログラムは，過食期にある特定不能の摂食障害（EDNOS）の患者に対しても推奨されている．事例によっては，医療提供者による支援と自助（指導の下の自助）との組み合わせが有効で，そのようなプログラムはほとんどの場合に治療の第一段階を構成している．

すべての摂食障害に対する純粋な自助介入と指導の下の自助介入について行われた，無作為化比較試験（RCT）と無作為化臨床試験についての近年の総説によれば，神経性大食症，むちゃ食い障害，EDNOS について16本の研究しかみられていない．神経性無食欲症について施行されたものはなく，成人を対象とした研究のみであった．これらはすべてマニュアルに基づいており，利用されているマニュアルのほとんどは『Overcoming Binge Eating』と『Getting Better Bit(e) by Bit(e)』である．全体的な結論は，

第25章　自助治療

自助介入は摂食障害の治療において効果的であり得るということだ．自助プログラムは，プラセボよりも優れ，摂食障害の症状を軽減するための順番待ちリストよりも優れ，正式な心理療法に匹敵する効果を持っている．自助プログラムは，対人関係機能やうつ病など，摂食障害と関連するほかの領域の改善にも寄与している．これらの知見は，摂食障害治療における第一段階として自助介入を推奨する根拠となり，これらのアプローチが専門の治療者による治療の代替治療となり得ることを示唆している．興味深いことに，指導下のアプローチも，指導なしでのアプローチも，効果の点では同等である．しかしながら，この結論は小規模の研究に基づいており，説得力不足かもしれない．また，神経性大食症に対する自助と薬物療法を比較するには十分な科学的根拠がない．

　神経性大食症の場合，特に注意すべき点は以下のとおりである．神経性大食症では，自助介入マニュアルの形式は，CBT の普及に伴って進歩してきた．ほとんどの経験的な研究は，回復への手引きである『Overcoming Binge Eating』『Getting Better Bit(e) by Bit(e)』『Bulimia and Binge-Eating』という3つのプログラムに焦点を当てている．これらのマニュアルは摂食障害やその症状，転帰についての情報を提供している．それには，ダイエットとむちゃ食いの関連を理解するための CBT モデルや，問題解決，再発防止，認知運動のトレーニング，むちゃ食いや排出行動を管理するための行動実験などが含まれる．それらの形式は通常，治療目標の達成を自己監視させ，進歩を促す機能を持ったワークブックを患者に利用させている．『Getting Better Bit(e) by Bit(e)』も2巻あり，1つはマニュアルで，臨床医が，特に困難の中でモチベーションを高められるように，個人の取り組みを援助することを可能にしている．これらのプログラムを利用することで，むちゃ食いや排出行動は改善され，事例によっては過食症状を断つことができる．思春期の自助に関する研究はほとんどないが，興味深い進歩が起こっている．例えば，近年の研究によれば，CBT 指導下の自助法（マニュアルとワークブックに毎週の対面式の面接を加え，2種類の家族療法面接を選択）は家族療法よりもむちゃ食いを早期に軽減させ，6ヵ月後の結果も家族療法と同等であった．

　上記のマニュアルに基づいたプログラムとは別に，CD-ROM による自助治療やインターネットを用いた CBT による自助治療のような，CBT を提供する代替手段が発展してきている．これらは対話形式のメディアを用い

プログラムであり，コンピューターのプログラムが人同士の接触にとって代わっている点で，治療者指導下のCBTとは異なっている．これらのプログラムは，対面式の面談，電子メール，電話による指導などで補われており，専門施設から遠く離れて暮らす人たちにも利用しやすいという大きな利点がある．『Overcoming Bulimia』と名づけられたCD-ROMは，メディアを用いた方式で，4～8週間で終了できるもので，あるクリニックではそれらを用いることで治療者による支援の有無にかかわらず過食症状が改善している．これは南ロンドン・モーズレイ摂食障害支援基金 Eating Disorder Service of the South London and Maudsley Trust によってインターネット上で用いられ，今日のイギリスにおける思春期学生の神経性大食症を対象とした無作為化比較試験が進行中である．また，SALUTプロジェクトもインターネットに基づくCBT自助介入であり，ヨーロッパ多施設研究 European Multicenter Study の一部として生まれ，電子メールを用いて週1回患者に「指導」することで支援を行う4ヵ月間の試みを計画した．最初の結果は，神経性大食症とEDNOSの女性にとって有望なものであった．

　むちゃ食い障害の場合，特に注意すべき点として次のようなものがある．CBTはむちゃ食い障害にとって最も有効な治療であり，自助マニュアルに基づいたアプローチ用に修正されている．数多くの研究がCBTの自助治療，特に指導の下での自助プログラムはむちゃ食いの頻度を減少させ，摂食障害の精神病理を改善することを示している．それは専門施設においても，また非専門施設においても有効である．一つの研究は，指導下での自助治療が治療者によるCBTグループ治療と同等に有効であったと結論づけている．しかしながら，これらのアプローチは肥満者の体重を減らすことには成功せず，薬物療法に比べたそれらの効用はあまり知られていない．2つのよく利用される有効な介入法は『Overcoming Binge Eating』と『Getting Better Bit(e) by Bit(e)』のマニュアルに基づいたものである．ごく最近では，体重過剰なむちゃ食い障害の治療において，CD-ROMを用いたCBTとCBTグループ治療が，治療の順番待ち患者を対照群として比較検討されている．そのCD-ROMには，CBT治療の原理と技法，心理教育，バランスのよい栄養についての指導，健康的な運動，再発防止などの内容が含まれている．そのCD-ROMは，CBTグループよりも完遂率が高く，患者からより受け入れられ，好まれる介入法であった．

神経性無食欲症に対する自助

　神経性無食欲症では，自助治療の科学的根拠はほとんど存在しない．実際，自助アプローチを用いることは非倫理的だとみなされている．なぜなら，神経性無食欲症は，死亡率が高く，併存症も多く，臨床状態の変化が急激で，同疾患の自我親和的な本質から，専門家による援助が不可欠だからである．それゆえ，自助は神経性無食欲症に対する独立介入としては適当でないというのが一般的な見解である．自助アプローチは，神経性無食欲症の重症例でよくみられるような集中力や動機，記憶力が欠乏している状況では推奨されないとされる．しかしながら，自助の媒体は利用しやすく，患者が必要なときに自分の学習を強化することを可能にし，心理教育や動機や自己管理の手段（例：ワークブックの利用）を与えてくれるので，補助的介入法としては有用かもしれない．

　患者やその介護者に神経性無食欲症の病態や治療を支援する情報源として，2つの本が利用されている．『Anorexia Nervosa：A Survival Guide for Families, Friends and Sufferers』は患者，家族，専門家に基本的な知識を提供するためにつくられた親しみやすく有益な自助プログラムである．『Overcoming Anorexia Nervosa：A Self-Help Guide Using Cognitive Behavioural Techniques』は心理教育も用いられ，患者と介護者に有用なCBTに基づいたマニュアルである．

　前述のとおり，摂食障害の自助治療に関する近年の総説によれば，神経性無食欲症患者への有効性を評価したものはみられない．われわれが知る限りで一つの研究が報告されており，これはおそらく摂食障害についての唯一の症例対照研究である．この研究はドイツで行われ，CBTに基づいたマニュアルを使用した電話指導での自助治療について，入院の順番待ち患者を対照群として比較し，報告している．予備的調査結果では，電話指導下の自助治療群は入院の順番待ち患者群と比較して，摂食障害の精神病理や抑うつが大きく改善し，入院期間が短縮することが示唆されている．

介護者に対する自助

　NICE ガイドラインは摂食障害の大半の患者は外来を基本として管理されるべきであると述べている．それは，たとえ思春期を過ぎたとしても，家族やほかの親族がなお患者の主たる介護者であることを示唆している．神経性無食欲症についての新モーズレイ・モデルも，対人関係領域は摂食障害における4つの中核的な維持因子の1つであることを示している．このため，ほとんどの場合，摂食障害への効果的な介入には，家族（両親，兄弟，配偶者）を含まなければならない．

　前述した自助の本以外にも，神経性無食欲症患者と介護者の双方を支援するために自助プログラムが発展してきた．しかし，摂食障害患者とその介護者への緊急時の案内や両親への自助プログラムはとても少ない．ある時期には，彼らに特化した公式あるいは非公式の支援グループが，最も一般的な援助者であった．これらの支援グループは典型的には介護者らによって運営されており，援助と支援の提供を目的としている．イギリスでは，主な自助ネットワークは摂食障害協会 Eating Disorders Association（beat）によって運営されている．近年，介護者への革新的な自助法が導入され，情報共有への意見の違いを調整し，摂食障害の行動管理について助言し，愛する人との触れ合いを促進することによって，家族への支援能力を大幅に改善させている．これら支援の目的は，疾患を継続させる危険性を高める，介護者のストレスや燃え尽きを減らすことである．

　精神医学研究所・ガイ病院 Institute of Psychiatry and Guy's Hospital（ロンドン）の摂食障害研究室 Eating Disorders Research Unit（EDU）は，公式な介護者（医師，看護師など）と非公式な介護者（近親者）が共同プログラムを実行することで治療の予後がどう影響されるのかを調べることを目的に，さまざまな研究を行っている．専門家や非専門の介護者（「介護に習熟した人」）によって一連のワークショップが行われ，有望な結果が得られている．そこでは，介護者がより簡単に，より自由に，技術の訓練を受けることができるような新たな介入法を開発する必要性が強調されている．摂食障害患者の家族を抱える介護者のための技法に基づく学習法 Skilles-Based Leaning for Caring for a Loved One with an Eating Disorder と呼ばれる介護者のためのワークショップのマニュアルがつくられ，介護者と専門家が利

用できるようになっている．このマニュアルは介護者と摂食障害を克服した患者の協力のもとに書かれており，意思疎通を図ること，動機づけ，問題解決に関する介護者の訓練についての理論的で実践的な説明がなされている．それは介護者のストレスを理解するためのモデルを示し，認知行動療法と動機づけアプローチを組み合わせて利用したコーピング技法の構築に焦点を当てている．それには，行動変容，コミュニケーション技法，感情の過程，問題解決，個人間の関係，摂食障害に関連した困難な行動（例：強迫行為）を管理することなどが含まれている．

　新しい技術を利用することで技術訓練プログラムは提供されやすくなるだろうか．あるパイロット研究が，指導の下での自助介入について，その効用と受け入れを評価している．その自助介入は，2ヵ月間にわたり，3時間半の電話での指導を行う，マニュアルに沿った5巻のDVDシリーズによって構成されるものである．この介入はワークショップに参加できなかった摂食障害の患者の介護者に対して行われた．このプログラムは満足できるもので，介護者は訓練についてのほとんどの側面において高い満足度を示し，DVDは十分な訓練を提供しストレスを軽減させたと報告している．しかしながら，これは小規模の研究であり，結果は限定的なものであるため，この介入法の真の効果を評価するにはさらなる研究が必要である．DVDが独立した介入として効果的かどうかは不明である．DVDの内容をほかの人と議論することで，DVDによって学習される考えや技術はより強化されるだろう．調査的対照研究が現在進行中であり，これらの疑問に答えが出されることが期待されている．

自助介入をより効果的にする方法

　患者や家族にとって，自助アプローチとその様式がもたらす潜在的な利益は莫大である．これらのアプローチは，どのような要因により，より安全で効果的となる可能性が高まるだろうか．患者に提供される自助アプローチは科学的根拠に基づいたもので，患者と家族が受け入れることができるものだが，必要に応じてグループごとに個別に行われるべきである．これらの要素は介入を進めていく際に個別に考慮されるべきもので，治療の妨げとなるものではない．これらの要素としては次のようなものがある．

- 自助介入を心理療法とみなす初期の考えや動機や想定.
- しばしば曖昧で不正確な初期の期待，これは明確にしておく必要がある.
- これらの介入が治療として有用であるかどうかについての考え.
- 自助を用いることに関する偏見や誤解.

　これらの側面は神経性大食症の治療において非常に重要で，介入中の脱落に関係する．自助の意味，潜在的な利益や限界，ほかの心理学的介入との類似点と相違点，自助に関する患者の先入観を明確にすることで，患者と医療提供者の間の交流を促し，改善することが可能となる．それはまた，介入の満足度を上げ，その効果を増強することさえも可能にする．

　あるオーストラリアの研究は，自助と神経性大食症に関して，患者を自助介入の効果につなげる因子について報告した．それらは，摂食障害の症状が改善するという認識，全身状態の改善，より親しみやすいマニュアルの共感的で実践的な形式，特有の行動戦略，介入法の受け入れやすさ，介入の治療的連携や指導における医師（一般医）の役割である．これらの因子をすべて考慮に入れることで，患者の治療への期待を探ったり理解することが容易となり，患者の受け入れもよりよくなり，おそらく予後も改善するだろう．

　最後に，指導下での自助は摂食障害にとって最もよい自助モデルであり，指導なしでの様式と比較して優れている．とりわけ，医療従事者やコ・メディカルは，治療同盟や指導という点で非常に重大な役割を担っており，自助治療が持つ潜在的な有害性や誤用を知っているので，もし自助の媒体が受け入れがたいものだったり効果がない場合には，代替治療を推奨してもよい．

摂食障害における自助の利益と不利益

　自助を提供するさまざまな方法，科学的根拠に支持されている摂食障害治療への応用に加えて，ほかにも利点は存在する．自助には柔軟性があり，患者や家族にとって利用しやすいため，健康センターまで地理的に距離があったり，地元に利用可能な医療資源が欠如している患者でも，その障害を克服することができる．自助はいつでも利用可能で，ほかの個人的な責任を妨げず，患者と介護者が各自の予定に応じて行うことができる．自助の情報は引き続き利用可能なままの状態であるため，必要があれば追加費用なしで再開

することができる．また自助は，患者が精神医学的，心理学的な助けを求めた際に患者や家族が感じる社会的な羞恥心を持たずに済むようにしてくれる．自助は回復過程で自己責任感や自己効力感を強めるし，患者と家族の協力を促進し，また一般的に費用が安い．

自助の不利益もいくつか記述されている．多くの利用可能なプログラムの効果に関する科学的根拠はほとんどない．プログラム，特に書物を媒体にしたものや CBT に基づいたプログラムでは，ある程度の読み書き能力が必要で，十分な動機と自己効力感が必要である．特に体重減少を目的にしているような，いくつかの媒体は禁忌である．患者が専門家を受療する前に自助治療が進み，患者がそれに依存し，病気を否定したり，専門家の助けなしで摂食障害を克服できると信じていたとすると，回復に対して逆効果になるかもしれない．脱落は，自助の利用状況が医療従事者により監視されていない状況（指導なしでの自助介入）では隠されたままである．医療従事者や訓練を受けた専門の助手が指導しながらの自助介入はこれらの危険を減らすのに役立つだろう．

結　論

自助介入は，摂食障害治療の中で一般に広まっている．自助介入は，患者と家族の希望の食い違いを扱うのを容易にしてくれる．特に心理療法との接点が得られにくい人々，あるいは希望するサービスを十分受けられなかったり，地理的あるいは個人的な理由でサービスを受けるのに障害がある人々にとって有益である．

摂食障害治療に自助介入を利用することについては科学的根拠が示されている．過食症領域に含まれる神経性大食症，むちゃ食い障害，EDNOS においては特にそうである．これらの介入は摂食障害の独立した治療として，または治療の第一段階として用いることができる．自助プログラムの利用法や提供法は変化しつつある．自助の様式が発展し，自助の提供に新技術が導入されること（コンピューターやインターネットに基づいたパッケージ，電話や電子メールなど）で，医療提供者が直接やり取りする必要があった旧来の方法の不利益を減らすかもしれない．

摂食障害における自助の利用効果をより改善するのに役立つ要素はたくさ

んあるが，これらについてはさらなる調査が必要である．例えば，疫学的で維持的なモデルは患者が病気や行動について理解を深めるのを助け，それを日々の経験の中で受け取る情報と結びつけることを可能にする．ごくわずかの自助アプローチしかそのような理解のモデルを含んでいない．摂食障害を理解するために心理学的モデルを取り入れることにより，自助介入の進歩はより充実したものとなる．自助介入の進歩は，患者が自分の状態や行動を洞察することを可能にし，介入を個別化し，それを患者や家族により受け入れやすいものにするのに役立つ．

摂食障害における自助の利用は目新しいものではないが，その効果や効力に関して調査されていない部分はまだ多く存在する．

神経性無食欲症や思春期患者の治療における自助の効果についてはほとんど知られていない．われわれが挙げている科学的根拠は，主にCBTに基づいたマニュアルと標準的治療，順番待ちや対照となるリストと比較した研究に基づいている．ほかの形式の自助の媒体については調査されていない．コンピューター，DVD，インターネットに基づいた方式などの効果について，指導下での自助での患者に必要な支援の頻度・性質・タイプについて，若年者（例：思春期）や神経性無食欲症における自助の利用については，さらなる研究が必要である．介入の異なる様式やタイプ，自助が誰に利益をもたらすのかを含めて，従来の治療と比べた自助介入の費用対効果を評価する必要がある．

医療従事者へのヒント

- 過食の神経性大食症，むちゃ食い障害，EDNOSの治療における自助介入の利用には科学的根拠がある．神経性無食欲症と思春期患者の治療における自助の効果についてはほとんど何も知られていない．
- 自助は介護者にも利用できる．
- 自助プログラムには，ある程度の読み書き能力と同時に動機や自己効力感が必要である．
- 体重減少の自助のように禁忌とされる自助がある．
- 自助は，患者が専門家を受療する前に時間を費やしたり，過度に依存したり，疾患を否認していたり，専門家の助けなしに自分の摂食障害を克服できると信じている場合には逆効果となることがある．
- 脱落は，自助の利用状況が医療従事者によって監視されていなければ，

表面化しない可能性がある．

患者への情報提供

- 自助介入は広く利用され，異なった形式・方法・専門的治療からの独立性レベル・費用があり簡単に取り組むことができる．
- 利用可能な媒体のすべてが効果的というわけではない．現在，科学的根拠が得られているのは，医療従事者の指導を受けながら行う CBT マニュアルに基づいた介入に限られている．
- あなたを介護している人々は，大抵，援助方法についての正確な情報を切実に求めている．自助の供給源は彼らにとっても利用可能である（彼らは間接的にあなたを助けることができるのである）．
- 自助介入の利用，その限界と利益について，医療提供者と話し合ったほうがよい．自助を始める前に，この介入に関するあなたの期待，不安，想定を自分の医療提供者と話し合うべきである．

[訳：吉田庸子]

第7部 肥満

第26章

肥満

　肥満の管理は医療システムの中であまり優先されてこなかった．しかし，肥満は先進国の中で最も広くみられる代謝疾患であり，2型糖尿病，高血圧，脂質異常症や動脈硬化の主な原因となっている（**表26.1**）．肥満の原因や合併症や治療について理解することは臨床医が摂食障害の治療を理解する上で役立つだろう．

定義と疫学

　肥満とは体に過剰な脂肪組織（脂肪）が存在することを意味する．過剰とは何か．「過剰」の定義は数多く存在し，ほとんどの場合，罹患率と致死率の増加につながる脂肪の量を異常と定義している．肥満と過体重は同じ意味ではない．過体重とは「平均」よりも多い体重を意味し，その平均とは母集団の平均を意味している．それゆえ定義によると，どの集団も50％は過体重で，50％は体重不足になる．

原　因

　肥満は通常，過剰なカロリー摂取と活動を通しての不十分な消費，またはその一方によって生じる．多くの国で，活動量は減少し摂取カロリーは増加する傾向にある．例えば，成人のカナダ人はよく朝食を食べずにレストランの昼食を食べ，遅めの夕食と夜間の間食をとる．子どもたちはよく朝食を一人で食べるか朝食を食べず，誰にも監視されることなく昼食をとり，それは

表 26.1　肥満の医学的合併症

心血管系	高血圧 心筋梗塞を含むアテローム性冠動脈疾患 心室肥大およびうっ血性心不全 脳血管障害
内分泌系	糖尿病 脂質異常症
腸管系	胆嚢炎（急激な体重減少でリスク増大） 脂肪肝，門脈系の炎症と線維化「非アルコール性脂肪性肝炎」
代謝系	脂質異常症（特に高トリグリセリド血症） 痛風
筋骨格系	変形性関節症 股関節骨折のリスク増大
呼吸器系	睡眠時無呼吸 肥満性低換気症候群（ピックウィック症候群）
その他	がんのリスク増大（特に乳がん，子宮がん，大腸がん，前立腺がん） 外科手術のリスク増大

　何かと交換されたり捨てられたりする．夕食はもしかすると一日のうちで最も栄養のある食事であるが，子どもたちは放課後に軽食をとるために夕食時は食欲が落ちていることが多く，そしてまた高カロリーで簡便な食べ物を軽食として食べる．カナダ人は一般的には身体的に非活動的である．身体的活動量は減少してきている．これらの変化は，ファーストフード産業，商業的な減量に関する産業，コンピューター技術，メディア，そしておそらく知らぬ間に学校システムによって煽られている．多くの学校は「よい食べ物と悪い食べ物」について教育し，それにより食べることや自己評価を混乱させ，不規則な食事の機会を増やしている．これらの集団の態度や習慣に対処するために，肥満の主な予防は地域の共同体が基盤となるべきである．

　肥満は，時にほかの病気や状況で生じることがある．これらの原因は肥満管理の一部として捉えられるべきである．肥満の原因には，生活習慣の変化，薬物（**表 26.2**），抑うつ，アルコール依存，慢性疼痛，甲状腺機能低下症，クッシング症候群，家族性または遺伝性の症候群，視床下部疾患，妊娠中の母親の飢餓による小児肥満症，などが含まれる（**表 26.3**）．肥満者は，正常体重の対照群に比べて，非運動性活動による熱産生（運動ではない活動）が1日当たり数百 kcal 少ないことが示されている．これが神経性無

表 26.2　体重増加に関与する薬物

- 抗うつ薬
- 抗精神病薬
- 気分安定薬
- 抗てんかん薬／気分安定薬
- ステロイドホルモン
- コルチコステロイド誘導体
- 卵巣ステロイドホルモン誘導体
- 糖尿病治療薬
- 経口の血糖降下薬
- 抗腫瘍薬
- カンナビノイド
- その他
- フルナリジン，ピゾチフェン，プロプラノロール，ダナゾール

表 26.3　体重増加に関与する状況

- 甲状腺機能低下症
- うつ病
- アルコール依存症
- 睡眠時無呼吸
- 慢性疼痛
- 運動の著明な減少または不動
- 非運動性活動性熱産生の低値
- 妊娠中の母体の飢餓による幼児肥満
- クッシング症候群
- 慢性疲労症候群
- プラダー・ウィリー症候群
- バルデー・ビードル症候群
- 持続的な温暖環境

食欲症において加温が効果的であることと関連があるかどうかはわかっていない．

診断と臨床像

脂肪を評価する尺度には，BMI，腹囲，身体計測による脂肪率，骨密度測定法（DEXA），生体電気インピーダンス法（BIA），MRI，CT，水面下計量，ほかの核医学やスキャン技術がある．患者はしばしばアドバイスを求めてフィットネスクラブの出口で得た結果を医師のもとに持参するが，医師は

そのようなデータの解釈には慎重である．その結果は測定エラー，採用されているアルゴリズム，患者の心理学的状態，測定に用いられた装置によって異なるからだ．

これらの測定法のうち，BMIと腹囲を用いることが勧められる．これらは，実践的で，治療を計画し経過をみるのに十分な情報を与えてくれるからだ．BMIは肥満の代謝性の危険とよく相関し，簡便で信頼性があり，身長と体重を計測するだけで単純に数値を得ることができる．しかしながら，BMIには肥満の測定としては限界がある．まず，BMIは脂肪組織だけでなくいかなる組織の増加によっても増加する．

次に，肥満の代謝性の危険はBMIよりも内臓脂肪とより相関が強い．それゆえ，BMIは妊娠に伴う肥満のように腹腔内の脂肪の割合が少ない場合は代謝性の危険を過大評価し，ビール腹のように脂肪組織が主に腹腔内にある場合には代謝性の危険を過小評価してしまう．それゆえBMIと腹囲は治療を計画する際には両方用いられるべきである．さらに，BMIと腹囲の正常範囲が，性別，年齢，民族によって幅がある点も，この測定法の限界である．

肥満は一貫した習性や心理学的特性と関連がないことから精神障害とは考えられていない．しかしながら，不幸感や抑うつなどの精神的な徴候は存在することが多い．

腎不全，肝不全，薬物依存，妊娠などの治療選択を変える要因とともに，肥満の原因と合併症についても調べよう．

鑑別診断

BMIは水分，筋肉，糞便，尿，衣類，腹水，妊娠を区別することはできない．結果として筋肉が多い男性は女性よりもBMIが高く，重量挙げ選手は筋肉量が多いために過体重や肥満と誤診される可能性がある．腹囲とBMIの基準値は性別，年齢，民族によって異なる．中年の日本人男性は，ヨーロッパの白人にとっては「正常」な腹囲の内臓脂肪によって代謝性合併症を生じることがある．肥満の原因となる疾患は肥満の鑑別診断として考慮されるべきである．

原因，予防，予後

　肥満はそれ自体では解決せず，治療にもあまり反応しない．子どもや思春期の肥満は大抵全身の脂肪細胞数の増加を引き起こしており，それは永久的である．視床下部には全身の脂肪に対するセットポイントや固定点がある．アディポスタット adipostat（脂肪調整装置）はサーモスタットのようなものである．しかしながら，それは体重増加が10kg未満で長く続かない限り，上昇はしても下降しにくい．甲状腺機能低下症や薬物のような肥満の原因を発見して治療することで，体重減少の機会が得られやすくなるだろう．恒常的で十分な内容の活動を増やして食事摂取量を減らすことは効果がある．85％の患者は食事によって体重を減らせるが，そのうち2年を超えて体重の減少を維持できるのはわずか15％のみで，10年超維持できるのは1％のみである．例外は肥満手術を受けた人で，体重減少の成功率は50％以上である．

　肥満の代謝性の合併症は時間とともに増えていく．例えば，ビール腹の中年男性は5年以内にインスリン抵抗性が進行し，7年以内に糖尿病が，9年以内に狭心症が，11年以内に心筋梗塞が起こる可能性が高まる．

　人々の態度や行動を扱うには，肥満の一次予防は地域の共同体を中心とするべきである．肥満の子どもたちは肥満成人になりやすい．禁煙に取り組むのと同じようにして肥満の一次予防に取り組むべきである．しかしながら，肥満を予防する多くの方法は摂食障害の予防法と反対のものである．それゆえ，予防戦略は，活動と食事摂取を正常化し，メディア認識や自尊心，回復力を向上させ，肥満に対する偏見を減らす目的のもとで，摂食障害の予防もあわせて含んだものとするべきである．

治　療

　肥満の原因と合併症を治療する．図26.1は肥満の治療のアルゴリズムを示している．これはコンプライアンスを増強し，ラポールを形成する．肥満患者の心臓発作や脳卒中の危険はほとんどが肥満の代謝性合併症によるもので，肥満そのものによるものではない．よって，体重は減らなかったとし

第 26 章 肥満

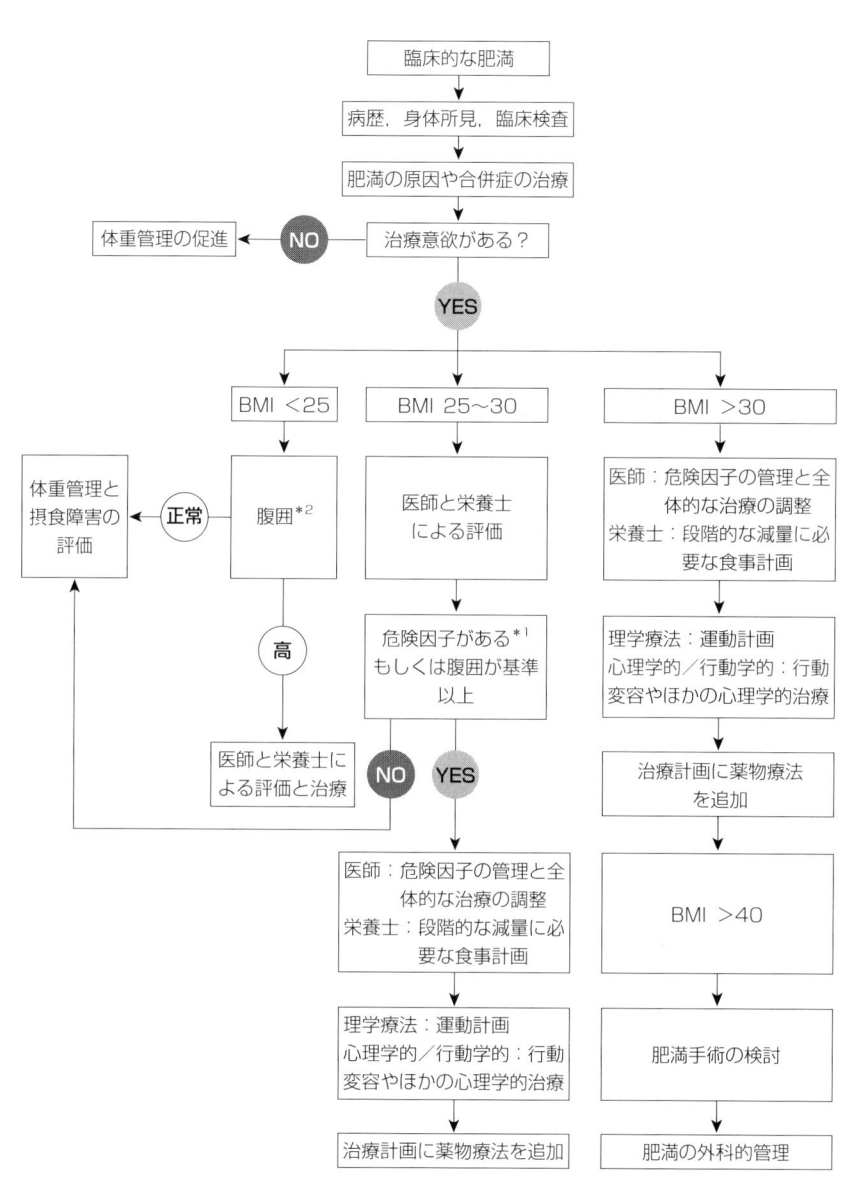

```
                    ┌──────────────┐
                    │ 臨床的な肥満 │
                    └──────┬───────┘
                    ┌──────┴────────────┐
                    │病歴，身体所見，臨床検査│
                    └──────┬────────────┘
                    ┌──────┴──────────────┐
                    │ 肥満の原因や合併症の治療 │
                    └──────┬──────────────┘
      ┌────────────┐  NO  ┌─┴──────────┐
      │ 体重管理の促進 │◄─────│ 治療意欲がある？│
      └────────────┘       └─┬──────────┘
                            YES
         ┌──────────────────┼──────────────────┐
     ┌───┴───┐          ┌───┴────┐         ┌───┴───┐
     │BMI<25 │          │BMI 25〜30│         │BMI>30 │
     └───┬───┘          └───┬────┘         └───┬───┘
```

図 26.1　肥満治療のアルゴリズム

＊1：高血圧，肥満，脂質異常症など
＊2：女性 >88cm，男性 102cm

(BMI<25 分岐)
腹囲*2 → 正常 → 体重管理と摂食障害の評価
腹囲*2 → 高 → 医師と栄養士による評価と治療

(BMI 25〜30 分岐)
医師と栄養士による評価
↓
危険因子がある*1 もしくは腹囲が基準以上
NO → 体重管理と摂食障害の評価
YES → 医師：危険因子の管理と全体的な治療の調整／栄養士：段階的な減量に必要な食事計画
↓
理学療法：運動計画／心理学的／行動学的：行動変容やほかの心理学的治療
↓
治療計画に薬物療法を追加

(BMI>30 分岐)
医師：危険因子の管理と全体的な治療の調整
栄養士：段階的な減量に必要な食事計画
↓
理学療法：運動計画
心理学的／行動学的：行動変容やほかの心理学的治療
↓
治療計画に薬物療法を追加
↓
BMI >40
↓
肥満手術の検討
↓
肥満の外科的管理

ても代謝性合併症の治療が心臓発作や脳卒中の危険を減少させるだろう．
　内臓脂肪組織によって引き起こされる高インスリン血症は大抵，時間の経過とともに進行するが，カロリー制限や運動や減量によって数週間で回復する見込みがある．

● **治療の原則**
- 明瞭で達成可能な目標を設定する．ラポールを形成し，減量の理由について話し合い，変化への意欲を評価する．段階的な目標を考慮し，体重維持から始め，代謝異常を正常化し，最終的に一歩ずつ減量を行っていく．
- 食事と活動の永続的な変化が体重の維持には必要である．肥満はほぼ常時存在する慢性疾患である．ほとんどの肥満患者が減量を繰り返し，結局リバウンドに終わっている．維持には生活習慣の長期的な変化が必要である．しかしながら，ほとんどの減量計画が費用や味覚，有効性，副症状のために継続不可能となっている．ほとんどの患者は食事と活動の永続的な変化は不可能だと信じている．食事と運動は学習された行動であることを患者に気づかせるのである．彼らの「正常」な運動と活動における永続的な変化を起こすことは可能である．食事と活動の変化を糖尿病患者やオリンピックの競技選手のトレーニングと比較するとよい．再学習は月から年単位で起こるだろう．
- 治療を個別化する．治療の効果は異なる．減量の失敗が，変化への動機が不十分なためであると決めつけないようにしたい．コンプライアンスの障害，アルコール，抑うつ，慢性疼痛，抗ヒスタミン薬のような体重増加の原因を明らかにし，治療することに焦点を当てる．

● **薬物療法**
　肥満の治療に用いられる薬物は，非薬物療法が無効で，潜在的な利益が危険性を上回るときに考慮される．薬物は食事と運動の是正を含むプログラムの一部としてのみ使われるべきである．薬物で，その使用をやめた後に長期間の減量に至ったものや，体脂肪の分布変化を示したものはない．減量用の「fen-phen（フェンフルラミンとフェンテルミン）」を内服すると心臓の弁硬化を生じるが，そのような心臓合併症は，中枢性に作用する減量用薬物を併用することへの懸念を強めている．薬物依存や薬物探索の危険を評価する．市販薬（OTC）を含む体重増加につながるあらゆる薬剤を中止する．もし薬物が必要であれば，減量や体重増加を減らすための代替手段を考える．

表 26.4 肥満手術基準

- BMI＞40kg/m²
- 18〜55歳
- 未治療の肥満の原因（睡眠時無呼吸，甲状腺機能低下症，体重増加を起こす薬物）がないこと
- 医学的管理下の食事や運動療法で成功が得られない
- 手術によって生じる真の利益がある
- 未治療の精神障害や外科手術によって吸収されなくなったり影響を受ける薬物を必要とする精神障害がないこと
- 患者が手術の危険性を理解し経過観察をきちんと受けることを承諾していること
- 手術の禁忌がないこと

●肥満手術

表26.4にあるように，患者が肥満手術の基本的な基準に当てはまるかどうかを決めるために患者をスクリーニングする．肥満手術のプログラムは手術の必要性を決定するのに個人の危険性と有益性の比率を評価しなければならない．

150以上の肥満手術法がある．適応，禁忌，結果，合併症は外科施設や外科医によって異なる．外科医に経験があって認められた術式が一貫して行われており，肥満に精通している内科専門医による評価が含まれ，標準化された術後経過観察がなされ，麻酔科医にも肥満についての経験が豊富であれば，望ましい結果が得られる可能性が高まる．

医療従事者へのヒント

- 原因（C），合併症（C），治療（T）という記憶法を使って患者を管理する．
- まず最初に原因や増悪因子を除外する．これには花粉症や慢性疼痛に用いられる抗ヒスタミン薬が含まれる．
- 次に，肥満の合併症を治療する．高血圧や糖尿病のような合併症は肥満によって生じるが，それらは標準化された方法で治療されなければならない．
- 薬物の前に食事療法，運動，行動変容を勧める．減量を維持しているほとんどの患者が食事や運動の恒常的な変化によってその効果を得ている．
- 現在における最良の治療は体重増加の予防である．もし患者の体重増加が止まったら，患者の偉大な目標の達成を助けたことになる．

・患者に評価を伝える前に肥満手術の基準をチェックする.

患者への情報提供

どうして減量の維持がそんなに困難なのか

体脂肪は脂肪組織が過剰に存在していても多くの恒常的制御により調節されている.増加したままの脂肪細胞はその原因とは無関係に新たな体脂肪量へとセットポイントを変更し直す.脂肪組織が減少してもセットポイントを下向きにする調整は生じない.結果として,肥満は慢性疾患となり,高血圧と同様に長期間の治療が必要となる.減量を維持するためには食事と活動の永続的変化が必要である.

減量を維持できるのは誰か

減量の維持は,体重増加が短期間で緩やか(通常 10kg 未満)で食事と運動の恒常的な変化がある場合や,吸収不良や甲状腺機能低下症,アジソン病,薬物や肥満手術などの減量を起こさせる状況が存在する場合は可能である.

[訳:吉田庸子]

補講　治療への展望

家族への働きかけ

家庭医の視点から

　本章への引用はすべて『The College of Family Physicians of Canada. Four Principles of Family Medicine（www.cfpc.ca）』からのものである．
　摂食障害の病因には多要素（身体的・生化学的要素，遺伝的要素，情緒的要素，性格的要素，発達的要素，家族的要素，対人関係的要素，社会的・文化的要素）が関与しているため，治療は複雑で，しばしば長期化し，チームとしてのかかわりが求められる．家庭医は大抵最初に相談を受け，鑑別がなされていない段階で疾患を扱うことに習熟している．「家庭医は，慢性疾患や，情緒的な問題，急性疾患（軽症疾患から生命を脅かす疾患まで，自らが扱い得る範囲内でかかわっている），複雑な生物・心理・社会的問題まで扱っている」．彼らはチームの一員として，あるいはチームリーダーとして仲間と協力して活動することにも習熟している．このため家庭医は，摂食障害の予防，早期診断，治療という点で重要な役割を担っており，患者の治療的管理や役割分担という点でも同様である．

予　防

　今日の知見では，摂食障害の発症には遺伝的要素の関与が指摘されているが，環境的要素もまた重要な役割を果たしているといえる．これらの発症にかかわる要素を理解することで，危険因子に応じた摂食障害の予防対策を立てることができる．取り上げられている環境因は多岐にわたる．子どもの頃に，両親が不在であったり病気がちであったり，家族の誰かがアルコール依存症であったり，家庭内で身体的・性的な虐待を経験していると，身近にしっかりとした役割モデルがないために，正しい食習慣を身につける機会が

失われてしまう．それはまた，やせた身体像に基盤をおいた社会観を強化している．摂食障害に共通するひとつの要素は，実際に体重を減らしたり減らそうと試みることである．

早期の予防対策は，幼児やよちよち歩きの子どもを持つ親を教育することである．食物に対する健康な態度，例えば幼児に厳格な食事スケジュールを強いるというよりは求めに応じて食事を与えたり，子どもに健康な選択肢を与えるよう親を励ましたりするが，どのくらい食べるべきかについては親の選択にゆだねる．

興味深いことに，摂食障害の予防対策を評価するために学校で行われた介入研究によれば，摂食障害についての情報は有益ではなく潜在的には有害であるということが明らかにされている．最もよいプログラムは，生徒の自己評価を高め，体重や食事やダイエットについての関心を弱めることのようだ．

研究者らは，摂食障害の発生率とマスメディアの影響との間に関連性があることに気づいている．精神疾患の合併は，また重要な発症予測因子である．しかし，最も重要な摂食障害の予測因子はダイエットの経験であり，このため青少年には体重の制御には運動のほうがより望ましい方法であると教えることが勧められている．

このため家庭医には，待合室から臨床現場での患者との出会いに至るまで，摂食障害の予防に参加する機会がいくつもある．すなわち，適切な教材を提供したり，不適切な書物（ファッション雑誌など）を排除したり，体重増加のため健康に問題を生じたときには適切な栄養摂取と運動により健全な体重を保つように促したりすることによってである．

スクリーニング，早期の発見，診断

「家庭医は患者中心医療という方法でその能力を発揮する．すなわち家庭医は，適切に病気を見つけるために，その感覚と熟練した経験を統合して診療に当たっているのである」．

摂食障害の原因，治療，評価についての研究は豊富であるが，スクリーニングと早期発見について記載されたものは少ない．摂食障害の早期診断と治療は，その死亡と合併症を減らす手段であると考えられてきた．というの

も，子どもでも成人でも摂食障害が認識されずに正しく診断されないと予後が不良であることが知られているからである．科学的根拠（エビデンス）は不確かではあるが，臨床的観察からは，一部の人々は自ら永続的に体重を減らし続け，危機的な体重と栄養状態になってしまうようだ．

しかし早期に疾患を同定することは，若年発症例においては問題が生じる可能性がある．特に神経性大食症では，身体所見と症状は目立たないことがあり，このため医師は診断に苦慮する．患者は症状を隠したがるし，体型が正常から過剰体重のことがあるからである．

摂食障害をスクリーニングする必要性を研究した論文の中で，その著者らは摂食障害の危険を持つ人や，すでに食行動異常を示している人を明らかにする以下の3つの質問を提案している．

1)「あなたの体型についてどう感じますか？」
2)「あなたは自分の食習慣に満足していますか？」
3)「あなたは人に隠れて食べたことがこれまでにありますか？」

これらの質問は，アルコール依存者へのCAGEスクリーニングのように，日常的で定型的な健康状態スクリーニングに簡単に組み込むことができる．さらなるスクリーニングは適応に応じて行えばよい．例えば，SCOFF質問票（p.289）は陽性率は低いが陰性的中率 negative predictive value が高く，最近の研究によると神経性無食欲症と神経性大食症の全例を発見することができたという．いくつかの研究は，直接の質問よりも自記式質問票のほうが食行動異常を発見するのに効果的であることを示している．食事摂取量を1,000kcal/日以下に制限しているか脂肪ゼロの食事をしている患者は摂食障害になる危険性が高い．加えて，最終月経を含む月経の状況を尋ねることと，全身の診察によって，摂食障害に合致する所見が明らかになるだろう．

ある研究によると，神経性大食症患者や特定不能の摂食障害患者らは，彼女らが過体重であるかどうかにかかわらず，しばしばどうしたらやせられるかについての助言を求めて受診しているという．このため，単に患者が食事や体重や体型について相談に訪れたとしても，家庭医は若年発症の神経性無食欲症の可能性を考えてさらに問診を行う必要があるだろう．定期健康診断 periodic health exam は別にしても，家庭医は，体重を減らしたいと言っているすべての女性について摂食障害の症状がないかどうか問診することを日頃から意識しておくべきだろう．

ほとんどの患者は典型的な症状を訴えないので，医師は特に若い女性を診

察するときには，摂食障害の可能性に注意すべきだろう．訴えられる症状としては，倦怠感，めまい，エネルギーの低下，無月経，便秘，腹部膨満，腹部不快感，胸やけ，慢性的な喉の痛み，動悸などがある．摂食障害の成人例は高い率で，心理的，消化器的，産婦人科的内容の相談で家庭医を訪れる．そして発症から5年以上を経てようやく摂食障害の診断に至ることもある．その場合，身体所見や検査所見が正常であるため，病歴が診断の鍵となる．

　身長と体重からBMIを計算することが，定期健康診断の一部である．身体所見で脈拍低下と低体温がみられた場合，それはある程度低栄養にあることを示している．また，思春期に達していない青少年例での体重減少は，摂食障害またはそのほかの病的な状態を警告している．これらの基本的なデータは，診療所の助手によって医師と患者が出会うのに先立って集められる．このように，摂食障害に焦点を当てた病歴聴取と身体診察によって，危険な徴候の経過を追うことができる．最終的には，診断はDSM-IV基準に基づいてなされる．

　鑑別診断には，悪性腫瘍，中枢神経系腫瘍，炎症性腸疾患，吸収障害，セリアック病，糖尿病，甲状腺機能亢進症，下垂体機能低下症，アジソン病，免疫不全，慢性の感染症，うつ病，不安障害，強迫性障害，などが挙げられる．

　感情障害，特に不安と抑うつは，摂食障害患者の合併症としてかなり多くみられ，治療を要する．特に，神経性無食欲症患者と強迫性人格障害の合併は予後が不良であるとする科学的根拠があり，強迫性人格障害が治療されると予後も改善する．

他科への紹介

　典型的には，摂食障害の治療にはさまざまな専門職がかかわっている．精神科医であれ，臨床心理士であれ，ソーシャルワーカーであれ，すべての摂食障害患者はいずれかの精神療法家に紹介されるべきである．個人精神療法，認知行動療法，家族療法では，いくらか弱いが神経性無食欲症患者への治療効果を支持する科学的根拠が示されている．しかしそれは，中等度以上の重症度の青年期事例を除いてのことだ．自助治療は神経性無食欲症患者に対しては，適切とはいえない．対人関係療法と認知行動療法については，特

に神経性大食症について良好な科学的根拠が示されている（エビデンスレベル A）．自助治療はむちゃ食い障害については良好な科学的根拠が示されており，神経性大食症についても科学的根拠が弱いながらもそれらの治療は推奨されている．

　専門の栄養士 registered dietitian は，健康的な食事内容に患者を導くよう教育し，適切な体重目標を認識しながら治療チームと協力して患者にかかわることができる．神経性無食欲症患者に対して，精神療法は飢餓状態では有効に機能しないが，栄養についてのリハビリは治療の早期の段階から始める必要がある．短期の体重目標は週に 0.5〜1.0kg の増加とし，長期の体重目標は，年齢と性を勘案した適正体重とする．さらに女性では月経と排卵の回復も長期目標とし，それらに応じて食事と間食は段階的に導入される．

　治療者と栄養士はともに，再発予防対策と同様，食事，体重，自己概念についての考えと信念を修正するために協力することができる．

　患者が嘔吐によって排出行動をしている場合，歯科治療のために紹介するべきである．構造化された枠組みの中で治療にかかわっている専門家が，相談しやすく，安定性があり，チームワークがよいことが，摂食障害患者の治療に最も効果を示す．

医学的な経過観察と外来治療

　いったん診断がされて治療計画が立てられたならば，回復具合をみたり，身体的に安定しているか，リフィーディング徴候が出ていないか，自傷行為に及んでいないか，緊急介入を要するような増悪をしていないかどうかについて頻繁な病状観察が求められる．入院の決定は，血液検査所見，心電図結果，血圧や脈拍，BMI，体脂肪の低下，希死念慮や自殺企図，ほかの衝動行為，強迫的な自傷行為など，「交渉の余地のない」あらかじめの取り決めに基づいてなされるべきである．それらの，交渉の余地のない，しっかりとして合理的な取り決めがきちんと説明され，患者を驚かすことなく継続的に実行されるならば，それらは患者に受け入れられるだろう．

　摂食障害患者の行動は観察の対象であり，食制限の程度，不食の継続期間，過度の運動，排出行動の頻度，下剤，浣腸，利尿薬，吐根，やせ薬などの使用頻度について観察する．摂食障害に関連する症状を観察することで，

潜在的な低血糖，低カリウム血症，低マグネシウム血症，貧血，不整脈などを知る手がかりが得られる．気分の症候を観察し，自殺，自傷行為などの可能性についても評価する．

身体的評価は，体重とBMIの再計算を含むべきである．神経性無食欲症患者においては，必要があり技術的に可能であれば，体脂肪の百分率も測定し計算する．血圧と脈拍を臥位についで立位で測定し，徐脈や不整脈については心電図とマグネシウムやリンを含む電解質を検査しながら経過を追う．このほか，全血球算定，尿検査，フェリチン，肝機能についても検査することが望ましい．

無月経を伴う患者では，尿妊娠反応，骨塩測定など，追加的な評価も必要である．骨減少症や骨粗鬆症は摂食障害によくみられる合併症であり，特に神経性無食欲症患者に多くみられる．骨塩密度は2年おきに検査するべきである．治療には，体重回復と栄養摂取の正常化が必要であり，低下した骨量に応じた適量のカルシウムとビタミンD摂取が必要である．エストロゲン治療や成長ホルモン投与などの追加は有効ではない．ビスホスホネートも同様に有効ではなく，生殖可能世代の女性にとって長期的安全性への懸念も残されている．臨床的に完全に回復することで骨密度も回復するが，骨塩量が必ずしも正常化するわけではない．しかし，回復につれて，中年期までの間，病的骨折は目立たなくなる．

治療は専門医の診察予約を保留にしたまま家庭医の診療所で開始してよい．抗うつ薬や抗不安薬による薬物治療は神経性無食欲症患者に対して効果が限られており（それらは抑うつや不安が並存しているときには用いられるが），オランザピンを用いた研究では有効な結果が示されている．SSRIは神経性大食症患者においてはむちゃ食いと嘔吐を減らし再発を予防するが，うつ病単独の場合に比べて高用量を用いることが必要である．ブプロピオン塩酸塩は有効ではあるが，排出行動を伴う患者ではけいれんを誘発する危険があるため禁忌である．

計画的に漸減（数ヵ月から2年程度かけて）していくことで，下剤の使用を正常化することは可能である．特定の栄養欠乏があればサプリメントで補正してもよい．

診療所での評価によって，緊急介入を要する状態なのかどうかが明確になる．推奨されている診療指針によれば，BMIが17kg/m^{2}未満であれば二次医療機関に紹介することが，BMIが15kg/m^{2}未満であれば救急，二次，三

次医療機関に紹介することが推奨されている．著明な徐脈（＜40回／分），低血圧（＜90/60mmHg），低血糖（＜3.3mmol/L），低体温（＜36.1℃），重篤な電解質異常（カリウム＜3.3mmol/L），臓器機能不全（うっ血性の障害，肝機能不全，腎機能不全，心機能不全）が合併したり著明な低体重をきたした場合は入院を要する．

　摂食障害の管理について，イギリスで発刊されているプロトコルや診療指針にどれだけプライマリ・ケア医が従っているかを調べた最近の論文によれば，十分なコンプライアンスは示されていなかった．問題のひとつとして，プライマリ・ケア医のもとでの診療時間が数分である一方，身体面，心理面，社会面にわたり包括的評価が求められているという矛盾が挙げられる．これにより，初期診療所での治療が有効であるという科学的根拠が示されてはいるが，摂食障害患者の治療はプライマリ・ケア医[訳注]の守備範囲を超えているという結論が導かれる．しかし，治療の評価と身体管理は，1週間から2週間おきに受診してもらい段階的に行っていく必要があるのである．「家庭医は患者に継続的な治療を提供する．家庭医は患者と繰り返し接触し医師患者関係を構築しながら相互交流に基づく治癒の力を引き出している」．

　訳注：患者にとって身近で，医療への最初の入り口を提供している医師を指す．家庭医，かかりつけ医などがこの役割を担うことが多い．

情緒面の支援

　「家庭医は…問題を定義し，治療の目標を定め，医師と患者の治療上の役割を分担することにおいて，患者と共通の土俵に立つ術に長けている．家庭医は，患者の自律性を尊重し，彼らが自らの健康を管理できるよう励まし，彼らにとって最も有益な形で患者に情報を提供することにも習熟している．説得的で過度に指示的なアプローチは治療同盟にとって有害であり，患者が治療的な勧告を最後まで遂行する可能性を減らすことにつながるのだが，上記のような家庭医の姿勢は，そのようなアプローチよりも優れていることが示されている．さらに生産的なアプローチは，好奇心をもって直面化せずに問いかけるソクラテス哲学の手法を取り入れることであり，情報と選択肢を与えることであり，わずかな行動変容であってもそれを評価することである．それは患者の健康を改善し，完全回復への約束を必要とせずに彼らの疾

患理解を促すことになる．医師は，患者が食に関連する考えと行動変容に直面することの難しさを理解する必要がある．というのも，これらの行動こそが，ストレスを管理しやすくしたり，制御できているという気持ちにさせたり，特別な，価値のある，成功している，などの気持ちをもたらすという，彼らにとって重要な役割を果たしているからである．医師患者関係は契約と保証という特性を持っており，患者が契約したことをやり通すことができるかどうかにかかわらず，医師による患者の健康への保証は信頼すべきものなのである」．

研究によれば，家庭医は，少なくとも神経性大食症において，患者が認知のゆがみを修正する手助けを上手に行い大きな効果につなげることができるといわれている．ある種の情緒面の支援は，患者が精神療法を受けるのを待つ間にも提供することが可能である．患者が変わっていこうとする気持ちを評価するだけではなく，医師が患者の治療意欲を強化することもできる．

家族教育と家族への支援

「家庭医は，人間の発達，家族，ほかの社会システムについての理解を応用して，患者とその家族が疾患，病気を管理するための包括的アプローチを発展させている」．

摂食障害患者は通常慢性疾患であるということを指摘しておくことは重要であろう．迅速な，あるいは単純な治癒は望めないが，回復は可能である．患者に治療意欲があったとしても体重と体型への認知のゆがみは両価的な気持ちを生じさせること，重度の摂食障害患者には認知のゆがみがあり，栄養状態が改善するまでは心理療法を受け入れようとしないことなどを理解するならば，患者家族は治療の時間的流れを受け入れやすくなるだろう．家族の誰かが支援グループに参加することは，家族の励みとなるに違いない．

専門家による訓練を受け，疾患への生物・心理・社会的アプローチを経験することで，家庭医は診断，治療，支援を摂食障害患者にとって理想的な位置に配置することができるようになる．彼らは，専門家による治療チームをつくり，調整する中心的な役割を果たし，それは第一次，第二次，第三次予防においても同様である．

[訳：太田大介]

補講　治療への展望

看　護

看護師からみた摂食障害患者の管理について

　病院や外来専門のクリニックにおいて，患者を直接世話したり触れ合う機会を持っているのは大抵が看護師である．つまり看護師は，異なる専門分野の人々が連携するような摂食障害治療の中心的役割を担っているといえる．治療の際には看護師は，医師から与えられた指示を実行し，治療の調整に応じている．しかし看護師は，ただ基本的な看護の仕事をこなすことのほかに，健康の予防学や患者や家族の心理教育，カウンセリング，臨床的な経過観察，さまざまな方面に分かれた健康の専門家の訓練といった分野に対し，自らが持つ技術を提供しているのである．摂食障害の分野でも，看護師は入院患者や外来患者に対する治療などさまざまな局面において重要な役割を果たす．看護師は，通常患者が病院やクリニックに入院を許可された時に最初に出会う世話役であり，その後一貫して患者の代弁者として動くことになるのである．

　以下の事例研究をここに取り上げるのは，看護師が摂食障害患者の初期情報を集めたり，初期介入の段階で果たす役割が，摂食障害の専門的治療を行う段階での役割と同じくらい重要なものであることを明確に示すためである．摂食障害であることを隠して病院にやってきた一人の若い女性の話をここに記載する．そこから，看護師が診断をよく踏まえた上で看護を提供するには，どのような段階を踏むべきなのかということについてのおおまかな内容がわかるだろう．それはまた，摂食障害患者の看護に関するいくつかの疑問に対する答えでもある．

症　例

　23歳の女性が，夜間の救急外来から紹介されてきた．男友達が彼女が意識をなくした状態でいるところを発見し，救急車を呼んで病院に連れてきた

のである．血液検査では，血中に睡眠薬とアルコールが認められ，血中カリウムが低値であることがわかった．病室での患者の心拍と血圧は低いままであり，心電図はQT間隔延長を示していた．彼女の酸素飽和度は室内の空気において100％であった．彼女は5％ブドウ糖液に溶いた塩化カリウムの静脈投与を受けた．朝になって患者と顔を合わせた看護師は，患者が意識混濁しもうろうとしていることに気づいた．その後，正午近くになると，患者は興奮しだした．立ち上がろうとするのだが足は機能していない．そして，耳が聞こえにくいと訴えた．看護師がこうした症状についてすぐさま報告すると，医師は診察を行った．急いでチアミンが点滴投与されると，24時間以内に症状は治まった．

解説：ウェルニッケ脳症

意識混濁状態，失調性歩行，一時的な聴覚の喪失はウェルニッケ脳症の主たる症状である．これは，神経性無食欲症からくる栄養不良により引き起こされる．また，例えばチアミンの摂取が偏ってしまっているアルコール中毒などの薬物使用患者の場合にもみられる．これを治療しないで放置しておくと，精神病的症状をきたしたり致死的となる可能性もある．ウェルニッケ脳症という診断がなされたならば，医学的な措置をとるべき徴候であると基本的には考えてよいだろう．看護師が症状について素早く報告することで，時宜にかなった介入が可能となる．患者はチアミンの静脈内投与か筋注をすぐに受け，その後数日間経口で服用する．大抵の事例では，症状はすぐに治まる．また，ブドウ糖の静脈内投与がチアミンの減少を抑えている間に，カリウムの静脈内投与を正常の生理食塩水に変更することも必要となってくる．

患者は，警戒したそぶりをみせつつも，翌日には自分が今どのような状態にあるのかは十分にわかっている様子となった．朝の所見をとっている間に，看護師はその若い女性が自分がなぜ病院に運び込まれたのかを理解しているかどうかについてたずねた．患者は処方されていた睡眠薬を飲んだことと，その後自分の神経を落ち着かせるためにアルコール飲料を摂取したことを覚えてはいたが，自分が見当識を失ったことや，別の睡眠薬を服用したかどうかは覚えていなかった．その看護師は彼女に，病院のスタッフがまず過剰服薬した薬を吸収するために活性化炭素を投与したが，救急外来で彼女がけいれんを起こしたので医師らが原因の解明を続けたことを伝えた．また，看護師は彼女の血中に，チアミンとカリウムの減少，およびアルコールと睡

眠薬の両方がみられたことを説明した．病院スタッフは，彼女の過量服薬が故意のものであったかどうかについて十分に検討し，この事例の治療計画を立てるには，患者の現時点と過量服薬時における精神状態の情報を集めなければならないという結論に至った．もしも患者に何らかの抑うつ症状が存在することが明らかならば，精神科へのコンサルテーションが必要になる．患者は自分が抑うつを感じていることや，よく眠れていないこと，この数ヵ月不安を感じ続けていたことを認めていた．しかし彼女は，自分が錠剤を手にしたとき，自分で自分の人生を終りにしようと思っていたわけではなく，ただ眠りたいと願っていただけなのだと述べた．

解説：うつ病と自殺

　看護師が患者の身体状態を評価することはもちろんであるが，患者の精神状態を判断することも必要である．うつ病の主な症状には，悲嘆の感情に加え，怒り，不眠，希望のなさ，低い自尊心，頻発する希死念慮が含まれている．消極的な希死念慮は，神経性無食欲症では普通にみられる症状である．うつ病の結果として，自殺はもともと危険が高い．患者の安全を確実にするために必要ないくつかの手段を講じた後の看護師の次の動きは，医師に対し症状を報告することと，はじめから精神科のコンサルテーションを含むような適切な継続治療を調整することである．症状の重症度によるが，うつ病が併発していても，内科的処置を行いながらその環境でうまく管理されている場合もある．しかし，自殺企図の危険がある患者を治療する場合は，安全な病棟に移送する必要があるだろう．

　翌朝，患者の毛細血管の血糖値は低くなっていた．看護師が彼女にジュースを一杯持ってきたが，患者は，自分は決して朝食を食べないのだ，と言いながら飲むのを拒んだ．看護師に何回も飲むように促されて，彼女はジュースを口にした．一方，2回目に取られた随時血糖は標準値以下であったため，医師は10％ブドウ糖の点滴を再び始めることを指示した．

解説：低血糖

　神経性無食欲症の低血糖は，肝臓のグリコーゲン貯蔵の減少により生じる．そしてそれは，蛋白質カロリー異栄養症により引き起こされる．ブドウ糖値が下がると，患者のけいれんと心停止の危険が高まる．徴候は個人によってさまざまであり，看護スタッフは低血糖がある間は，動悸についての

患者の自己申告を最初から信用してはならない．摂食障害患者が自らの身体的徴候を見逃してしまうのはごく普通のことであるし，自己の深刻な病状も否認しているため，正確な自己申告は難しいからである．当面は看護師が介入し，病院の標準的な低血糖プロトコールに従って，患者の血糖値を正常範囲内に戻すことが目標となる．そして，毛細血管中のブドウ糖値が一定となるよう監視しつつ，十分な栄養摂取を促す．特に，再び食べ始めた段階では，糖代謝は活発になり血糖値は変動しがちで，標準以下の値となることもしばしばある．毛細血管の血糖値については，食前と食後2時間の両方とも，1日に4，5回測定する．血糖値が急に下がることがあるので，夜間には追加測定する．夜の発汗は低血糖症の徴候である．

　看護師に食膳に触れていないことを指摘されると，患者は病院食は食べられないと不平を述べた．午後になると彼女の男友達が外から買ってきた食べ物を大量に持ってくるというのである．十分に食事をとった後，患者は風呂場で長時間を過ごした．その後看護師は，静脈内投与の点滴装置をつけながら，彼女が疲労困憊した状態でいるのに気づいた．「ブドウ糖って砂糖なんでしょ？」と彼女は聞いた．「なぜ，あなたはそんなに私にカロリーをとらせようとするの？」．看護師は患者に対し，摂食障害を鑑別するための検査をすることを決め，対話形式のSCOFF質問紙（p.289の付録参照）を実施した．患者は，5問のうち3問に「はい」と答えた．看護師はこれらの所見を内科医とコンサルテーション依頼した精神科医に報告した．また，病院の栄養士にも食餌療法について相談した．そして，病棟の看護師長に摂食障害の三次医療サービスに相当する補助を依頼した．

解説：早期発見

　早期に発見することで摂食障害患者の予後は改善する．しかしながら，摂食障害を評価するには難しい問題が多い．なぜなら，患者が症状を過少申告するのはよくあることだからである．患者の行動と反応を正確に解釈するためには，看護する中で患者を世話し理解することが必要となってくる．スクリーニングのためにはいくつかのツールが存在するが，多くは長すぎて，それを解釈する専門家が必要となる．しかしSCOFF質問紙は，看護師が短いくだけた形式で行うことができるスクリーニングツールの一つであり，「はい」が5問中2問以上ある場合は，さらなる検査の必要があることを示している．

表 AN1　食事支援

三次医療機関に入院した設定での栄養治療は，食事支援の提供を中心としている．食事支援とは，例えば看護師などの病院スタッフが食事している前で患者のグループが食事をすることである．それは，患者の食事環境を正常化するのを助けるなどの重要な機能を果たしている．うまくいけば，食事に続いて1時間程度患者らが一緒に残る状況となるように食後支援が行われるとよい．娯楽活動への参加や集団療法に没頭することは，どのように食後支援の時間を患者が利用すればよいのかという一例になるだろう

症例のつづき

　その若い女性患者は，1週間の入院治療を終えて内科病棟を退院した．入院中は，カリウム不足と低血糖症の治療を受けていた．退院に際して立てられた計画の中には，専門的な摂食障害治療を受けるように，という指示も含まれていた．看護スタッフはこの指示が実行されるよう働きかけ，かかりつけ医の緊急の経過観察をも手助けしていた．

　その後すぐ，その若い女性は三次医療機関の摂食障害プログラムに定められた診察を受け，むちゃ食い・排出型の神経性無食欲症であると診断された．三次医療機関の受け入れ過程には，摂食障害専門の看護師による2時間にわたる心理社会的側面を評価する面接が含まれている．

心理社会的評価
　1. 生活歴．
　2. 摂食障害の経過と現在の症状．
　3. 過去の治療歴と服薬歴．
　4. 精神的症状．
　5. 暫定的診断と治療の推薦．

　これらの評価に基づき，専門の看護師は，彼女が栄養再投与を受け，むちゃ食い・排出行動をやめるために，摂食障害治療病棟に計画的に入院することを勧めた．その若い女性は，入院の準備をするために，入院前に専門の看護師と一連の前段階の看護面接の機会を持った．看護師がこのように外来で患者と面接する目的は，患者を最初から入院計画の過程に組み入れて，予定されている特別な治療の目的について理解させることである．看護師は治療の中の特別な項目，例えば食事支援（**表 AN1**）について説明する．また，看護師は患者が治療を疑う気持ちや湧き上がってくる不安を適切に取り扱えるよう，対策を立てるのを手助けする．そして，再び食事をし始める際に起こり得る身体症状についても，前もって教えておく．前段階の看護は，

看護師にとってはより多くの評価すべき情報を集める機会であると同時に，患者にとっては乗り越えるべき困難について自分の言葉で考え，語ることが許される機会なのである．

　その若い女性は，自分が食事に苦しんでいる様子を看護師に細かく説明する中で，常に自分は朝食と昼食はとらず，何度も何度も体重を測っていたのだという事実を打ち明けた．彼女は，食事の摂取量をぎりぎりまで限られたものにするのに加え，水を飲むことも避け，自分の体重を軽いままで維持する努力を続けていた．そのため，一日のほとんどの時間を自分が何を食べるかを想像することで過ごさざるを得なかった．日が暮れる前までには，彼女の食事をしたいと切望する気持ちは強烈で頑強なものになり，結局何時間もむちゃ食いしては排出することに没頭してしまうのだった．彼女は，自分がもはや自らの行動や感情を制御できないことを恥じており，それを周囲にひた隠しにしていた．安心できるのは，眠っているときだけだった．時たま，アルコールを少しばかり飲んだが，アルコールを飲んだときは，夕食は食べずに済ますことができた．そうするとむちゃ食いと排出行動を少しの間やめることができたので，彼女はアルコールが自分の不安を落ち着かせて，食物への欲求を鎮めてくれることに気づいたのである．このような自分の日々のパターンを打ち破ることを彼女は強く願ってはいたが，体重が増えることを恐れていた．治療が始まる前に，看護師が手助けをして，彼女が意味を見出せるような潜在的変化の領域をみつけ出すことは重要である．また，患者がどの程度自分に治療動機があるのかを理解させるための援助も重要である．その中で，患者が自分の相反する感情を言葉で表現するということは，回復に結びつく前向きな第一歩といえる．

　治療前に集められた情報をもとに，看護師は，栄養が足りないこと，水分が不十分であること，おそらくアルコール依存症であること，などに焦点を当てた看護的分析をつくり上げた．治療が始まるまでに，患者と専門の看護師は，患者個人の入院目標についての簡潔なリストをつくり上げた（**表AN2**）．

1. 集団食事支援の活動に参加すること．
2. むちゃ食い・排出の悪循環を打破すること．
3. むちゃ食い・排出の代わりとなるコーピング戦略について学び，身につけること．
4. 病院から家に戻った後，さらにどんな治療が選択できるかについて調べること．

表 AN2　個別の入院目標

患者と看護師が一緒に治療の目標を決める際には，看護師は患者がわかるような言葉や専門用語を使うべきである．看護計画をさらに強化するためには，患者が自分で自分の入院目標を明確に述べることができるような，ちょうどよい短い言葉で目標を表すことが助けとなるだろう

5. 一週間は入院することを優先して，アルコール摂取を避けること．

解説：治療前

　再栄養投与のために病院にやって来た患者は，体重の増加を自分が制御できないという恐怖と同程度に，新しい環境に入ることに不安を感じているだろう．患者の治療開始の準備段階を手伝うことで，不安の大半と治療への抵抗を減らすことができる．前段階の看護は，入院に先立って専門の看護師が1回かそれ以上行う一連の面接の一つである．看護師は患者に心理教育をし，患者が自分自身の治療目標を確立するのを助ける．こうした取り組みにより，患者の信頼感は増し，患者と治療チーム間の治療同盟が構築されるのである．そして，栄養士との連携は，こうした過程を進める助けとなる．というのは，摂食障害の患者は，しばしば自分の食事の計画に興味を示すからである．それに加えて，こうした前段階の看護の中での面接は，看護師にとって患者に関する情報を集めたり，看護計画を練り上げるためのよい機会となるのである．摂食障害を専門とする臨床医らとともに動く看護師は，前段階の看護を成し遂げるだけの能力を備えていなければならない．

　治療の初期段階では，時に患者は視線が合うのを避けたり，面接している看護師に対してさえ最小限の言葉しか返さず，非常に用心深くふるまう．こうした反応は，患者が内心でどれほど怖がっているかということを表している．したがって，患者が心の中に隠している心配事については，まず看護師のほうから焦点を当てなければ変化は期待できないだろう．看護師が患者を理解していることや，信頼関係を築きたいと願っていることなどを自由に言葉にすることで，患者は自然と会話しだすだろう（例えば，「もしも私があなたであれば，たった今～と感じるでしょうね．まあ，正確にはわからないけれど．だからあなたが自分にとって何がよいのかを私がわかるように教えてくれるといいのだけれど」というように）．また，看護師の口調によって患者の答え方は変わっていくものである．患者に対して関心を持ちつつ，裁くことなく，温かい心情を伝えるということは，患者の信頼感を育てる助け

となるだろう．

症例のつづき

その若い女性は3週間の予定で摂食障害専門病棟に入院した．治療の最初の日，彼女は不安に駆られた．驚かないようにと前段階の看護で十分準備していたにもかかわらず，やはり驚きを感じてしまい，病院に来るという自らの決定は間違いだったのではないかと考え始めた．担当看護師は，変化しようとするときには，相反する気持ちが生じるのは自然であると説明し，患者の気持ちを支え，病棟で落ち着く時間がとれるように彼女を励ました．このように，患者の奥に潜む気持ちを認めて取り上げることで，患者は現在の入院環境に踏みとどまり，摂食障害を治療しようという決意を維持することができる．

しかしながら，最初の36時間が過ぎた後，看護スタッフは彼女が不安気でいらいらしている時間が増え始めたことを見てとった．彼女は疲れたと不平を言い，神経質になり，はっきりと考えることができないようであり，両手の筋肉は細かく震えだした．医師は彼女を診察し，彼女の症状はアルコール離脱症状に合致すると診断した．優しく尋ねると，彼女は，病院に入院するまでの間，飲酒をやめられなかったことをしぶしぶ認めた．彼女は徐々に減薬していく形で鎮静薬の処方を受け，生理食塩水の静脈内点滴投与が行われた．彼女は徐々に減薬してゆく形で鎮静薬を処方され，生理食塩水の静脈内点滴投与が続けられた．断酒が彼女の心理に与えた影響としては，食事支援や入院患者の集団療法プログラムへの参加が明らかに減ったことと，感情的にも不安定な様子になったことが挙げられる．彼女は，夕方の早い時間に特に落ち着かなくなったが，その時間帯は彼女がかつて飲酒するか，むちゃ食い・排出行動をしていた時間帯と一致していた．そうした禁断症状に加えて，食事支援が終わった後の時間に胃の中に食物が入っている感覚に耐えるのは，彼女にとっては非常に大変なことであった．しかしながら，7日も経つと彼女の気分は安定し，精神的な集中力は改善し，集団療法プログラムへの参加に興味があると口にするようになった．

解説：薬物依存

薬物依存と摂食障害が併発していることは，珍しいことではない．もっとも，そうした事実は明るみに出にくく，多くはこのことを患者自身が問題と

して捉える心の準備ができている場合に限られる．摂食障害と薬物依存の間に関連と相互作用があることを洞察できている患者は，ほとんどいないだろう．理想を言えば，摂食障害の集中治療の前に，アルコールからの離脱の段階を別の病棟で終えられるとよいだろう．しかし，もしもこういった病的症状が入院治療中に現れたならば，そこで離脱症状を管理しなければならない．その若い女性には，ベンゾジアゼピンが漸減しつつ投与され，けいれんに注意しながらの観察がなされた．この事例において，三次医療機関の看護スタッフは，アルコールの摂取を突然やめることと，むちゃ食い・排出行動をやめることとは結びついているのではないかという疑問を患者に投げかけた．適切に患者の気持ちを支えることはきわめて重要であり，断酒の後に起こるであろう抑うつ症状を見越したものである．これら併存する二つの行動（むちゃ食い・排出行動とアルコール摂取）は，実は両者ともストレスに対処するための努力であり，両者が密接につながっていることを患者が理解できるよう手助けする必要がある．それにより，患者に回復への意味のある枠組みを提供することができる．薬物依存と摂食障害の治療を統合することは，こうした二重の問題を抱えて苦しむ患者を看護するときの前向きな一歩となるのである．

　離脱症状が和らぐと，看護の焦点は摂食障害の取り扱いに戻った．引き続きその若い女性には，当初からの看護師が割り当てられた．彼らは，前段階の治療で患者が決めた個人としての目標をともに振り返った．また，彼らは毎日一対一の面接を予定に入れた．その内容は，気持ちの支援と心理教育や心理的スキルを向上させることの両方であった．その若い女性は，摂食障害が望ましくない気持ちを抑圧する手段としてどのように働いているのかをよく理解し始めた．そして飲酒もまた，彼女が「無感覚になる」のを助けていることも．次に彼らは，入院時の取り決めを振り返ることに焦点を当てた．その女性患者は，次の1週間の目標を，食事をしているときと食事を終えた後に感じる不安に耐える力を鍛え，排出行動に頼らずにほかのさまざまなコーピング戦略を練習することに決めた．最後の1週間は，彼女の目標は，自分が家に戻ったとき，自分で回復を管理できるような準備をすることになった．そして看護師は，患者を支え力づける介入方法をよく検討し，状況に応じて看護計画をつくり変えた．彼らは患者とともに，患者自身の日常生活に近い環境を設定し，食行動を自ら普通にできるよう，退院後へ向けての一連の計画を進めた．例えば，最も初期段階として彼女は病院のコーヒー

ショップで軽食を食べなければならなかったし，二番目の段階として，男友達と食事をしなければならなかった．最後に彼女は家で一泊して，食事をつくってみた．それぞれの段階の後で彼女は看護師と会い，自分がどう進歩したかを一緒に振り返り，そこで直面した困難に合わせてコーピング戦略を修正していった．治療の初期段階から，患者を退院させる際の計画の重要性を看護師は常に心にとどめていたので，治療チームとの会議では適切な経過観察が行われるよう調整を始めた．考え得る適切な選択肢は，入院による摂食障害治療，外来通院による食事支援，依存症のカウンセリング，精神医学的また内科的な経過観察であろう．

しかしながらその間に，リフィーディング症候群の徴候が現れ始めた．検査所見では，マグネシウムと血糖値はともに低下していた．患者はふくらはぎがけいれんしていると訴えた．また，顔と足首が腫れてきた．指は膨れすぎて，指輪がはまらなくなるほどであった．そして，何日も腸の動きがなく，腹部膨満がみられた．彼女は，腹部が膨満しているにもかかわらず静脈内投与を再開しなければならないのだろうかと，不安に駆られていた．さらに，低血糖を抑えるための経鼻胃管栄養チューブを続けることが最初の処置であったのだが，その若い女性は治療チームに対し，不信感を表し始めた．「あなたは私に，本当によくなってきたって言ったじゃない」と不平を言った．「なぜ私は，お腹がパンパンに膨れているのに，もっと飲み物を飲まなければならないの？ なんで私は静脈投与をされなければならないの？ なぜ，自分でテーブルで食べられるのにわざわざ栄養チューブをつけなければならないの？」看護師は，彼女が現在経験している症状は予期されなかったものではなく，彼女の責任や過ちによるものではないということを時間をかけて保証した．反対に，リフィーディング症候群の症状が生じているのは彼女が真面目に栄養治療に取り組んでいるからであることも伝えた．さらに，彼女は，自分にいくつもあった選択肢が奪い去られてしまったこと，特に退院が低血糖から回復するまで延期されたことにより，取り乱していた．「こんな治療なんて全く意味がない」と彼女は不平を述べた．「どうしたら，私は以前よりも悪い状態になれるのかしら？」．

解説：思いがけないことでも切り抜けられるよう患者を援助すること

治療計画を不意に変更するということは患者にとって不安なものである．患者は前段階からそのようなことがあるかもしれないと心理教育をされ続け

てきたにもかかわらず，いざ現実に体験すると全く対応できない．再び食べ始めることで生じる症状の衝撃を，患者はしばしば何か非常に思いがけないものとみなす．そのような時期には，患者が治療チームに対して抱いていた信頼は揺らいでしまうし，何より差し迫った心配事は，患者が治療に従わなくなる危険が生じることである．看護師は，治療同盟を維持するための手だてを講じようとするだろう．必要なことは以下の2つである．

1. 気持ちを支えること．
2. 治療を続けるべきであることを率直で前向きに理論的根拠をもって説明すること（**表AN3**）．

気持ちの支えは，患者の話をしっかりと聞いた上で反応を引き出し，彼女が何について心配しているかを十分に認めていくことで伝えることができる．彼女が拒んでいる治療の細かな一つ一つの内容（例えば経鼻胃管栄養のチューブを始めたこと）を取り上げて対話するには，看護師は理性的であることを心掛けながら，患者が理解できるような専門用語を使わねばならない．こうしたアプローチは，自律性のある人間としての意識を患者自身に持たせるのに重要である．たとえ彼女が看護師の述べる理由に合意しなくても，大抵の事例では患者は治療に応じようとし始める．同時に看護師は，患者の状態の評価も行う．彼女が現在経験している深い抑うつは，彼女に新しいコーピング戦略を実践する機会を与えてくれるともいえる．あるいは，抗不安薬を処方することが必要な場合もあり得る（**表AN4**）．

低血糖から回復する速度はゆっくりではあったが，10日が過ぎると最終的に，経鼻胃管栄養のチューブによる治療は終了した．電解質異常は補正され，腹部の膨満と便秘は改善し始めた．患者はエネルギーに満ち，今では頭がはっきりしてきて，ちゃんと考えることができると報告した．

彼女の栄養面での進歩はゆるやかなものであった．再び食べ始めてから3週間で，彼女の体重は43kgから46.5kgに増え，BMIは15.8から17.1となった．ただし，栄養を再び摂取し始めたことで，水分は貯留される傾向になり，電解質バランスが崩れ，脱水症状が起こってきた．最初の2kgの体重増加は，浮腫によるものと考えられた．一方で，皮下脂肪から測定された本来の組織の増加は，1週間におおよそ1％の割合と非常にゆっくりと進んでいた．看護師は，患者がもうやめようという気持ちに常に駆り立てられているにもかかわらず，自分で飲み物を消費し続けていることの素晴らしさを懸命に彼女に説明した．そして，21日後，浮腫が解消し始めるという徴候

表 AN3　リフィーディング症候群についての患者の質問にどう答えるか

Q.	なぜ私のお腹はすでにパンパンなのに，飲み物を飲み続けなければならないのでしょうか？
A.	腹部の膨満（浮腫）がなぜ起こるのかというと，あなたの身体の電解質がバランスを崩しているからです．電解質の代謝が正常化するかどうかは，あなたが十分に飲み物を飲むかどうかにかかっていて，脱水が残っている限り電解質バランスの乱れは続いているといえるでしょう．一方，飲み物を飲むことでバランスは調整され，実際に浮腫はなくなります．もし脱水がひどければ，静脈内投与によってあなたに水分を与えることが必要です
Q.	なぜ私のふくらはぎはけいれんするようになったのでしょうか？
A.	筋肉のけいれんは再び食べるようになった時期に起こります．なぜなら，電解質（マグネシウムとカリウム）のバランスの乱れによる症状だからです．同じ理由から，あなたの心臓がドキドキするかもしれません．しかし，これらの徴候はよい徴候です．食物をとることによりあなたの身体の代謝が正常化している，ということを示しているのです
Q.	なぜ，私はテーブルについて自分で食事ができるにもかかわらず，栄養チューブを使わなければならないのでしょうか？
A.	ほかの人と比べて，血糖値が低くなりがちな人がいます．また，血糖値は食後には揺れ動いてしまい，十分な量の糖の貯蔵が身体にないと血糖値は急降下してしまうのです．一方で，そうしたことはあなたの身体の代謝が改善してきているということを示すよい徴候でもあります．しかし，未治療のままでいるとけいれんや突然の心停止をきたす危険な状態に陥ることがあります．このために，持続的な経鼻チューブによる栄養投与で貯蔵の不足を補って血糖の急降下を調整するのです
Q.	なぜ，便秘であっても食べ続けなければならないのでしょうか？
A.	便秘とは腸の働きが低下しているために起こるのです．食べ物を食べて消化することで腸の働きが改善され，正常な機能を取り戻すことができるのです
Q.	これらの余分な水分はすべてが体重に加算されるわけではないのですよね？
A.	はい．電解質が正常に蓄積されたならば，あなたの身体は余分な水分を腎臓を通して排出するでしょう

表 AN4　抗不安薬と入院治療

　自律性という概念は，患者が摂食障害の治療を受ける際には重要なものである．患者は，抗不安薬を飲むことは，自分が自律的にふるまう力や，自分から変化に立ち向かおうとする力を奪うと受け止めるかもしれない．こうした理由から，患者が処方された薬を飲むのに抵抗する場合がある．別の事例では，患者は心理療法の中では経験する必要があるとされる「無感覚になる」ための手段として，そういった薬を得ようとするかもしれない．したがって，抗不安薬の最適の投薬量は，患者が治療に積極的に参加できる能力を残しつつ，患者の焦燥を軽減するというバランスに行き着くだろう．一方で，急な不安発作が起こった場合は即座に適切に処置せねばならないし，そうなると患者に鎮静をかけることは，しばらくの期間避けられない．ほとんどの場合，患者の不安は注意深く処方された比較的少量の抗不安薬に十分反応する

がみられた．

　しかしながら，栄養状態が改善されるにつれ，彼女の感情の激しさは強烈なものとなってゆき，不安と感情の洪水に襲われる時期を経験し始めた．これらの反応は彼女を悩ませたが，看護師に助けられることで，彼女はもしそうでなければ摂食障害による行動が自分を無感覚にしていたのだという痛ましい気持ちを抱きながら座っているだけの余裕を持つことができた．この間に彼女は，例えば漸進的筋肉弛緩法や日記療法，あるいは自己鎮静法 self-soothing[訳注]などの技法を試してみた．彼女にとっての心理療法の目的は，自分の抱く深い抑うつを耐え抜く訓練をすることなのである．看護師の役割は，患者の安全を保証することであり，それは一つには，彼女が自分のその時々の気持ちに耐えられるよう訓練する際にその気持ちを支えることであり，また一つには，例えば急な不安発作が起こった場合に抗不安薬を提供するなど，必要に応じて介入することである．

　　訳注：気分転換，ほかのことをする，などによって自らの不快な気分を落ち着かせること．

退院計画

　治療の最後の数日間に，その若い女性は自宅へ帰る準備を始めた．彼女は看護師と一緒に自分の進歩の跡を振り返り，退院後も継続する食事計画の目標に焦点を当てた．それは，彼女が退院へ向けての段階的なスケジュールを利用して，退院後の食事がうまくいくかどうか試してみた計画だ．彼らは，彼女の退院後の経過観察について読み返した．それは以下のようである．

- かかりつけ医による内科的な観察．
- 隔週での，摂食障害の出先機関に属するカウンセラーとコーヒーショップでの面接．
- 毎月の栄養士による健診．
- 薬物とアルコールに関するカウンセリングサービスの電話番号．
- 地域のメンタルヘルスプログラムによる精神医学的経過観察．
- 動機づけ心理療法を中心とした外来患者グループの集まりへの出席．

　それから，最後の一対一面接の中で，その若い女性は自分に退院の許可が下りた後，むちゃ食いと排出行動をしたことを看護師に打ち明けた．彼女は体重増加の恐怖が自分を圧倒したことと，摂食障害を脱しようという試みが彼女にとっては親しい友達を失うように感じられてしまうのだということを

説明した．看護師は共感を持ってそれに応え，ちょっとした間違いは回復過程の中で普通に起こってくることであり，時にはそうしたこともあるのではないかと予想していたから大丈夫であると彼女に保証した．看護師はまた，彼女が成し遂げた前向きな進歩について十分な時間をかけて強調した．例えば，以前は見ようとしなかったり，隠したままにしてきた深刻な状態に，現在の彼女はしっかりと向き合っているということ．あるいは，体重増加の恐れに立ち向かおうとし続けてきたではないかということ．自分の歪んだ身体イメージの感覚に疑問を呈し始めたではないかということ．前向きなコーピング戦略を促進し，それらを実践に移そうと試みたではないかということ．そうした看護師の働きかけにもかかわらず，その若い女性は自分が失敗者であるのだという考えに固執し続け，自分が摂食障害を本当に克服できるのだろうかという疑問を呈した．

解説：絶望と看護師自身の気づき

落胆するような結果に向き合ったとき，看護スタッフは患者を心配したり，自ら進んで患者の欲求不満や絶望を引き受けようとするかもしれない．看護師は，即座にその問題が解決されなければ，患者が治療に抱いている信頼を揺るがしてしまうだろうし，行動のための「治癒」が得られなければ，今後内科的にも精神医学的にもさらに危険な状態になるだろうと恐れるかもしれない．そんなときに，摂食障害の経過はしばしば長引くものであるという事実や，多くの患者は長期間にわたる継続治療を求めているという事実を正しく認識することで，介護者が引き受けがちな余計な心配事のうちのいくつかを引き受けずにすむだろう．そうであったとしても，彼女がきちんと回復への疑いを言葉に出して表現することは前向きに捉えてよい．患者が，自分の目の前にある越えるべき壁がどのくらいのものであるかを正しく見積もる作業は，往々にして必要となる過程なのだから．同様に，絶望はしばしば相反する感情を表現する中で現れてくる．そのような相反する感情は，心理療法における動機づけ面接の枠組みの中で，前向きに変化を試みることが大切である．

そうはいっても，熟練した臨床医でさえ，摂食障害患者を治療する際には大抵，欲求不満や不安に陥る瞬間があるものである．こうした役割を効果的に行うためには，看護師自身が気づきを得ることと，前向きな感覚を維持することの両方が求められる．看護師は特に，彼／彼女自身の性格的偏りと，

健康，栄養，食事への信念を意識していなければならない．看護師は感情を制御する力を持っているはずであり，正確に自らの感情を把握し，治療関係への影響を調整することができる（**表AN5**）．

表AN5 摂食障害を看護する際の自己の気づきへの鍵

1. 自分自身の反応の仕方と偏りを知っておくこと
2. 自分にとっての慰めや，自分自身の性格を理解しておくこと
3. 栄養と食事ついての自分の信念について理解しておくこと．（こうした自分の信念を患者との問答に持ち込むことは差し控える）
4. 職権が侵害されたとき，自分が持つ支配観と相手に合わせる準備の両者に気づいておくこと
5. 転移と逆転移*（看護師と患者の関係における）の影響について注意しておくこと

*転移とは，自分では気づかないうちに患者が治療者に向けてしまう，対人関係におけるさまざまな感情である．同様に，逆転移は，治療者が患者に対して向ける感情を指している．両方とも人が人と付き合っていく中で，普遍的にみられる反応である．転移で気をつけなければならないのは，知らぬ間に困難な状況に陥る可能性があることである．逆転移は治療者が目標を維持する能力を侵害するような，否定的な感情と不安を引き起こす可能性がある．

附　録

摂食障害のスクリーニングのためのSCOFF質問票

・お腹がいっぱいになると具合が悪くなりますか？
・どのくらい自分が食べてよいのかわからなくなり，食べるのをやめられなくなりそうですか？
・最近3ヵ月で1ストーン（14ポンドまたは6.35kg）以上体重が減りましたか？[訳注]
・周りの人からやせていると言われても，自分では太りすぎていると信じていますか？
・食物に日常生活全般が支配されていると感じていますか？

結果の解釈：

　もしあなたの答えがすべての質問で「いいえ」であれば，この質問紙では，あなたは摂食障害ではない，ということになります．もしまだ自分が摂食障害ではないかと疑うのであれば，医師に診てもらいましょう

　もしあなたが1つ「はい」と答え，ほかの答えがすべて「いいえ」であれば，この質問紙では，あなたは摂食障害ではない，ということになります．しかしながら，この場合は，あなたが食物や自分のボディイメージに対し何らかの問題を抱えていることになります．もし，まだ自分が摂食障害ではないかと疑うのであれば，医師に診てもらいましょう

　もしあなたの答えに「はい」が2つ以上あるのなら，この質問紙では，あなたは神経性無食欲症か神経性大食症かもしれない，ということになります．これは，正式な診断ではありませんが，あなたが摂食障害であるかもしれないという可能性を示しています

訳注：1ストーン（英国の重量の単位）＝14ポンド＝6.35kg．

出典：Morgan JF, Reid F, Lacey JH. The SCOFF questionnaire：assessment of a new screening tool for eating disorders. British Medical Journal. 1999；319：1467-1468.

[訳：富永和喜]

補講　治療への展望

食事療法

栄養士の視点

　精神，スピリチュアル，身体といったさまざまな側面での回復を援助する全体的アプローチのために，摂食障害の治療チームの各メンバーは専門技術を提供する．栄養面の健康の回復には，思考，感情，食行動，摂食の複雑な関係を詳しく知っている熟練した臨床医による継続的な支援が必要となる．専門の栄養士 specialized dietitians は，栄養障害の評価，管理に必要不可欠な知識を持つ唯一の医療従事者である．栄養士以外の栄養の知識は，たとえ正規の訓練を受けていたとしても不適切である．したがって，他職種にまたがるチームアプローチには効果的な栄養評価，教育，支援を行う専門の栄養士による指導を含めたほうがよい．

専門職としての能力と信頼を育むこと

　摂食障害の症状の中心にある，心理的，感情的，スピリチュアルな問題はかなり大きいので，専門栄養士は一連の多様な精神療法や対人関係の技術に精通しておく必要がある．摂食障害を治療する心理士や治療プログラムの大部分では，患者が回復や治癒に向かうよう援助する方法として複合的な精神療法的アプローチが採用されている．最近の多くの治療戦略と技術は，認知行動療法的アプローチ，動機づけ面接法，弁証法的行動療法，ほかのマインドフルネス[訳注]，受容に基づく治療実践などをその根源としている．ほかの摂食障害にかかわる臨床医たちの仕事と軌を一にさせるために，専門栄養士はこれらの心理療法の中核原則を理解し，栄養カウンセリングに取り入れていくほうがよい．

　「栄養療法士 nutrition therapist」とは，栄養教育の典型的な動機づけの

ための教材を通して，あるいは，食べることや食物と結びついた思考，感情，行動に根差した治療向けのテーマを通して，患者を導く栄養士である．この領域の正式な訓練を受けていない栄養士は，さまざまな心理療法による介入の理論的，実践的見地を応用する自信を持てない．さらに，彼らの役割の定義，役割の限界，治療チームの文化が枠を決める専門職の境界についての合意不足から，多くの専門の栄養士はカウンセリング技術を彼らの仕事に取り入れることをためらっている．これらの障壁を克服するために，栄養士は基本的な栄養指導や介入の枠を超えて能力を伸ばす目的でいくつかの違った方法で知識と技術を広げていってもよい．

1. 支援システムを発展させる．近代的な技術の進歩により，ほとんどの栄養士は専門栄養士との関係を簡単に築き，摂食障害治療に関連する経験や重要な事柄を共有することができる．摂食障害患者にかかわるという，求められるものが大きく，絶え間なく変化する挑戦に会員が取り組むための対策を練ることを援助する特別講習をいくつかの栄養関連の協会が開催している．また他職種にわたる視点は，より創造的で全体的なアプローチによる栄養カウンセリングのきっかけになるので，栄養士はほかの摂食障害の治療医と相互に支援協力体制を築いたほうがよい．

2. 指導を求める．治療チームの一員として働いている，もしくは治療者と連携している栄養士は，カウンセリング能力を高めるため，指導やスーパービジョンを継続して受けたほうがよい．ちょうど栄養士が栄養についてチームのメンバーに教育するように，プロのカウンセラーは転移，逆転移，分裂（スプリット）といった一般的で重要な心理療法での力動について栄養士が理解，認識，対処することを手助けしてくれる．

3. 率直に協力する．栄養士と臨床心理士が専門家としての信頼を確立し，高度な透明性を維持することが不可欠である．摂食障害患者は，主治医の役割に疑問を投げかけたり，役割を不明確にしたりする傾向がある．そのため，共通して受け持っている患者とのセッションで対人関係の難しさや精神力動的問題が浮かび上がってきたときは，臨床心理士に相談することが重要である．意図的（もしくは潜在意識下で）患者が栄養士に感情の話をして，臨床心理士に栄養の話をして起こすスプリットや回避は，両者が一体となったアプローチによって緩和される．

4. 役割の柔軟性について話し合う．栄養療法に従事する栄養士は，適切な訓練を受け，治療チームのメンバーたちと役割分担や責任について率直

に話す必要がある．栄養療法が栄養教育よりも明確に優れているところは，前者は心理療法のセッションの間，患者の摂食，体重，体型へのこだわりを最小限にできる可能性を秘めていることである．もし栄養関連の症状と特異的な食行動の感情的，相関的結びつきについて栄養士が探求するなら，臨床心理士は体重，体型へのこだわり，摂食の範疇を越えた核心的な精神的問題についてもっと時間を使うことができる．

5. 正規の訓練を求める．摂食障害を治療するのが初めての栄養士は，この領域の経験のある栄養士から特別な訓練をしてもらうように頼んだほうがよい．ほかにも摂食障害カンファレンス，地元の大学でのワークショップ，ウェブ放送やウェブでの通信教育のような教育の機会がたくさんある．どの教育や訓練を受けるかを決めるときには，摂食障害や栄養の枠組みを越えて考えたほうがよい．多くの摂食障害患者は，依存，パーソナリティー障害，強迫性障害，スピリチュアルな葛藤もしくは内科的，代謝性合併症（例えば糖尿病，アレルギーもしくは消化器疾患）といった問題を同時に抱えているからである．どのメンバーを特別な講義やカンファレンスに参加させるかを治療チームが決めるときに，栄養士は候補から外されるかもしれない．そんなとき，栄養士はチームリーダーに栄養以外の問題が摂食や食行動に大きな影響を及ぼしていることを思い出させる必要がある．最後に，最新の科学雑誌，本，ワークブック，専門家向けウェブサイトも役立つ情報や案内を提供してくれることを付け加えておく．

訳注：マインドフルネスとは，今の瞬間の感覚，内的体験に注意を集中し，無評価，無批判に受け入れるという介入法と，それによって達成される心理状態の両方が含まれている．東洋的な禅的瞑想から発展し，新しい世代の認知行動療法として注目されている．

信頼関係と信頼感の確立

摂食障害患者にとって栄養士との約束は，食物，体型，体重に関連した感情，経験，恐怖を探究し克服する機会を意味する．これはしばしば強烈で，感情的に脆弱な過程であり，治療関係の中に十分な信頼感を必要とする．カウンセリングの力動では信頼にはお互い請け負うことが必要となるが，摂食障害患者に対しては，まず栄養士が専門家として人間として信頼に値するこ

とを示す責任を負うほうがよい．したがって，専門の栄養士の継続的な課題は次の２つの要素となる．①患者が自身の体への信頼を再確立できるよう助ける，②カウンセリングに参加することが十分安全だと患者が感じ続けられるように，専門家としての信頼性を確立し，維持する．専門の栄養士 specialist dietitian は摂食障害患者のすべての治療的相互作用の基礎が信頼であることを意識し続けたほうがよい．

摂食障害は，ラポール[訳注]を維持しようとする栄養士の挑戦を複雑にする．社会的，心理的，スピリチュアル，そして身体的問題の苛立たしく，込み入った相互作用に関連することがある．中立的で信頼感を与え，それが印象だけでなく実際そうであるために，専門の栄養士は患者への逆転移の根本原因について深く理解しておく必要がある．逆転移は，治療者の未解決な葛藤に基づいた反応とほとんどの場合定義される．怒り，いつくしみ，悲しみ，自己防衛，不安，過度な同一化，退屈，撤退したい気持ち，共感の欠如といった，幅広い消極的，積極的な反応を潜在意識下の反応がもたらすことがある．常に逆転移を疑う姿勢を持ち続けることや，同僚との事例検討は逆転移を同定するのに役立つ．

したがって専門の栄養士は，患者との健康で，信頼し得る関係を維持するために高度に内省する義務がある．この過程は繊細な作業なので，困難な状況に陥ったときにはそれが耐えがたい仕事のストレスとならないよう，栄養士は援助を求め，自らの成長につなげるようにしたほうがよい．自分の仕事の成否を患者の経過で判断しないように特に注意したほうがよい．ほとんどの患者がさまざまな程度の再燃や平坦でない治癒・回復過程をたどることを考えると，こういった判断は健康的でも現実的でもない．究極的には，特別な栄養の助言や特別な介入ではなく，治療者−患者関係自体が病気を治癒するといえる．

訳注：治療者と患者が互いに信頼し，安心して感情を交流できる心的融和状態

栄養評価

他領域で実践されている栄養評価と同様に，最初の栄養コンサルテーションは情報収集に主に焦点を当てる．専門の栄養士は簡単な内科的既往歴，社会歴，家族歴，体重変動，食行動，運動，むちゃ食い・排泄や下剤の使用と

いった摂食障害に関連する症状（**表AD1**）について情報収集する必要がある．摂食障害についての患者の理解度や，回復過程においてどのような栄養補助を患者が望んでいるかについても評価し調査したほうがよい．そしてもちろん，最初のセッションの鍵となる焦点は強力な治療関係の種をまくことだ．この疾患においては，食事の問題は複雑なので，最初の評価はほかの一般的領域の栄養療法よりも多くの時間を必要とするかもしれない．さらに，患者に低栄養や薬物療法による認知障害がある場合，最初のセッションは建設的ではないかもしれない．そのような場合，まずは患者の臨床的データを収集して，栄養に関連する心理社会的要因についての話し合いは後ほどまで待つほうがよい．

変化への準備の評価

最初の栄養評価の間に専門の栄養士がするべき重要なことは，患者が病的行動に支配された生活様式を変えたいと願っているのかどうか，そしてなぜそう思うのかを調査することである．もし患者が明らかに限定された行動を維持しようとするなら，その後のカウンセリングではこの両価的な気持ちを扱うよう努力することが最善かもしれない．また，栄養士は患者が食行動を変えようとしているのは他人のためなのか自分のためなのか確かめたほうがよい．もし患者の治療動機が自らによるものでないのなら，その患者にとって摂食障害という病気が果たす役割と価値について考えていくことに栄養療法の焦点を当てたほうがよい．

リフィーディング症候群

リフィーディング症候群は，飢餓もしくは低栄養の人間が経口，経腸，経静脈的栄養法で妥当な量の栄養を摂取したときに起こる一連の栄養障害として特徴づけられる．リフィーディング症候群についての詳しい総説では，この状態を同定し，予防し，治療するために栄養士が補充すべき鍵となる栄養目標が強調されている．この症候群の臨床的な徴候としては，重度の体液移行，低リン血症，低カリウム血症，低マグネシウム血症，チアミン欠乏，そ

表 AD1　栄養アセスメントに含まれる要因

身体測定	身長，最近の体重，BMI
体重歴	子どもの頃から現在までの 　　最大体重，最小体重，体重変動 　　家族の体重歴の概観
食事歴	子どもの頃から現在までの 　　食行動とそのパターン 　　宗教的，スピリチュアルな食習慣
最近の摂食パターン	過去 24 時間の思い出し 水分補給のパターン／水分摂取量を含む アルコール摂取量を含む 摂食と食物のルールと儀式 会食のパターン料理／食材準備／買い出しのパターン カロリー計算，炭水化物や脂肪回避
栄養に関する信念，知識	栄養に関する誤解／一般的な神話 食行動の正当化へのスピリチュアリティーや信仰の使用 どのようにどこで栄養教育や栄養情報に接しているのか （雑誌，友達，特別なサイトやブログ，他のオンライン情報源）
摂食障害の症状	むちゃ食いのパターンと誘因 排出行動のパターンと誘因 食事制限のパターンと誘因
下剤使用／利尿薬／ ダイエット薬／腸洗浄	
活動と生活様式	運動，社会活動，社会的な交流のレベル
臨床データ	月経歴と現在のパターン
骨密度（もし利用できるなら）	
生化学的データ	電解質，リン，マグネシウム，亜鉛，フェリチン，ビタミン B_{12}
内服薬とサプリメント	代謝に影響したり食欲抑制や食欲増進の作用のある薬を確認する
合併症診断	依存症／薬物乱用，代謝，糖尿病，内科的問題，ほかの精神疾患
変化への準備	各症状や各行動に変化する動機を個別評価 変化が自らの希望か外からの働きかけなのかの評価
栄養目標	目標と各個別の症状を変えることへの意欲とがどのように関連しているかを記載

して脂質と糖の代謝異常が挙げられる．このような代謝異常の合併症は重度の神経，心肺，血液，神経筋系の症状をきたし，その結果突然死を招く．

　専門の栄養士は患者や医療従事者の教育も含め，リフィーディング症候群の危険を評価し，それを低下させる重要な役割を果たす．可能であれば，栄養士は特別な治療や予防的指示を展開するために，内科医，看護師，薬剤師と協調したほうがよい．患者が代謝的にしっかり安定するまでは，電解質やビタミンの監視と補給を同時に行いながら，栄養補給をゆっくり，注意深く始めざるを得ない．摂食障害患者は，その体重にかかわらず，マグネシウムの経静脈的補給を必要とすることが珍しくない．総カロリー投与量を計算するときに，経静脈的ブトウ糖注射の速度を監視することも必要不可欠である．この方法での炭水化物の補給は一般の入院患者に最もよくみられる低リン血症の引き金の一つになっている．

食事計画

　圧倒的多数の摂食障害患者は，空腹や満腹のサインをもはや認識したり，信じることができないと考えている．栄養士は，再訓練を通して食事と水分摂取の健康的な自動調整能力を再確立する必要について振り返ることで，このような不安を減らし始めることができる．初期段階には，患者の代謝系を刺激し，再訓練するための適切なエネルギーと栄養を提供する食事計画が含まれる．しかしながら，リフィーディング症候群の危険性が最も高い時期でもある正常化の初期段階では，栄養士は注意深く作業を進める必要がある．したがって，もし栄養代謝指標が正常範囲内なら，注意深く比較的少量の食事から始めて，段階的に食事摂取を増やしていく．

　食事計画は，再栄養を取り巻く栄養士-患者間の協力を導く，量的というよりはむしろ質的な道具かもしれない．栄養士と治療チームは，体重増加や体重減少の手段としての栄養療法に過度に焦点を当てすぎるかもしれない．もし患者がこの考えに気づいたならば，食事計画や提供されるはずの指導への信頼を急速になくすであろう．そうではなく，栄養士が患者の栄養を摂取する試みを手伝うために栄養療法を使うほうがよい．そして，摂食の変化が思考，飢え，満腹感，満足感，集中力といった認知過程に及ぼす影響を測定するべきだ．特別な体重変化に対する要求が栄養療法の計画に影響するかも

しれないが，体重増加の予想についての話し合いは，交渉の余地のないプログラム（例：体重回復のガイドライン）もしくは代謝や生活による需要（例：運動）を参考にしたほうがよい．食事計画はこれらの基準を満たす構造を提供してくれる単なる道具である．

皮肉なことに，栄養士の最終目標は食事計画への依存から脱出させることである．患者が自己効力感や自己責任の必要性を認識するよう，栄養士はカウンセリングの初期段階からこの事実を患者に告げたいと思うかもしれない．きっかけに基づいた食事，または忘れずに食事する習慣に移行するのにかかる時間は，患者によってさまざまであり，それは数ヵ月から数年にわたる．何をいつ食べるかの選択の責任を負うことになるため，多くの患者は決まりきった食事へのこだわりを捨てることを恐れるかもしれない．しかし，残念ながら食事計画には空腹といつも一致するとは限らない固定したスケジュールに患者を縛りつけてしまう危険がある．したがって，外的構造[訳注]から内的自己統制に移行させ，最終的には食事計画はなくすべきだ．

訳注：ルールに従うこと．

健康な体重に関する会話

治療チームはしばしば―そして患者は時々―患者の究極的な健康体重を決定することを専門の栄養士に期待したり，頼りにしたりする．しかしながら，それを本当に決めることができるのは患者だけである．構造やガイドラインを提供し，より健康的な栄養状態に到達するよう支援する中心的な役割を栄養士は担っているが，栄養士が治療初期に目標体重や，許容できる体重範囲を提供することは正しいことでもなく治療的でもない．事実，それは摂食障害の病理そのものを繰り返しているのだ．そのようなことはせずに，栄養士は身体的に健康な状態にいつ到達するのか時間をかけて患者と一緒に決めることを請け負う必要がある．また栄養士は，感情とスピリチュアルな癒しがいかに患者を自らの内にある健康を感じる能力と再結合させているのかについて意識するよう，患者を促すことができる．代謝の安定，微量元素や電解質欠乏の補正，認知機能の正常化（例：記憶力と集中力），空腹のサインの認識，食事へのこだわりの軽減，体温調整の正常化といった体重を超えるさまざまな指標を使って栄養学的な健康を定義することが重要である．

低体重の患者を診る場合，死亡や重大な合併症を防ぐのに十分な体重回復を最初の焦点としたほうがよいであろう．いったんこれらの問題が心配なくなれば，心理療法に参加するため十分な認知が回復する適切な体重回復の重要性について話し合うことが役立つであろう．もし可能なら，栄養士は健康な体重や体のサイズの範囲の現実的なイメージをつくるために，患者の遺伝的病歴を調査するとよいであろう．体重増加目標は，達成可能で許容範囲である必要がある．最終的に，もし体重増加に交渉の余地がなければ，患者がどのように体重回復の達成を望むのかを決める作業に協力することで患者の自己コントロール感回復を手伝うこととなり，それが支援になる．

　正常から過体重の患者には，体重減少よりも食べる能力と「マインドフルな」生活に常に焦点を当てるほうがよい．過体重患者は，むちゃ食いと排泄といったコーピング規制を手放すとき，減量への激しい衝動をしばしば示す．理論的に少しの減量が健康状態を改善するかもしれないときでさえ，栄養士は減量の幻影から患者や治療チームを引き離すようしっかりと導く必要がある．さもなければ，違ったやり方で皆が単純に摂食障害を後押しすることになってしまう．それよりむしろ，患者が空腹と満腹のサインと楽しい活動を再結合したときに，健康な範囲で体重がいかに正常化するのかを栄養士が説明したほうがよい．したがって正常から過体重患者への栄養士の最重要目標は，食料品店での買物や食事を準備する能力を含めた，摂食に関する能力の最適化である．体重減少は結果であって，焦点ではない．

栄養カウンセリングによるアプローチ

　栄養療法への個人的なアプローチを発展させるため，栄養士は過度に指示的になったり，命令的になったり，柔軟性を欠いたりすることがないように，構造と助言のバランスをみつけるべきだ．栄養士が，何がなぜ変化するかという臨床的展望を伝え，その結果これらの勧告に有効である具体的な対策リストがつくられるようだと，伝統的な栄養カウンセリングが過度に教訓的となってしまうことがある．この種の指導的アプローチは過度に思考に基づいていて，もし患者独自の状況や背景に合わせられなければ，一般的に患者は抵抗する．また，教育だけに焦点を合わせると，より健康的な食行動に向かう見込みが減る．底を突いたり，不健康な行動によって高度の不安を体

験したりするまでは，患者は積極的に変わろうとしないと思っている治療者もいる．したがって，専門の栄養士は患者がすぐに積極的になることは希望せずに，患者が治療に参加することに重点的に取り組む必要がある．患者が最初に望む変化を支える一方で，患者の症状が果たし得る役割について好奇心をかき立てることが重要である．

どの技法や治療法も，単独ですべての患者の全治療過程で理想的であるとはいえない．それよりも，専門の栄養士は，治療関係がより自然に流れるように能力や手持ちの技法を流動的に発展させる必要がある．以下では栄養カウンセリングで実践可能なアプローチや戦略を要約する．

動機づけ面接 motivational interviewing（MI）

動機づけ面接（MI）の全般的な目標は，回復や行動変化への動機づけを両価的な気持ち，もしくは不安な状態から行動的で自己効力感のある状態に変えていくように患者を支援することである．栄養教育単独よりも，MIの理念と組み合わせたほうがより効果的であることが示されている．例えば，患者がむちゃ食いを減らすことには高い意欲を示すが，運動習慣を変えることに関心がないことは珍しくない．このような状況で，栄養士は患者が問題とみなしている行動を変える手助けをしながら，同時に，患者がまだ必要とみなしている症状の役割についても考えていくべきである．

患者の自己受容性を育てる．有害な食行動がどのように，なぜ，患者の生活で確かな役割を果たすのかを理解し，許容することを示すとよい．食事制限，過食，排出行動によって現在満たされている要求を，より健康的に解消する方法を患者が見つけるまでは，栄養的な変化が難しいということを栄養士は認識できる．

決して憶測を立てない．食事に関連した経験，感情，行動，動機による患者にとっての症状の意味について栄養士と患者が理解を共有することを憶測が妨げる．似たような症状，もしくは表現がいつも同じような問題の指標になるとは限らないので，患者とほかの患者を比較しても実りがない．

好奇心を保つこと．本物の好奇心は，臨床的というよりむしろ人間として，食行動の複雑さを患者が考察することを助けるという公約を伝えている．好奇心は，栄養に対する両価的な気持ちと食行動異常の役割について，

患者が心を開いて深く考察できるよう促す．また好奇心旺盛な栄養士のほうが，患者の苦闘についての誤った憶測を同定し，解決しやすいだろう．

　積極的になる．患者は食事関連の行動を非常にゆっくりとしか変えないかもしれないが，栄養士は変化への両価的な気持ちとそれがいかにQOLに影響するかを継続して話し合い，積極的姿勢を維持する．患者の目標に向けて患者が動くことを継続して支えることが狙いである．患者が自身や自分の状況についての考え方を疑うこともまた重要である．

　患者側につく．栄養士は患者の栄養の問題について取り組むべきであり，自身の栄養の問題についてではない．もっと食べるように説得するより，むしろ食べないでいる結果と，患者にとって重要な日常生活（例：学業，仕事，余暇，趣味）への悪い影響とを結びつけるほうが効果的である．このアプローチにより，栄養士は患者に有意義な方法で栄養に関する妥当な懸念事項を伝えることができる．

　患者が変化に責任を負うことを確認する．より健康的な生活に向けて患者がとる（もしくはとらない）すべての行動に患者が責任を持つよう促すことは重要である．

認知行動療法

　認知行動療法 cognitive behavioral therapy（CBT）は思考が感情や行動をもたらすという前提に基づいており，そのため消極的思考のパターンの正当性を疑うことで，重大な出来事の体験を変えることができる．CBTの技法は，何を変えるかを超えてどうやって変えるべきかについて患者を支援している．CBTによって，思考—感情—行動の特徴やそれがどのように個人の問題にかかわっているかについて観察し探究する能力を高めることができる．白か黒かの思考，破滅的で魔術的な思考といったさまざまな認知のゆがみは，摂食障害患者に一般的にみられるものである．CBTはこのような役立たない考えに挑み，顕在化させることができる．一般的な栄養に焦点を当てたCBT戦略としては，以下のようなものがある．

栄養日記

　栄養士は患者に，毎日の食事摂取や摂食障害の症状を一時的な感情，対人

関係，身体の状況に焦点を当てながら記録するように促す．この訓練は，思考が感情や食行動や症状に与える影響を観察する能力を改善し，この日記は，感情に駆られた摂食，過食，排出行動，運動，食事制限，体へのこだわりの引き金となるパターン，習慣，脆弱性の同定に役立つ．そして栄養士は，否定的思考の影響を最小限に抑える戦略的方法によって，患者が治癒や回復の目標を達成することを援助できる．

思考停止

食物，食事，体に関連した否定的もしくはゆがんだ思考が出現したらすぐに意識的に思考を止めるよう患者に要求する．その代わりに，中立的で無批判に状況を観察する方法を探すよう患者は促される．この訓練の目的は，摂食パターンや行動選択に無意識に影響する習慣的思考が起こる際の隠された仕組みに気づくよう促すことである．

遅延の技法

思考と行動がつながっているという洞察を得るために，患者は，感情を最初に観察した瞬間とそれに反応する時間差を広げる必要がある．この遅延の技法を習得することで，反応を抑え，むちゃ食い，排出行動，過活動といった衝動的コーピングに従いたいという欲求を強めるもととなる認知について考える時間を患者が得ることができる．

食事実験

時々，新しい行動が古い考えを効果的に変えることがある．食事と体型や体重との関係にまつわる認知のゆがみに挑戦するために，栄養士はより危険な食事実験を患者との間で仮定するよう促し，実験を繰り返すことでそれらの誤った理論を反証することができる．この訓練には，典型的には恐怖の原因となる誤信を暴くために，次々と食べ物と食事のルールをなくすことが含まれる．

神話の打破

この技法は食事実験に似て，排出行動，水分制限，下剤乱用，過活動といった体重を制御する行動をあおる数々の神話を認識し，立て直し，正当性を疑うことを患者に促す．栄養士は効果的でない体重コントロール法につい

ての医学的事実を教える必要があるが，小さな行動変化の実験を通じて患者が自らの神話に不信感が持てるように患者を支える必要もある．

マインドフルな食事

　マインドフルネスの訓練によって，過食，排出行動，食事制限といった自動的，衝動的行為を止めるのに必要な，苦痛への忍耐力と必要な感情統制の基礎を固めることができる．マインドフルな食事は，食事や飲み物の消費の間に沸き起こる即時感覚的および感情的体験への自然な気づきに向けた変化を表す．内的な徴候と，喜び，空腹，満腹の真の感覚とを再結合するために，食事中の競争的な気分散漫を鎮めるように患者を導く．栄養士がマインドフルな食事を教える場合，患者は食体験全体がいかに自分自身への共感的行動であるかを認識することから始める．

　栄養士は，マインドフルな食事方法をいつ紹介するのかについて，戦略を持つ必要がある．極度にやせ，混沌としたむちゃ食いや排出行動の真っただ中にいる患者は，より複雑な行動変容の治療に参加する前に代謝的，内科的に安定することが必要となる．患者が食事や変化を快適だと感じるにつれて，栄養士は食事計画の段階的な解消の時期に合わせてマインドフルな食事を取り入れていく．そして，食事計画が固定的でなくなるにつれて，患者は内面から生じてくる本来の空腹や満腹の徴候によって食事する習慣を探し出せるようになる．

　次のような視点が，患者本来の能力とマインドフルな食事を再結合するための手助けになる．

食事の計画に時間をかける

　栄養士は，より手の込んだ食事の計画を手伝って，感触，風味，匂い，色合いの組み合わせといったすべての感覚に基づいた食事選びを促すことができる．これは食事の過程に時間とエネルギーを注ぐことの重要性を患者が学ぶのに役立つ．

一緒に食事を準備する

　実際に栄養士が患者と一緒に調理することで，患者は食事への肯定的な側

面に気づくようになり，食事を通しての社会とのつながりを育むことができる．また，他人の食事を準備することで，その人の生活を共有し，それに貢献しているという回復感を育むことができる．

落ち着いた環境をつくる

栄養士は食体験からくる感動を強めるために，誘惑を減らす必要性を強調するほうがよい．TV，マイナス思考の独り言，過去の考え，未来への不安はすべて患者を現在から引き離し，過食や食事不足の危険を増加させる．

食事中の気持ちを観察する

栄養士は患者に食事への反応—中立的，プラス，マイナス—を気づかせ，それらが思考に基づくものか，喜びに基づくものか見つけ出すように働きかける．患者は不安や批判的な考えが表れたらすぐに，ひと噛みひと噛みに注意を向け直すことを学ぶ．この訓練は，本当の食事の好みや情熱についての気づきを増加させることに役立つ．

食事中の体の声を聞く

体に集中することは，身体的な空腹と満腹に関する気づきを増加させる．栄養士は，ダイエットがいかに心と体のつながりを急に破壊してしまうかを観察するよう，患者に求めることができる．

飢えた心と満腹の心を観察する

栄養士は，患者に対し毎食前後に一休みをして身体的感覚に集中するよう求めることで，内的サインの正常化を促すことができる．この技法は，飢えた心がどのように食事を計画し，満腹の心がいかに安心や満足を感じさせるかを患者が理解することを助ける．

小さな栽培

すべての人にとって，人間を育ててくれる食事の源との深い関係を体験し，感謝することは重要である．たった一つでも植物を植え，その面倒をみることが患者の食べ物と食体験の関係に変化をもたらすことがある．

レストランで食事をする

　外食は，イメージ，可視化，もしくは単なる瞑想といった戦略で患者が予期不安を打ち破ろうとすることを助ける．前菜を分けることで，人とのかかわりやつながりについて食事が与えるよい影響を強めることができる．また他人に囲まれての食事は，他人が何を食べるか判断しない中立的な姿勢を訓練する機会となる．

スピリチュアリティーと栄養

　多くの栄養士が仕事以外の領域でスピリチュアリティーと信仰の問題に関心を寄せているが，これらの独特な葛藤は患者の食物，食事，体重，体の関係性にも大きく影響する．スピリチュアルな次元は無数の方法で表され，いつも簡単には定義できない．このことが，栄養士が時々カウンセリングの中でスピリチュアルな問題を理解するのに苦心している理由をうまく説明しているのだろう．最近の摂食障害研究によれば，求心力を感じたり，すべての生物に内在する高度の力，他人への深い思いやりを感じること，無条件の愛の授与と受容，目的意識とのつながり，存在の意義や充足感を理解すること，個人の価値体系に方向性をみつけること，などの多岐にわたる人生経験を通してスピリチュアルな次元は定義されている．

　自分の信仰，宗教観やスピリチュアルな信念が，いくらか脆弱な患者に対し無意識に影響してしまうのではという恐怖心からスピリチュアルな問題を認知することをためらう臨床医もいるかもしれない．また，自らのスピリチュアルなつながりの欠如や宗教への否定的態度から不快に感じるものもいるかもしれない．栄養士の場合，スピリチュアルにまつわる正規の訓練を全般的に欠いているため，スピリチュアルな話題全体が食事や栄養と全く関係しないと感じるかもしれない．しかし最低限でも，スピリチュアリティを受け入れている臨床家に患者をいつ紹介するべきかを認識しておく必要がある．

　同様に栄養士は，患者の思考や感情に焦点を当てるのと同じ方法で，栄養に関する行動へのスピリチュアルな要求を患者が認識するのを手助けすることができる．それが食物や食事の範疇を超える場合には，明らかに患者は訓練された専門家のもとでスピリチュアルな問題の探究を深めたほうがよい

が，栄養士が食事の問題の様相の下にある深い葛藤について最初に気づくことは可能である．スピリチュアルな問題から食事の苦労を引き離す，ちょっとした治療法がいくつかある．

1. 暴飲，暴食は徴候であり，罪ではない．ほとんどすべての栄養カウンセリングの状況下で，過食，むちゃ食いの体験について話すとき，患者は厳しい自己批判や極端な無価値観を表現しがちである．摂食障害患者の仲間うちでも，むちゃ食いはしばしば「不正行為」で「汚い」ものとみなされる．栄養士は批判せず過食の背景にある個人的象徴について探究するよう患者を促したほうがよい．それは本当に罪なのだろうか？　あるいは，支持されたり元気づけられる生き方にはもはや従っていない患者が，苦しみ葛藤していることの単なる徴候なのだろうか．栄養士はむちゃ食いのような儀式的な行動が，人生を明るくすることをいかに妨げているか指摘することができる．むちゃ食いを制御できるまで，許しを請う価値がないと信じるものもいるかもしれない．栄養士は次のように質問してよい．価値ある存在となるために，むちゃ食いを止めないといけないのか？　もしくは，われわれは過食を止める前に自らの価値を称賛する必要はないのか？　人はただ存在するだけで価値がある．その人の価値は，何を食べたかにはよらない．

2. 外見ではなく自分を受容することが回復につながる．身体的正当性の追求を生きがいにすること（典型的には飢えや運動を通して）は，スピリチュアルな生き方から患者を引き離す．体や食事を最小限にすることにすべての努力を注ぐとき，患者は魂を完全に無視するようになる．栄養士は，カウンセリングの焦点を体重やカロリーから遠く引き離し，食物や食事を含めた有意義な経験に移すことにより，人とのつながりや愛，健康が人生の体験を変えるのに，外見は決してそれを変えないことを患者に認識させる．

3. すべてが妥当な治癒とは限らない．摂食障害患者の多くは自己愛や大いなる力からの愛の代わりに外見の称賛を求める．このような人々の大部分が，愛される価値がないという信念を維持するために有害な行動に没頭したり，故意に人間関係を破壊することは驚くべきことではない．したがって，専門の栄養士は彼らが食事時の指示や助言に従ったときに，喜んだり，見返りを与えることが役立つかどうかを真剣に考える必要がある．多くの例では，自発的もしくは反抗的な食事の選択の裏にある本

物の隠れた情熱を確認することがより治療的であるかもしれない．栄養士は患者の自己表現に敬意を示し，患者の本来の姿や望みを反映するこれらの行動に興味を示すことができる．この方法で栄養士は，ふるまいや外観ではなく，いかに自己受容と自己責任が治療過程の中心にあるかということを強調していく．
4. 信頼感が喜びをもたらす．食事にまつわる強烈な不安から，専門の栄養士はカウンセリングの過程を通して繰り返し，嘘やごまかしに出会うであろう．食べ物に関連した行動を隠したがるときには，患者は相当量の恥を隠しているかもしれない，また真実を語るとき同時に生じる責任を恐れているのかもしれない．栄養士が患者の秘密やごまかしに直面するとき，中立的に辱めない姿勢で，患者が健康や生活の責任を受け入れることを助ける気持ちを示すことが重要である．栄養士は，秘密が活力や喜びの感覚を創造するものなのか，単に痛みや苦しみの経験を助長するものなのか確かめるよう，患者に勧めることもできる．
5. 摂食障害は特別なものではない．多くの患者，特に神経性無食欲症患者は，摂食障害の成功の秘訣は，高い道徳心により並外れた犠牲を払うことだという誤解を根強く持っている．栄養士は不健康な食行動がどうして「ただ不健康なだけ」なのかということを患者にひたすら伝え，この考えより優れたアイデンティティーを患者に投げかけることができる．彼らは決して特別な存在ではない．そしてそれは，アイデンティティーのエネルギーが患者の人生に癒しをもたらすのか，それとも破壊的な体験になるのかを探究することに役立つかもしれない．

身体イメージ

体重，食物，体型に関連した心と体の相互作用のために，食行動異常のある患者を支える栄養士は，身体イメージへの懸念と質問に直面することが頻繁にある．したがって，摂食障害を治療する栄養士にとって，人類の経験を包括した増え続ける文献に精通しておくことは不可欠である．身体イメージの不満についての心理的，感情的側面に不慣れな栄養士は，この点での患者の葛藤を支援できる仲間と常に緊密に働いたほうがよい（例：臨床心理士，精神科医，職業的セラピスト，専門の栄養士の指導者）．

具体的で前向きな経験は，感情的，心理的，身体的，そしてスピリチュアルな健康のバランスの上に成り立っている．不幸なことに，歴史的に臨床医は摂食障害を精神病，もしくは身体疾患，おそらくはその両方に還元してきた．一方，摂食障害患者は自分の体を葛藤の源と認識しがちで，自分がどういった人間なのか—どんな価値があるのか—ということを身体のことだけに限定してしまう．食物と食行動のように，否定的な身体イメージも数多くのスピリチュアルな問題をもたらし，情熱的エネルギーを奪い，すべての人は世界と共有すべき価値あるものを提供できるという真実を覆い隠してしまう．

　体，体重，体型に対する個人の態度への自己認識を高める．理想的な体づくりに没頭する患者に取り組む中で，専門の栄養士は自分自身の包括的人間像と向き合うことを避けては通れない．体型やサイズが，自己感覚や他者の評価に影響することに自然で正直であることが不可欠である．もし栄養士がこの問題の重要性に気づかないままでいようとするなら，患者は最終的に不快感を抱き，カウンセリング場面でこのテーマを持ち出してくるだろう．

　体重ではなく健康を強調する．栄養回復を必要とする低体重の患者であろうと，むちゃ食いを止めている正常から過体重の患者であろうと，専門の栄養士は，体重から健康で安心かどうかということに焦点を移すべきである．体重変化は明らかに健康回復につながるが，経過の効果的な指標ではない．それよりむしろ，栄養や代謝がより健康な状態になったことによる生活の変化で患者の回復程度を測ったほうがよい．自分自身とのより強い結びつき，他人とのより深い関係，ストレス管理能力の改善，新しい興味の発見，新しい挑戦の探求，そして自己評価の改善といった変化に栄養士は注目したほうがよい．また栄養士は，一人の健常者として現社会と交流し合う新しく積極的な方法について患者と話し合ってもよいだろう．そして何としても，体重の回復か減少だけで患者が新たにみつけたという健康，幸福感を信じてはいけない．それは支えにはならないし，真実でもないからだ．

　有意義な活動を強調する．専門の栄養士は，患者に体型や体重を制御する目的ではなく，身体的，社会的，心理的な健康のために運動するように促したほうがよい．他人と競争しない活動に参加することの感情的，社会的な利点について強調することは重要で，さらに単純に感じられる活動が健康であるといえる理由について説明することも重要である（例：自然とのつながりを強める，代謝と身体の健康への自己責任を負うなど）．

体とのつながりを強める活動を促進する．よい栄養や健康的な運動の枠を超えて，自分の体とのより積極的な関係を発展させる重要な方法がいくつかある．瞑想，リラックス法，バイオフィードバック，誘導イメージ療法，呼吸法などの活動は患者の心身のつながりを強め，包括的で人間的な体験を受け入れるのに役立つ．それに加え，定期的な散髪や温かいお風呂に入るといった自分をいたわる作業は，養育的方法で身体と再び結びつく機会を提供する．

身体の全体像をみる．多くの患者は体の発達や遺伝的要因が体型に与える影響についての理解が乏しい．さらに，身体イメージにゆがみを持つ患者は，体についてからかわれたり，否定的な印象の仲間や家族をモデルとする経験を，子ども時代に繰り返している．したがって，子どもから大人に—すなわち低栄養から十分な栄養に移行する間—体が多様に，そして独自に変化し得ることを患者に教えることが重要である．患者はしばしば家族のように肥満化したり，兄弟や家族より大きくなるのではと恐れるだろう．栄養士は家族の体の多様性に貢献するすべての要因—遺伝，内科的状況，食行動，感情的葛藤，生活スタイルの選択—について患者が調査することを助けることができる．

メディアと戦う．食事，運動，体について人を惑わす記事や広告を批判できる能力を身につけるため，栄養士は患者と一緒になってメディアと健康に対する知識レベルを改善する努力をしたほうがよい．もしメディアの報道が偏って操作されていると患者がみるならば，患者は健康や魅力について，より柔軟かつ流動的に定義し直すかもしれない．臨床医の役割はより肉体に直結するものなので，栄養士は，世界では外見が価値を決めるという核心的な信念に患者が挑戦するのを支える役割を積極的に引き受けるべきだ．

近年，神経性無食欲症予備軍（pro-ana）や神経性大食症予備軍（pro-mia）に焦点を合わせることに特化したソーシャルワーキングサイト[訳注1]がネット上に現れ，関心が強まり続けている．専門家団体からこれらのグループに対しての反響がかなりあるが，これらの団体への調査はいまだ初期段階である．

これらの科学技術は利用可能，もしくは多くの患者が間もなく利用可能になる道具のほんの一例を表している．栄養や身体イメージに関連したほかのアプリケーションには以下のようなものがある．特定のレストランで食事を注文する前に，その食事のカロリーや栄養の内容についてメッセージの送信

を即座に求めることができる機能，情報を提供するオンラインゲームなどである．

　専門の栄養士は，以下のような方法で患者のインターネット情報（the Web2.0）への無防備さを軽減できるかもしれない．

　まず自分自身が参加することである．栄養士は人気ブログやネットワークに掲示されているフィードリーダー[訳注2]に登録し，栄養と摂食障害のコンテンツの更新通知を受けることから始めることができる．もし栄養士が摂食障害の専門的な事実伝達を比較的すらすらとできるなら，患者は共同体でのおしゃべりより専門家の声に注目したがるだろう．

　次に，患者とデジタルについて話す．カウンセリングの過程で，栄養士は患者が高度先進技術に依存しすぎているかもしれないことを指摘し，探究してみるほうがよい．ほかの不健康な行動と同じように，ネットでの情報収集についても，それが治癒を妨げるものなのか，促進するものなのかについて患者が検証するのを栄養士は手助けできる．

　加えて，ブログを考慮に入れる．たくさんの無料共有サイトがあり，技術的知識がなくてもブログを比較的簡単につくることができる．個人情報を明かしたり，職場に行くこともなくネット上で依頼者が質問できるブログを何人かの栄養士が立ち上げている．多くの専門家がなかば治療目的に科学技術を使うことを恐れたり，抵抗したりしているにもかかわらず，現実的にはますます多くの患者が情報や援助を求めてネットワーク上の情報を参照している．科学技術に抵抗してみても，決してその進化を止めることはできないであろう．

　また，オンライン・リテラシーを適切にする．栄養士は患者が信頼できるウェブサイトやブログ運営母体をみつける技術を磨くように手伝うことができる．患者は一般的に共有されている考えと信頼できる専門家の情報がどう違うかを学ぶ必要がある．また栄養士は，政府や，栄養機関，治療プログラム，栄養士，病院により提供された役立つサイトを評価することもできる．

　ほかに，栄養情報の所有者であり支配者であることを放棄する．栄養士は開放的に協力をし，情報共有の精神を持つ必要がある．新しい科学技術によって，今や皆が最小限の時間で最善の栄養データを入手することができる．ネット上に系統的で検索しやすい書式で書かれた食物や食事に対する考えや助言があれば，効果的であろう―今，すでにネット上にあるほとんどのサイトよりも，より価値あるものになるであろう．

そして，可能性を容認する．摂食障害サイトとソーシャルネットワーキングサービスは，しばしば患者の食行動，食事，体重に関する関心の本質を変える深い知識を栄養士に提供する．新しい科学技術は専門性の訓練，オンライン教育プログラム，オンライン治療を発展させる可能性を持っている．またオンライン患者は対面による自意識を気にせずに，体重や体型への関心をより自由に表現できるかもしれない．

　訳注1：会員制のインターネット上のサービス．友人，知人間で交流の輪を広げていくことで，会員制の枠内という安心感を与えるコミュニティを形成している．
　訳注2：ウェブサイト上の文書，ブログなどを読むためのソフトウェア．

[訳：山田宇以]

プロトコルとアルゴリズム

摂食障害入院病棟へ入院時の指示

休養を促す（行動許可範囲を定める）
　行動範囲の限界を定める．例えば，車椅子のみ，運動禁止，病棟を離れてはいけない，など．

栄養士に食事内容を指示する
　栄養士は状態を評価し，栄養投与を1日あたり800～1200kcalより始めるべきである．1～2週間以内にカロリー量が1日あたり1800～2200kcalになるか，または週に1kgの体重増加のために，必要であればそれ以上になるまで，数日おきにゆっくりと増量していく．

入院時の検査室での検査
・ヘモグロビン，白血球数，血小板数，血清ナトリウム，カリウム，クロライド，二酸化炭素，血中尿素窒素（BUN），クレアチニン，アスパラギン酸トランスアミナーゼ，アルカリホスファターゼ，マグネシウム，カルシウム，リン，フェリチン，ビタミンB_{12}，赤血球葉酸，亜鉛，TSH，INR，尿検査（中間尿），心電図．

睡眠薬
・必要に応じて，ゾピクロン7.5～15mg就寝時，または抱水クロラール500～1000mg就寝時，またはトラゾドン25～50mg就寝時，またはクロナゼパム0.5～2.0mg就寝時．
　ベンゾジアゼピン系薬剤の習慣性，健忘，脱抑制効果に注意する．

抗不安薬
・ロラゼパム0.5～2.0mg　舌下で必要に応じて1時間ごとに．
・クエチアピン25mg　必要に応じて1日1～4回．
・クロナゼパム0.5～2.0mg　経口で1日2回．
・定型的な血液検査項目

- カリウム，リン，マグネシウムを 7 日間は毎日，それ以降は月，水，金曜日ごとに測定する．

  これらのミネラルのうちどれか一つでも欠乏していれば，毎日の血液検査を継続したり再開したりする．

標準的な栄養補助剤
- 塩化カリウム（錠薬，発泡薬，または液薬）24mmol を 1 日 3 回 21 日間投与する．
- 硫化ナトリウム錠（各錠薬は 500mg のリンを含む）またはその溶解液（5mL に 550mg 含まれる）を 1 日 3 回 21 日間投与する．1 週間に 0.5kg 以上の体重増加が継続している場合には，1 日 1 回の投与をさらに継続する．
- 総合ビタミン薬を 1 日 2 錠 2 ヵ月間，それ以降は 1 日 1 錠を投与する．チアミンを 1 日 100mg 5 日間投与する．
- グルコン酸亜鉛を毎日 100mg 2 ヵ月間投与する．

経静脈的な水分再補給
- 必要があれば，生理食塩水（0.9％ NaCl 溶解液）を 1 時間に 100〜150mL 血管内容積が頸静脈圧（JVP）と起立性の血圧変動をもとにみて正常化するまで投与する．

腸管への一般的指示
- スルホコハク酸ジオクチルナトリウム（ドクセート塩）200mg を 1 日 2 回，2 ヵ月もしくはそれ以上投与する．
- 重度の便秘のために必要であれば，15〜30mL の硫化マグネシウムと 15〜30mL のカスカラを 7 日おきに投与する．もしこれが必要であったり腸管症状の既往がある場合は，腸管再訓練のプロトコルを指示するために薬剤師に相談する．
- ドンペリドンまたはメトクロプラミド 5〜20mg を食事の 30 分前（1 日 3 回）と就寝時に投与する．

  5mg までの増加分は滴定する．また，メトクロプラミドはドンペリドンよりも錐体外路症状を引き起こす恐れがあるため，ドンペリドンを優先して使用する．

プロトコルとアルゴリズム

神経性無食欲症治療アルゴリズム

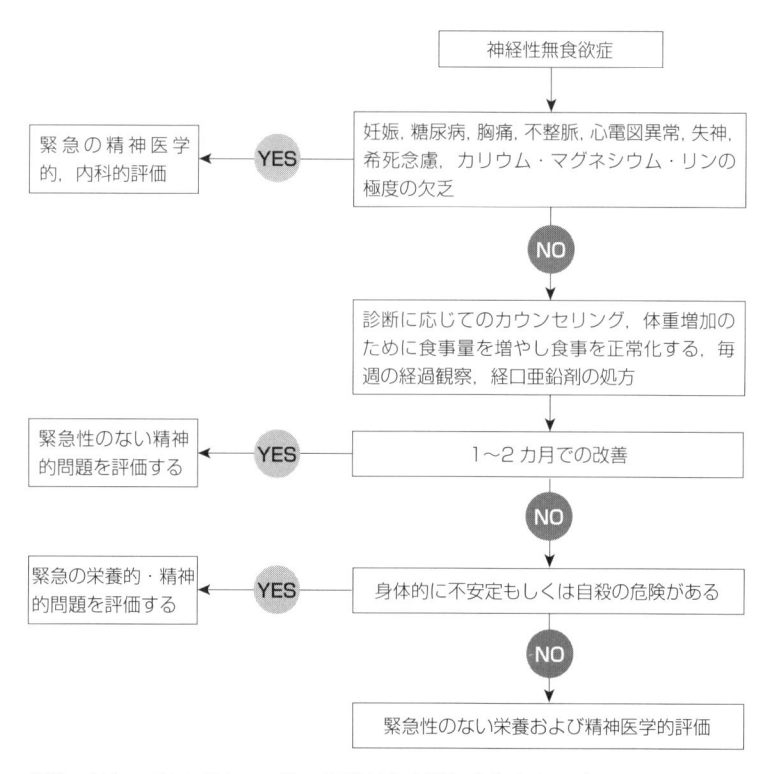

```
                          ┌─────────────────┐
                          │   神経性無食欲症    │
                          └────────┬────────┘
                                   ↓
┌──────────────┐        ┌─────────────────────────┐
│ 緊急の精神医学  │ ←YES─ │ 妊娠，糖尿病，胸痛，不整脈， │
│  的，内科的評価 │        │ 心電図異常，失神，希死念慮， │
└──────────────┘        │ カリウム・マグネシウム・リンの│
                        │        極度の欠乏         │
                        └────────┬────────────────┘
                                  NO
                                   ↓
                        ┌─────────────────────────┐
                        │ 診断に応じてのカウンセリング，│
                        │ 体重増加のために食事量を増や │
                        │ し食事を正常化する，毎週の経 │
                        │ 過観察，経口亜鉛剤の処方     │
                        └────────┬────────────────┘
                                   ↓
┌──────────────┐        ┌─────────────────────────┐
│ 緊急性のない精神 │ ←YES─ │    1〜2カ月での改善       │
│  的問題を評価する │        └────────┬────────────────┘
└──────────────┘                   NO
                                   ↓
┌──────────────┐        ┌─────────────────────────┐
│ 緊急の栄養的・精神│ ←YES─ │ 身体的に不安定もしくは自殺 │
│  的問題を評価する │        │      の危険がある         │
└──────────────┘        └────────┬────────────────┘
                                   NO
                                   ↓
                        ┌─────────────────────────┐
                        │ 緊急性のない栄養および精神医学的評価 │
                        └─────────────────────────┘
```

訳注：100mg/日のグルコンサン亜鉛が体重増加率を高める（Birmingham CL, et al.：Controlled trial of zinc supplementation in anorexia nervosa. Int J Eat Disord, 15：251-255, 1994.），うつや不安を軽減する（Katz RL, et al.：Zinc deficiency in anorexia nervosa. J Adolesc Health Care, 8：400-406, 1987）との報告がある．

出典：Birmingham CL. Eating Disorders. In：Gray J, eds. Therapeutic Choices (5th Edition) Canadian Pharmaceutical Association, Canada 2007；158-168.

プロトコルとアルゴリズム

神経性大食症治療アルゴリズム

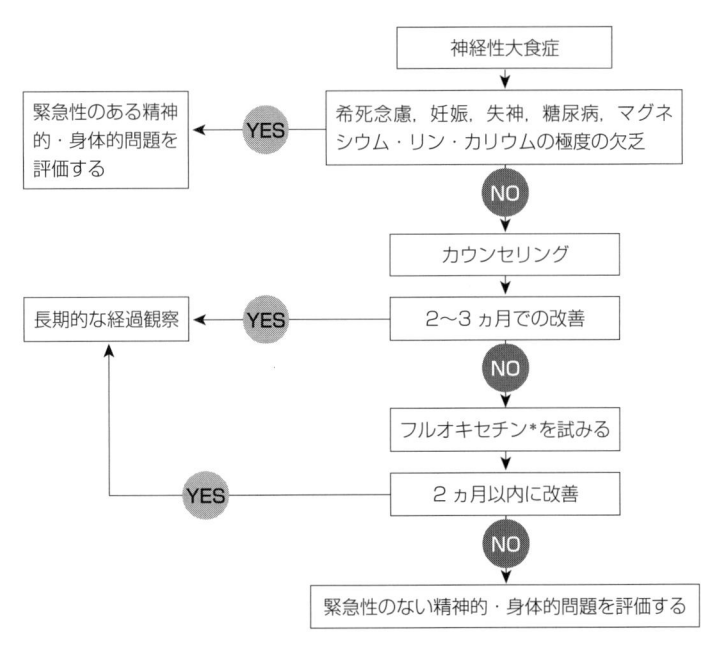

```
                    神経性大食症
                        ↓
緊急性のある精神     希死念慮，妊娠，失神，糖尿病，マグネ
的・身体的問題を ←YES─ シウム・リン・カリウムの極度の欠乏
評価する
                        ↓NO
                    カウンセリング
                        ↓
長期的な経過観察 ←YES─ 2～3ヵ月での改善
    ↑                   ↓NO
    │               フルオキセチン*を試みる
    │                   ↓
    └──YES─── 2ヵ月以内に改善
                        ↓NO
             緊急性のない精神的・身体的問題を評価する
```

訳注：Fluoxeine は日本では未発売．日本で発売されている SSRI ではフルボキサミンで排出行動などが改善したとの報告がある．(Milano W, et al.: Treatment of bulimia nervosa with fluvoxamine: a randomized controlled trial. Adv Ther, 22: 278-283, 2005.). また三環系抗うつ薬は電解質異常や不整脈の問題もあり，代用としては不適切である．薬物療法としてはトピラメート Topiramate でむちゃ食い／排出が改善される可能性が指摘されている (Hoopes SP, et al.: Treatment of bulimia nervosa with topiramate in a randomized, double-blind, placebo-controlled trial, part1: improvement in binge and purge measures. J Clin Psychiatry, 64: 1335-1341, 2003. および Arnone D: Review of the use of Topiramate for treatment of psychiatric disorders. Ann Gen Psychiatry, 16: 4-5, 2005.).

出典：Birmingham CL. Eating Disorders. In: Gray J, eds. Therapeutic Choices (5th Edition) Canadian Pharmaceutical Association, Canada 2007; 158-168.

プロトコルとアルゴリズム

脱水治療の手順

どのように治療するか

経静脈：生理食塩水（0.9％食塩水）を最初に250〜500mL急速静注[訳注1]．そして脱水が補正されるまで150mL/時のペースで投与．

経　口：経静脈内投与が難しい場合に経口投与する．患者に1塊の塩を入れたお湯をコップ一杯（食塩45mmoL/塊）1日3回飲ませる．これは生理食塩水1L/日に相当する[訳注2]．

重　要

チアミンやマグネシウムやリンの不足がある場合，ブドウ糖の経静脈投与はウェルニッケ脳症を引き起こすことがある．したがって，ブドウ糖投与前にチアミン100mgを筋注もしくは静注で投与する．

脱水の患者は頸静脈圧が低い．そして／もしくは，体位変換での血圧低下あるいは心拍数増加がある．向精神薬は自律神経系を介して心血管の反応を弱めるので，体液喪失がなくても，脱水と同様の症状を引き起こすことがある．

訳注1：このような急速な点滴投与を訳者らは行っていない．急速な輸液負荷はうっ血性心不全を引き起こす危険があり，体格，体重などを考慮してゆっくりとした速度で補液することが日本の摂食障害患者治療においては一般的である．

訳注2：イギリスでは1カップ＝285mLであるため，食塩45mmol（＝2.6325g）÷285mL ≒9.22g/Lとなる．日本では1カップ＝200mLであるため，食塩1.8g（30.7mmol）が適量．

プロトコルとアルゴリズム

グルカゴン試験の手順

- 準備：静脈ラインが利用可能であることを確認．
- 時間：最低3〜4時間の絶食後，朝（午前中）．
- グルカゴン1mgを静脈内に1回で注入（a single push）し，10mLの生理食塩水でフラッシュする（洗い流す）．
- グルカゴン注射前，10分後，20分後の血糖値を測定．
- 解釈：各時間の間の血糖増加が＞7mmol/L もしくは初期濃度が6.5mmol/L以上のときは2mmol/L以上．

重要

　静脈路の洗い流し（静脈ラインのフラッシュ）にはブドウ糖ではなく，必ず生理食塩水を使用する―グルカゴンの粉は投与前に完全に融解させる―グルカゴン投与前後には経静脈路（静脈ライン）を完全に洗い流す（フラッシュする）こと．血糖値がどのレベルでも検査室での血糖測定は非常に正確である．血糖値が3mmol/L未満の場合，皮膚穿刺での測定は正確ではない．血糖が低いとき，皮膚穿刺での血糖測定の誤差は2mmol/Lに達するかもしれない．したがって皮膚穿刺での血糖測定法は，グルカゴンテストにだけ使われるべきだ．

プロトコルとアルゴリズム

マグネシウム静脈内投与手順とバランステスト

マグネシウムバランステスト

1. 患者に完全に排尿をさせ，それから24時間蓄尿を開始し，総マグネシウム，クレアチニンの含有量を測る．
2. 硫酸マグネシウム20mmolを生理食塩水250mLに加えて投与する．
3. 蓄尿がうまくいったかを，尿中クレアチニンの総量は神経性無食欲症患者では5～7mg/日になることを目安に確認する．もし少なければ，蓄尿が不完全で，もし多ければ蓄尿を長く続けすぎたということになる．いずれにせよ最初からやり直す．
4. 蓄尿結果の解釈方法：もし尿中マグネシウムが＞18mmolなら不足はない（もしくは患者がマグネシウムを吸収できないことになるが，このようなことはめったにない）．もしマグネシウムが＜16mmol/日なら，まだ不足している．16～8mmolならば予測困難．

マグネシウム静脈内投与手順

　硫酸マグネシウム20mmolを生理食塩水250mLに加え，4時間以上かけ（これ以上速くしない），5～7日間投与する．時々顔面紅潮，めまい，下痢がマグネシウムの注射で起こることがあるので，それらを軽減するために，より長い時間をかけて投与するべきである．

　最後の輸液の際，もっと輸液が必要かどうかを決めるため，マグネシウムバランステストを行う．もし尿中マグネシウムが20mmol以上（毎日2～4mmolが食事から吸収される）なら，患者はマグネシウム不足ではない（マグネシウムの吸収障害がない限り，利尿薬を使っていなければ，めったにない）．

　血清マグネシウムの低下は，臨床的に重大な全身でのマグネシウム不足を

示す．また，マグネシウム不足でも血清マグネシウムが正常を示すこともある．もし，こむら返り，筋力低下，15〜30分の読書での視力調節障害，短期記憶障害などの症状があるならば，不足を調べる試験としてマグネシウム負荷試験を行ったほうがよい．

プロトコルとアルゴリズム

肥満治療のアルゴリズム

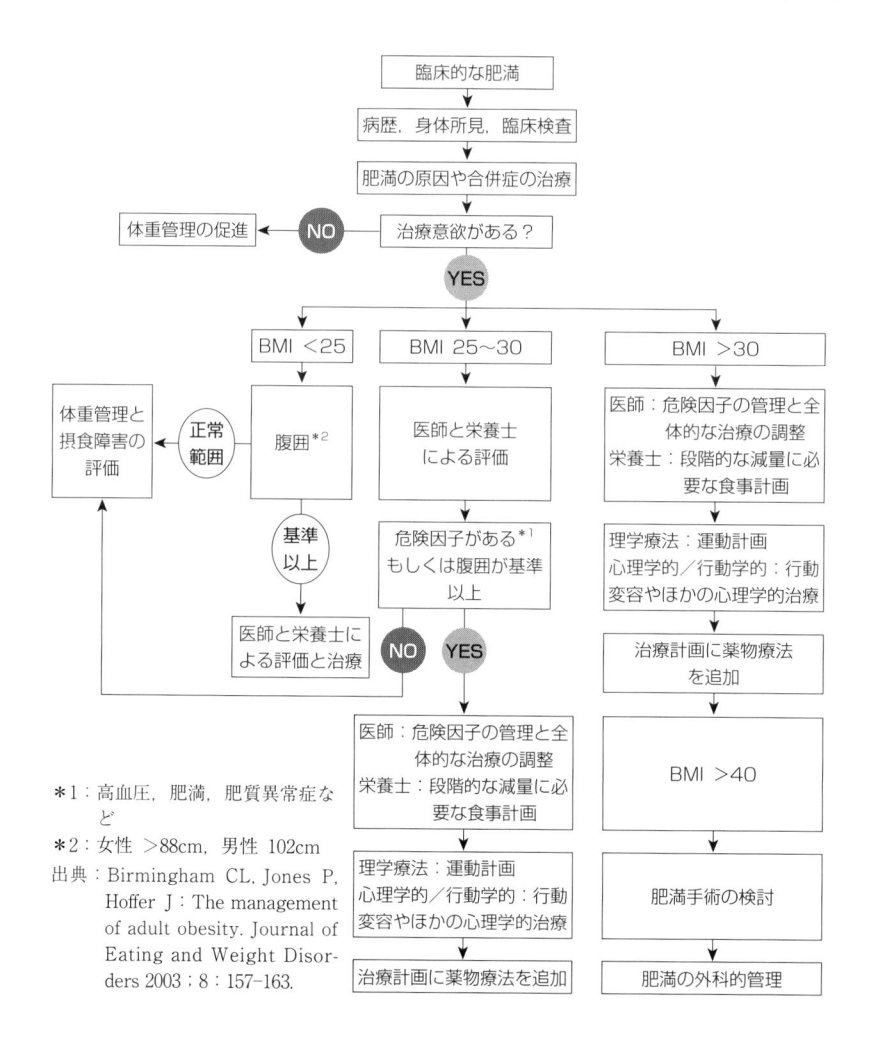

```
              臨床的な肥満
                 ↓
         病歴，身体所見，臨床検査
                 ↓
         肥満の原因や合併症の治療
                 ↓
   体重管理の促進 ←[NO]― 治療意欲がある？
                    [YES]
        ┌───────────┼───────────┐
     BMI <25    BMI 25～30     BMI >30
        ↓           ↓            ↓
    正常範囲→腹囲*2   医師と栄養士   医師：危険因子の管理と全
                    による評価    体的な治療の調整
        ↓基準以上      ↓         栄養士：段階的な減量に必
                                要な食事計画
    医師と栄養士に   危険因子がある*1
    よる評価と治療   もしくは腹囲が基準   理学療法：運動計画
                   以上            心理学的／行動学的：行動
                    ↓              変容やほかの心理学的治療
              [NO]   [YES]
               ↓      ↓         治療計画に薬物療法
        体重管理と    医師：危険因子の管理と全   を追加
        摂食障害の   体的な治療の調整
        評価        栄養士：段階的な減量に必    BMI >40
                   要な食事計画
                    ↓            肥満手術の検討
                   理学療法：運動計画
                   心理学的／行動学的：行動    肥満の外科的管理
                   変容やほかの心理学的治療
                    ↓
                   治療計画に薬物療法を追加
```

*1：高血圧，肥満，肥質異常症など
*2：女性 >88cm，男性 102cm
出典：Birmingham CL, Jones P, Hoffer J：The management of adult obesity. Journal of Eating and Weight Disorders 2003；8：157-163.

プロトコルとアルゴリズム

唾液腺肥大治療の手順

・加温ジャケットプロトコルやサウナプロトコルを使って温める．
・食塩水で1日数回口腔内をゆすぐ．
・食後徹底的に口腔内をゆすぐ．レモン風味の液体は唾液流出を増加させるが，エナメル質の菲薄化による歯痛を引き起こすこともある．

プロトコルとアルゴリズム

カリウム治療の手順

正常　3.6〜4.7mmol/L
リフィーディング（再栄養）の段階で体重増加している間は，20〜40mmol/日．腎不全（血清クレアチニンの増加）もしくは血清カリウムが増加している場合は除く．

低値　2.5〜3.6mmol/L
20〜60mmol/日を補充．腎不全の場合は減量する．血清カリウムが低いとき，尿中のカリウムは非常に少ないはずである（多くても数mmol/L）．もし多いなら，腎臓からの喪失が多すぎることになり，最もありそうな原因は低マグネシウム血症，体液量減少（脱水）である．生理食塩水の補液による体液量増加もしくは静脈内投与によるマグネシウム補正でこれは補正する．

2.0〜3.6mmol/L
緊急の評価と治療が必要である．腎機能を確かめ，もし可能なら経口カリウム製剤の内服による治療を行い，脱水（体液）の補正を行い，心電図検査を行い，QTc間隔を確認する（440msec未満であるはず）．

2.0mmol/L
非常に緊急の評価と治療が必要である．腎機能を確かめ，もし可能ならカリウム製剤の内服による治療を行い，脱水（体液量）の補正を行い，心電図検査を行い，QTc間隔を確認する（440msec未満であるはず）．

＞5.5mmol/Lの上昇
カリウム製剤，カリウム保持型の利尿薬（スピロノラクトン，トリアムテレン，アミロライド），カリウム含有の薬剤（例：ペニシリンはカリウム塩である場合がある）を中止し，腎機能を検査する．スピロノラクトンは，栄養再投与による浮腫の治療に使われることがあり，カリウム塩と併用したり，腎不全がある場合は危険な血清カリウム上昇をきたすことがある．しかしながらカリウムの上昇は通常は腎不全による．

プロトコルとアルゴリズム

加温の手順

加温ジャケット
- 加温ジャケット^{訳注} warming jacket の設定：中程度 medium.
- いつ：できれば食間（睡眠中以外に追加して使うこともできる）．
- 時間：1時間，1日3回．

サウナの手順
- 血圧を測定する（患者の収縮期血圧が85mmHg以下であればサウナに入らないほうがよい）．
- 病院のガウンに着替える．サウナの温度は30℃から始め，45℃でやめる．
- サウナに入る前に，サウナではコップ一杯の水分を消費することを患者に確認する．
- サウナには最大10分いることができる．換気のために隙間が空くようドアを開けておくこともある．
- 患者がサウナから出たときに，血圧をもう一度測定する．
- 患者に，シャワーを浴び，その間に室温程度になるまで段階的に体温を下げていくように指導する．冷水のシャワーを浴びるべきではない．

訳注：Warming therapy（加温ジャケットを毎日3時間，21日間継続）は体重増加を改善しないという結果がある（Birmingham CL, et al.：Randomized controlled trial of warming in anorexia nervosa. Int J Eat Disord, 35：234-238, 2004.）．

［訳：山田宇以］

参考文献

第1章　定義と疫学

Birmingham CL, Touyz S, Harbottle J. Are anorexia nervosa and bulimia nervosa separate disorders? Challenging the 'transdiagnostic' theory of eating disorders. *Eur Eat Disord Rev* 2009; **17**: 2–13.

Bourne SK, Bryant RA, Griffiths RA, Touyz SW, Beumont PJ. Bulimia nervosa, restrained, and unrestrained eaters: a comparison of nonbinge eating behavior. *Int J Eat Disord* 1998; **24**: 185–92.

Classification of Mental and Behavioural Disorders (ICD-10). Geneva, World Health Organization, 1992.

Diagnostic and Statistical Manual of Mental Disorders, Fourth Edition. Washington, DC, American Psychiatric Association, 1994.

Fairburn CG, Cooper Z, Doll HA, Norman P, O'Connor M. The natural course of bulimia nervosa and binge eating disorder in young women. *Arch Gen Psychiatry* 2000; **57**: 659–65.

Fairburn CG, Cooper Z, Shafran R. Cognitive behaviour therapy for eating disorders: a "transdiagnostic" theory and treatment. *Behav Res Ther* 2003; **41**: 509–28.

Fairburn CG, Harrison PJ. Eating disorders. *Lancet* 2003; **361**: 407–16.

Gull W. Anorexia nervosa (apepsia hysterica). *BMJ* 1873; **2**: 527–8.

Hay PJ, Gilchrist PN, Ben-Tovim DI, Kalucy RS, Walker MK. Eating disorders revisited. II: Bulimia nervosa and related syndromes. *Med J Aust* 1998; **169**: 488–91.

Kotler LA, Cohen P, Davies M, Pine DS, Walsh BT. Longitudinal relationships between childhood, adolescent, and adult eating disorders. *J Am Acad Child Adolesc Psychiatry* 2001; **40**: 1434–40.

Lasegue C. (1873) De l'anorexie hysterique.In: Kaufman MR, Heiman M (eds) *Evolution of a Psychosomatic Concept. Anorexia Nervosa: A Paradigm* (Vol. 1). New York, International Universities Press, 1964.

Machado PP, Machado BC, Gonçalves S, Hoek HW. The prevalence of eating disorders not otherwise specified. *Int J Eat Disord* 2007; **40**: 212–17.

Marino MF, Zanarini MC. Relationship between EDNOS and its subtypes and borderline personality disorder. *Int J Eat Disord* 2001; **29**: 349–53.

Nicdao EG, Hong S, Takeuchi DT. Prevalence and correlates of eating disorders among Asian Americans: results from the National Latino and Asian American Study. *Int J Eat Disord* 2007; **40** (Suppl): S22–6.

第2章　原因となり持続させる因子

Buddeberg-Fischer B, Klaghofer R, Gnam G, Buddeberg C. Prevention of disturbed eating behaviour: a prospective intervention study in 14- to 19-year old Swiss students. *Acta Psychiatr Scand* 1998; **98**: 146–55.

Fairburn CG, Cooper Z, Doll HA, Welch SL. Risk factors for anorexia nervosa: three integrated case-control comparisons. *Arch Gen Psychiatry* 1999; **56**: 468–76.

Fairburn CG, Doll HA, Welch SL, Hay PJ, Davies BA, O'Connor ME. Risk factors for binge eating disorder: a community-based, case-control study. *Arch Gen Psychiatry* 1998; **55**: 425–32.

Fairburn CG, Harrison PJ. Risk factors for anorexia nervosa. *Lancet* 2003; **361**: 1914.

Fairburn CG, Welch SL, Doll HA, Davies BA, O'Connor ME. Risk factors for bulimia nervosa. A community-based case-control study. *Arch Gen Psychiatry* 1997; **54**: 509−17.

Frisch A, Laufer N, Danziger Y, Michaelovsky E, Leor S, Carel C, *et al*. Association of anorexia nervosa with the high activity allele of the COMT gene: a family-based study in Israeli patients. *Mol Psychiatry* 2001; **6**: 243−5.

O'Dea J. School-based interventions to prevent eating problems: first do no harm. *Eating Disorders: The Journal of Treatment and Prevention* 2000; **8**: 123−30.

O'Dea J, Abraham S. Improving body image, eating attitudes, and behaviours of young male and female adolescents: a new educational approach that focuses on self esteem. *Int J Eat Disord* 2000; **28**: 43−57.

Odent M. Risk factors for anorexia nervosa. *Lancet* 2003; **361**: 1913−14.

Stock S, Miranda C, Evans S, *et al*. Healthy Buddies: a novel, peer-led health promotion program for the prevention of obesity and eating disorders in children in elementary school. *Pediatrics* 2007; **120**: e1059−68.

Sullivan PF, Bulik CM, Kendler KS. Genetic epidemiology of binging and vomiting. *Br J Psychiatry* 1998; **173**: 75−9.

Vähäsoini A, Vazquez R, Birmingham CL, Gutierrez E. Unreported sauna use in anorexia nervosa: evidence from the world-wide-web. *Eat Weight Disord* 2004; **9**: 50−5.

第3章 病歴と身体所見のとりかた

Birmingham CL, Jones PJ, Orphanidou C, *et al*. The reliability of bioelectrical impedance analysis for measuring changes in the body composition of patients with anorexia nervosa. *Int J Eat Disord* 1996; **19**: 311−15.

Birmingham CL, Muller JL, Goldner EM. Randomized trial of measures of body fat versus body weight in the treatment of anorexia nervosa. *Eat Weight Disord* 1998; **3**: 84−9.

Chen MM, Lear SA, Gao M, Frohlich JJ, Birmingham CL. Intraobserver and interobserver reliability of waist circumference and the waist-to-hip ratio. *Obes Res* 2001; **9**: 651.

Clare M, Gritzner S, Hlynsky J, Birmingham CL. Measuring change in parotid gland size: testretest reliability of a novel method. *Eat Weight Disord* 2005; **10**: e61−5.

Lear SA, Humphries KH, Kohli S, Birmingham CL. The use of BMI and waist circumference as surrogates of body fat differs by ethnicity. *Obesity* (Silver Spring) 2007; **15**: 2817−24.

McCargar L, Taunton J, Birmingham CL, Pare S, Simmons D. Metabolic and anthropometric changes in female weight cyclers and controls over a 1-year period. *J Am Diet Assoc* 1993; **93**: 1025−30.

Orphanidou CI, McCargar LJ, Birmingham CL, Belzberg AS. Changes in body composition and fat distribution after short-term weight gain in patients with anorexia nervosa. *Am J Clin Nutr* 1997; **65**: 1034−41.

Orphanidou C, McCargar L, Birmingham CL, Mathieson J, Goldner E. Accuracy of subcutaneous fatmeasurement: comparison of skinfold calipers, ultrasound, and computed tomography. *J AmDiet Assoc* 1994; **94**: 855−8.

Touyz SW, Lennerts W, Freeman RJ, Beumont PJ. To weigh or not to weigh? Frequency of weighing and rate of weight gain in patients with anorexia nervosa. *Br J Psychiatry* 1990; **157**: 752−4.

Tyler I, Birmingham CL. The interrater reliability of physical signs in patients with eating disorders. *Int J Eat Disord* 2001; **30**: 343-5.

Uyeda L, Tyler I, Pinzon J, Birmingham CL. Identification of patients with eating disorders. The signs and symptoms of anorexia nervosa and bulimia nervosa. *Eat Weight Disord* 2002; **7**: 116-23.

第4章　臓器別合併症

神経系合併症

Amann B, Schafer M, Sterr A, Arnold S, Grunze H. Central pontine myelinolysis in a patient with anorexia nervosa. *Int J Eat Disord* 2001; **30**: 462-6.

Brewerton TD, George MS. Is migraine related to the eating disorders? *Int J Eat Disord* 1993; **14**: 75-9.

Butow P, Beumont P, Touyz S. Cognitive processes in dieting disorders. *Int J Eat Disord* 1993; **14**: 319-29.

Lutte I, Rhys C, Hubert C, Brion F, Boland B, Peeters A, et al. Peroneal nerve palsy in anorexia nervosa. *Acta Neurol Belg* 1997; **97**: 251-4.

Parkin AJ, Dunn JC, Lee C, O'Hara PF, Nussbaum L. Neuropsychological sequelae of Wernicke's encephalopathy in a 20-year-old woman: selective impairment of a frontal memory system. *Brain Cogn* 1993; **21**: 1-19.

Patchell RA, Fellows HA, Humphries LL. Neurologic complications of anorexia nervosa. *Acta Neurol Scand* 1994; **89**: 111-16.

Rechlin T, Loew TH, Joraschky P. Pseudoseizure "status". *J Psychosom Res* 1997; **42**: 495-8.

Silber TJ. Seizures, water intoxication in anorexia nervosa. *Psychosomatics* 1984; **25**: 705-6.

Trummer M, Eustacchio S, Unger F, Tillich M, Flaschka G. Right hemispheric frontal lesions as a cause for anorexia nervosa: report of three cases. *Acta Neurochir* (Wien) 2002; **144**: 797-801.

歯科的合併症

Burkhart N, Roberts M, Alexander M, Dodds A. Communicating effectively with patients suspected of having bulimia nervosa. *J Am Dent Assoc* 2005; **136**: 1130-7. Erratum in: *J Am Dent Assoc* 2005; **136**: 1517.

Faine MP. Recognition and management of eating disorders in the dental office. *Dent Clin North Am* 2003; **47**: 395-410.

Gandara BK, Truelove EL. Diagnosis and management of dental erosion. *J Contemp Dent Pract* 1999; **1**:16-23.

George GC, Zabow T, Beumont PJ. Letter: Scurvy in anorexia nervosa. *S Afr Med J* 1975; **49**: 1420.

Moynihan P, Bradbury J. Compromised dental function and nutrition. *Nutrition* 2001; **17**: 177-8.

皮膚の合併症

Birmingham CL. Hypercarotenemia. *N Engl J Med* 2002; **347**: 222-3.

Claes L, Vandereycken W, Vertommen H. Selfinjurious behaviors in eating-disordered patients. *Eat Behav* 2001; **2**: 263-72.

Glorio R, Allevato M, De Pablo A, Abbruzzese M, Carmona L, Savarin M, et al. Prevalence of cutaneous manifestations in 200 patients with eating disorders. *Int J Dermatol* 2000; **39**: 348-53.

Judd LE, Poskitt BL. Pellagra in a patient with

an eating disorder. *Br J Dermatol* 1991; **125**: 71-2.

MacDonald A, Forsyth A. Nutritional deficiencies and the skin. *Clin Exp Dermatol* 2005; **30**: 388-90.

Rushton DH. Nutritional factors and hair loss. *Clin Exp Dermatol* 2002; **27**: 396-404.

Schulze UM, Pettke-Rank CV, Kreienkamp M, et al. Dermatologic signs in patients with eating disorders. *Am J Clin Dermatol* 2005; **6**: 165-73.

Trott GE, Warnke A. Dermatologic findings in anorexia and bulimia nervosa of childhood and adolescence. *Pediatr Dermatol* 1999; **16**: 90-4.

Tyler I, Wiseman MC, Crawford RI, Birmingham CL. Cutaneous manifestations of eating disorders. *J Cutan Med Surg* 2002; **6**: 345-53.

呼吸器系

Birmingham CL, Tan AO. Respiratory muscle weakness and anorexia nervosa. *Int J Eat Disord* 2003; **33**: 230-3.

Cambell-Taylor, I. Aspiration pneumonia. *N Engl J Med* 2001; **344**: 1869.

Cook VJ, Coxson HO, Mason AG, Bai TR. Bullae, bronchiectasis and nutritional emphysema in severe anorexia nervosa. *Can Respir J* 2001; **8**: 361-5.

Corless JA, Delaney JC, Page RD. Simultaneous bilateral spontaneous pneumothoraces in a young woman with anorexia nervosa. *Int J Eat Disord* 2001; **30**: 110-12.

Coxson HO, Chan IH, Mayo JR, Hlynsky J, Nakano Y, Birmingham CL. Early emphysema in patients with anorexia nervosa. *Am J Respir Crit Care Med* 2004; **170**: 748-52. Epub 2004, Jul 15.

Murciano D, Rigaud D, Pingleton S, Armengaud MH, Melchior JC, Aubier M. Diaphragmatic function in severely malnourished patients with anorexia nervosa. Effects of renutrition. *Am J Respir Crit Care Med* 1994; **150**: 1569-74.

Pieters T, Boland B, Beguin C, Veriter C, Stanescu D, Frans A, et al. Lung function study and diffusion capacity in anorexia nervosa. *J Intern Med* 2000; **248**: 137-42.

Winter TA, O'Keefe SJ, Callanan M, Marks T. The effect of severe undernutrition and subsequent refeeding on whole-body metabolism and protein synthesis in human subjects. *J Parenter Enteral Nutr* 2005; **29**: 221-8.

心臓と血管

Birmingham CL, Gritzner S. Heart failure in anorexia nervosa: case report and review of the literature. *Eat Weight Disord* 2007; **12**: e7-10.

Birmingham CL, Lear SA, Kenyon J, Chan SY, Mancini GB, Frohlich J. Coronary atherosclerosis in anorexia nervosa. *Int J Eat Disord* 2003; **34**: 375-7.

Birmingham CL, Stigant C, Goldner EM. Chest pain in anorexia nervosa. *Int J Eat Disord* 1999; **25**: 219-22.

Casu M, Patrone V, Gianelli MV, Marchegiani A, Ragni G, Murialdo G, et al. Heart failure secondary to hypomagnesemia in anorexia nervosa. *Pediatr Cardiol* 1992; **13**: 241-2.

Casu M, Patrone V, Gianelli MV, et al. Spectral analysis of R-R interval variability by shortterm recording in anorexia nervosa. *Eat Weight Disord* 2002; **7**: 239-43.

Franzoni F, Mataloni E, Femia R, Galetta F. Effect of oral potassium supplementation on QT dispersion in anorexia nervosa. *Acta Paediatr* 2002; **91**: 653-6.

Galetta F, Franzoni F, Cupisti A, Belliti D, Prattichizzo F, Rolla M. QT interval dispersion in young women with anorexia nervosa. *J Pediatr* 2002; **140**: 456-60.

Galetta F, Franzoni F, Prattichizzo F, Rolla M, Santoro G, Pentimone F. Heart rate variability and left ventricular diastolic function in anorexia nervosa. *J Adolesc Health* 2003; **32**: 416-21.

Garcia-Rubira JC, Hidalgo R, Gomez-Barrado JJ, Romero D, Cruz Fernandez JM. Anorexia nervosa and myocardial infarction. *Int J Cardiol* 1994; **45**: 138-40.

Ho PC, Dweik R, Cohen MC. Rapidly reversible cardiomyopathy associated with chronic ipecac ingestion. *Clin Cardiol* 1998; **21**: 780-3.

Isner JM, Roberts WC, Heymsfield SB, Yager J. Anorexia nervosa and sudden death. *Ann Intern Med* 1985; **102**: 49-52.

Krantz MJ, Donahoo WT, Melanson EL, Mehler PS. QT interval dispersion and resting metabolic rate in chronic anorexia nervosa. *Int J Eat Disord* 2005; **37**: 166-70.

Nahshoni E, Weizman A, Yaroslavsky A, Toledano A, Sulkes J, Stein D. Alterations in QT dispersion in the surface electrocardiogram of female adolescents diagnosed with restricting-type anorexia nervosa. *J Psychosom Res* 2007; **6**: 469-72.

Nahshoni E, Weizman A, Yaroslavsky A, Toledano A, Sulkes J, Stein D., *et al*. Electrocardiographic findings in adolescents with eating disorders. *Pediatrics* 2000; **105**: 1100-5.

Rechlin T, Weis M, Ott C, Bleichner F, Joraschky P. Alterations of autonomic cardiac control in anorexia nervosa. *Biol Psychiatry* 1998; **43**: 358-63.

Suri R, Poist ES, Hager WD, Gross JB. Unrecognized bulimia nervosa: a potential cause of perioperative cardiac dysrhythmias. *Can J Anaesth* 1999; **46**: 1048-52.

Vigo DE, Castro MN, Dörpinghaus A, Weidema H, Cardinali DP, Siri LN, *et al*. Nonlinear analysis of heart rate variability in patients with eating disorders. *World J Biol Psychiatry* 2007; **11**: 1-7.

消化器系

Adson DE, Mitchell JE, Trenkner SW. The superior mesenteric artery syndrome and acute gastric dilatation in eating disorders: a report of two cases and a review of the literature. *Int J Eat Disord* 1997; **21**: 103-14.

Birmingham CL, Boone S. Pancreatitis causing death in bulimia nervosa. *Int J Eat Disord* 2004; **36**: 234-7.

Birmingham CL, Cardew S, Gritzner S. Gastric bezoar in anorexia nervosa. *Eat Weight Disord* 2007; **12**: e28-9.

Birmingham CL, Firoz T. Rumination in eating disorders: literature review. *Eat Weight Disord* 2006; **11**: e85-9.

Chiarioni G, Bassotti G, Monsignori A, Menegotti M, Salandini L, Di Matteo G, *et al*. Anorectal dysfunction in constipated women with anorexia nervosa. *Mayo Clin Proc* 2000; **75**: 1015-19.

Chun AB, Sokol MS, Kaye WH, Hutson WR, Wald A. Colonic and anorectal function in constipated patients with anorexia nervosa. *Am J Gastroenterol* 1997; **92**: 1879-83.

De Caprio C, Pasanisi F, Contaldo F. Gastrointestinal complications in a patient with eating disorders. *Eat Weight Disord* 2000; **5**: 228-30.

Harper J, Leung M, Birmingham CL. A blinded laxative taper for patients with eating disorders. *Eat Weight Disord* 2004; **9**: 147-50.

Leffler DA, Dennis M, Edwards George JB, Kelly CP. The interaction between eating disorders and celiac disease: an exploration of 10 cases. *Eur J Gastroenterol Hepatol* 2007; **19**: 251-5.

McClain CJ, Humphries LL, Hill KK, Nickl NJ. Gastrointestinal and nutritional aspects of eating disorders. *J Am Coll Nutr* 1993; **12**: 466-74.

Porcelli P, Leandro G, De Carne M. Functional gastrointestinal disorders and eating disorders. Relevance of the association in clinical management. *Scand J Gastroenterol* 1998; **33**: 577-82.

内分泌系

Abraham SF, Pettigrew B, Boyd C, Russell J. Predictors of functional and exercise amenorrhoea among eating and exercise disordered patients. *Hum Reprod* 2006; **21**: 257-61.

Birmingham CL, Gritzner S, Gutierrez E. Hyperthyroidism in anorexia nervosa: case report and review of the literature. *Int J Eat Disord* 2006; **39**: 619-20.

Crow SJ, Thuras P, Keel PK, Mitchell JE. Long-term menstrual and reproductive function in patients with bulimia nervosa. *Am J Psychiatry* 2002; **159**: 1048-50.

Germain N, Galusca B, Le Roux CW, Bossu C, Ghatei MA, Lang F, *et al*. Constitutional thinness and lean anorexia nervosa display opposite concentrations of peptide YY, glucagon-like peptide 1, ghrelin, and leptin. *Am J Clin Nutr* 2007; **85**: 967-71.

Jamieson MA. Hormone replacement in the adolescent with anorexia and hypothalamic amenorrhea-yes or no? *J Pediatr Adolesc Gynecol* 2001; **14**: 39.

Kam T, Birmingham CL, Goldner EM. Polyglandular autoimmune syndrome and anorexia nervosa. *Int J Eat Disord* 1994; **16**: 101-3.

Levine RL. Endocrine aspects of eating disorders in adolescents. *Adolesc Med* 2002; **13**: 129-43.

Mantzoros CS. Role of leptin in reproduction. *Ann N Y Acad Sci* 2000; **900**: 174-83.

Marcus MD, Loucks TL, Berga SL. Psychological correlates of functional hypothalamic amenorrhea. *Fertil Steril* 2001; **76**: 310-16.

Mattingly D, Bhanji S. Hypoglycaemia and anorexia nervosa. *J R Soc Med* 1995; **88**: 191-5.

Miller KK, Grinspoon S, Gleysteen S, Grieco KA, Ciampa J, Breu J, *et al*. Preservation of neuroendocrine control of reproductive function despite severe undernutrition. *J Clin Endocrinol Metab* 2004; **89**: 4434-8.

Modan-Moses D, Stein D, Pariente C, Yaroslavsky A, Ram A, Faigin M, *et al*. Modulation of adiponectin and leptin during refeeding of female anorexia nervosa patients. *J Clin Endocrinol Metab* 2007; **92**: 1843-7.

Pauly RP, Lear SA, Hastings FC, Birmingham CL. Resting energy expenditure and plasma leptin levels in anorexia nervosa during acute refeeding. *Int J Eat Disord* 2000; **28**: 231-4.

Stoving RK, Hangaard J, Hagen C. Update on endocrine disturbances in anorexia nervosa. *J Pediatr Endocrinol Metab* 2001, **14**: 459-80.

Swenne I. Weight requirements for return of menstruations in teenage girls with eating disorders, weight loss and secondary amenorrhoea. *Acta Paediatr* 2004; **93**:1449-55.

Wabitsch M, Ballauff A, Holl R, Blum WF, Heinze E, Remschmidt H, et al. Serum leptin, gonadotropin, and testosterone concentrations in male patients with anorexia nervosa during weight gain. *J Clin Endocrinol Metab* 2001; **86**: 2982−8.

腎　臓

Alexandridis G, Liamis G, Elisaf M. Reversible tubular dysfunction that mimicked Fanconi's syndrome in a patient with anorexia nervosa. *Int J Eat Disord* 2001, **30**: 227−30.

Evrard F, da Cunha MP, Lambert M, Devuyst O. Impaired osmoregulation in anorexia nervosa: a case-control study. *Nephrol Dial Transplant* 2004; **19**: 3034−9.

Ishikawa S, Kato M, Tokuda T, Momoi H, Sekijima Y, Higuchi M, et al. Licorice-induced hypokalemic myopathy and hypokalemic renal tubular damage in anorexia nervosa. *Int J Eat Disord* 1999; **26**: 111−14.

Jonat LM, Birmingham CL. Kidney stones in anorexia nervosa: a case report and review of the literature. *Eat Weight Disord* 2003; **8**: 332−5.

Takakura S, Nozaki T, Nomura Y, Koreeda C, Urabe H, Kawai K, et al. Factors related to renal dysfunction in patients with anorexia nervosa. *Eat Weight Disord* 2006; **11**: 73−7.

血　液

Grewal S, Birmingham CL. Self-phlebotomy in eating disorders. *Eat Weight Disord* 2003; **8**: 336−40.

Kaiser U, Barth N. Haemolytic anaemia in a patient with anorexia nervosa. *Acta Haematol* 2001, **106**: 133−5.

Lambert M, Hubert C, Depresseux G, et al. Hematological changes in anorexia nervosa are correlated with total body fat mass depletion. *Int J Eat Disord* 1993, **21**: 329−34.

免　疫

Birmingham CL, Hodgson DM, Fung J, et al. Reduced febrile response to bacterial infection in anorexia nervosa patients. *Int J Eat Disord*. 2003 34（2）: 269−72.

Brown RF, Bartrop R, Beumont P, Birmingham CL. Bacterial infections in anorexia nervosa: delayed recognition increases complications. *Int J Eat Disord* 2005; **37**: 261−5.

Corcos M, Guilbaud O, Paterniti S, Moussa M, Chambry J, Chaouat G, et al. Involvement of cytokines in eating disorders: a critical review of the human literature. *Psychoneuroendocrinology* 2003; **28**: 229−49.

Kahl KG, Kruse N, Rieckmann P, Schmidt MH. Cytokine mRNA expression patterns in the disease course of female adolescents with anorexia nervosa. *Psychoneuroendocrinology* 2004; **29**: 13−20.

Nova E, Samartin S, Gomez S, Morande G, Marcos A. The adaptive response of the immune system to the particular malnutrition of eating disorders. *Eur J Clin Nutr* 2002; 56（Suppl 3）: S34−7.

第 5 章　栄養療法の合併症

Birmingham CL, Alothman AF, Goldner EM. Anorexia nervosa: refeeding and hypophosphatemia. *Int J Eat Disord* 1996; **20**: 211−13.

Fisher M, Simpser E, Schneider M. Hypophosphatemia secondary to oral refeeding in anorexia nervosa. *Int J Eat*

Disord 2000; **28**: 181−7.

Keyes S, Brozek J, Henschel A, Taylor H. *The Biology of Human Starvation*. Minneapolis: University of Minnesota Press, 1950.

Kohn MR, Golden NH, Shenker IR. Cardiac arrest and delirium: presentations of the refeeding syndrome in severely malnourished adolescents with anorexia nervosa. *J Adolesc Health* 1998; **22**: 239−43.

Russell J, Baur LA, Beumont PJ, Byrnes S, Gross G, Touyz S, et al. Altered energy metabolism in anorexia nervosa. *Psychoneuroendocrinology* 2001; **26**: 51−63.

Silber T. Nutrition, immunity, and refeeding. *Am J Clin Nutr* 1998; **67**: 947−8.

第6章　臨床検査

Castro J, Deulofeu R, Gila A, Puig J, Toro J. Persistence of nutritional deficiencies after short-term weight recovery in adolescents with anorexia nervosa. *Int J Eat Disord* 2004; **35**: 169−78.

Crow SJ, Rosenberg ME, Mitchell JE, Thuras P. Urine electrolytes as markers of bulimia nervosa. *Int J Eat Disord* 2001; **30**: 279−87.

Hadigan CM, Anderson EJ, Miller KK, Hubbard JL, Herzog DB, Klibanski A, et al. Assessment of macronutrient and micronutrient intake in women with anorexia nervosa. *Int J Eat Disord* 2000; **28**: 284−92.

Mason HD, Key A, Allan R, Lask B. Pelvic ultrasonography in anorexia nervosa: what the clinician should ask the radiologist and how to use the information provided. *Eur Eat Disord Rev* 2007; **15**: 35−41.

Mira M, Stewart PM, Vizzard J, Abraham S. Biochemical abnormalities in anorexia nervosa and bulimia. *Ann Clin Biochem* 1987; **24**: 29−35.

Misra M, Aggarwal A, Miller KK, Almazan C, Worley M, Soyka LA, et al. Effects of anorexia nervosa on clinical, hematologic, biochemical, and bone density parameters in community-dwelling adolescent girls. *Pediatrics* 2004; **114**: 1574−83.

Pieper-Bigelow C, Strocchi A, Levitt MD. Where does serum amylase come from and where does it go? *Gastroenterol Clin North Am* 1990; **19**: 793−810.

Powers PS, Tyson IB, Stevens BA, Heal AV. Total body potassium and serum potassium among eating disorder patients. *Int J Eat Disord* 1995; **18**: 269−76.

Stotzer PO, Bjornsson ES, Abrahamsson H. Interdigestive and postprandial motility in small-intestinal bacterial overgrowth. *Scand J Gastroenterol* 1996; **31**: 875−80.

第7章　摂食障害の鑑別診断

Adams R, Hinkebein MK, McQuillen M, Sutherland S, El Asyouty S, Lippmann S. Prompt differentiation of Addison's disease from anorexia nervosa during weight loss and vomiting. *South Med J* 1998; **91**: 208−11.

Nussbaum MP, Shenker IR, Shaw H, Frank S. Differential diagnosis and pathogenesis of anorexia nervosa. *Pediatrician* 1983; **12**: 110−17.

Su JC, Birmingham CL. Differential diagnoses to consider at an eating disorders clinic. *Eat Weight Disord* 2003; **8**: 311−14.

第8章　ミュンヒハウゼン症候群と摂食障害

Birmingham CL, Sidhu FK. An algorithm for the diagnosis of Münchausen's syndrome in eating disorders. *Eat Weight Disord* 2007; **12**: e75–7.

第9章　転帰と予後

Ben-Tovim DI, Walker K, Gilchrist P, Freeman R, Kalucy R, Esterman A. Outcome in patients with eating disorders: a 5-year study. *Lancet* 2001; **357**: 1254–7.

Birmingham CL, Su J, Hlynsky JA, Goldner EM, Gao M. The mortality rate from anorexia nervosa. *Int J Eat Disord* 2005; **38**: 143–6.

Crisp AH, Callender JS, Halek C, Hsu LK. Long-term mortality in anorexia nervosa. A 20-year follow-up of the St George's and Aberdeen cohorts. *Br J Psychiatry* 1992; **16**: 104–7.

Eddy KT, Doyle AC, Hoste RR, Herzog DB, le Grange D. Eating Disorder Not Otherwise Specified in adolescents. *J Am Acad Child Adolesc Psychiatry* 2008; **147**: 156–64.

Fairburn CG, Cooper Z, Doll HA, Norman P, O'Connor M. The natural course of bulimia nervosa and binge eating disorder in young women. *Arch Gen Psychiatry* 2000; **57**: 659–65.

Fichter MM, Quadflieg N. Six-year course of bulimia nervosa. *Int J Eat Disord* 1997; **22**: 361–84.

Fichter MM, Quadflieg N. Twelve-year course and outcome of bulimia nervosa. *Psychol Med* 2004; **34**: 1395–1406.

Fichter MM, Quadflieg N, Gnutzmann A. Binge eating disorder: treatment outcome over a 6-year course. *J Psychosom Res* 1998; **44**: 385–405.

Fichter MM, Quadflieg N, Hedlund S. Twelveyear course and outcome predictors of anorexia nervosa. *Int J Eat Disord* 2006; **39**: 87–100.

Harbottle EJ, Birmingham CL, Sayani F. Anorexia nervosa: a survival analysis. *Eat Weight Disord* 2008 **13**: e32–4.

Keski-Rahkonen A, Hoek HW, Susser ES, Linna MS, Sihvola E, Raevuori A, et al. Epidemiology and course of anorexia nervosa in the community. *Am J Psychiatry* 2007; **164**: 1259–65.

Pike KM. Long-term course of anorexia nervosa: response, relapse, remission, and recovery. *Clin Psychol Rev* 1998; **18**: 447–75.

Rieger E, Touyz SW, Beumont PJ. The Anorexia Nervosa Stages of Change Questionnaire (ANSOCQ): information regarding its psychometric properties. *Int J Eat Disord* 2002; **32**: 24–38.

Steinhausen HC. The outcome of anorexia nervosa in the 20th century. *Am J Psychiatry* 2002; **159**: 1284–93.

Theander S. Outcome and prognosis in anorexia nervosa and bulimia: some results of previous investigations, compared with those of a Swedish long-term study. *J Psychiatr Res* 1985; **19**: 493–508.

第10章　目標体重とは何か

Birmingham CL, Jones PJ, Orphanidou C, et al. The reliability of bioelectrical impedance analysis for measuring changes in the body composition of patients with anorexia nervosa. *Int J Eat Disord* 1996; **19**: 311–15.

Birmingham CL, Muller JL, Goldner EM. Randomized trial of measures of body fat versus body weight in the treatment of anorexia nervosa. *Eat Weight Disord* 1998; **3**: 84–9.

Key A, Mason H, Allan R, Lask B. Restoration of ovarian and uterine maturity in adolescents with anorexia nervosa. *Int J Eat Disord* 2002; **32**: 319–25.

Lear SA, Pauly RP, Birmingham CL. Body fat, caloric intake, and plasma leptin levels in women with anorexia nervosa. *Int J Eat Disord* 1999; **26**: 283−8.

Orphanidou CI, McCargar LJ, Birmingham CL, Belzberg AS. Changes in body composition and fat distribution after short-term weight gain in patients with anorexia nervosa. *Am J Clin Nutr* 1997; **65**: 1034−41.

Orphanidou C, McCargar L, Birmingham CL, Mathieson J, Goldner E. Accuracy of subcutaneous fat measurement: comparison of skinfold calipers, ultrasound, and computed tomography. *J Am Diet Assoc* 1994; **94**: 855−8.

第 11 章　死の危険とは何か

Birmingham CL. Clinical decision analysis and anorexia nervosa. Int J Law Psychiatry 2003; **26**: 719−23.

Birmingham CL, Su J, Hlynsky JA, Goldner EM, Gao M. The mortality rate from anorexia nervosa. *Int J Eat Disord*. 2005; **38**: 143−6.

Harbottle EJ, Birmingham CL, Sayani F. Anorexia nervosa: a survival analysis. *Eat Weight Disord* 2008; **13**: e32−4.

第 12 章　科学的根拠に基づいた治療

American Psychiatric Association. Practice guidelines for the treatment of patients with eating disorders. In: *Practice Guidelines for the Treatment of Psychiatric Disorders*, 3rd edn. Arlington, Virginia: American Psychiatric Association, 2006; 1097−222. http://www.psychiatryonline.com/pracGuide/pracGuideTopic_12.aspx

Bacaltchuk J, Hay P. Antidepressants versus placebo for people with bulimia nervosa. *Cochrane Database Syst Rev* 2003; **4**: CD003391.

Bacaltchuk J, Hay P, Trefiglio R. Antidepressants versus psychological treatments and their combination for bulimia nervosa. *Cochrane Database Syst Rev* 2001; **4**: CD003385.

Birmingham CL. Eating disorders. In: *Therapeutic Choices*, 3rd edn. Canadian Pharmaceutical Association, Canada, 2007; 158−68. http://www.pharmacists.ca/content/products/therapeutic.cfm

Claudino AM, Hay P, Lima MS, Bacaltchuk J, Schmidt U, Treasure J. Antidepressants for anorexia nervosa. *Cochrane Database Syst Rev* 2006; **1**: CD004365.

Hay PJ, Bacaltchuk J. Psychotherapy for bulimia nervosa and binging. *Cochrane Database Syst Rev* 2003; **1**: CD000562.

Hay P, Bacaltchuk J, Claudino A, Ben Tovim D, Yong PY. Individual psychotherapy in the outpatient treatment of adults with anorexia nervosa. *Cochrane Database Syst Rev* 2003; **4**: CD003909.

Mondraty N, Birmingham CL, Touyz S, Sundakov V, Chapman L, Beumont P. Randomized controlled trial of olanzapine in the treatment of cognitions in anorexia nervosa. *Australas Psychiatry* 2005; **13**: 72−5.

National Collaborating Centre for Mental Health. National Clinical Practice Guideline: Eating Disorders: Core interventions in the treatment and management of anorexia nervosa, bulimia nervosa, and related eating disorders. 2004. http://www.nice.org.uk.

Perkins SJ, Murphy R, Schmidt U, Williams C. Self-help and guided self-help for eating disorders. *Cochrane Database Syst Rev* 2006; **3**: CD004191.

第 13 章　心理療法

Schmidt U, Treasure J. Anorexia nervosa: valued and visible. A cognitive-interpersonal maintenance model and its implications for research and practice. *Br J Clin Psychol* 2006; **45**: 1-25.

第 14 章　医学的管理

Beumont PJ, Arthur B, Russell JD, Touyz SW. Excessive physical activity in dieting disorder patients: proposals for a supervised exercise program. *Int J Eat Disord* 1994; **15**: 21-36.

Birmingham CL, Goldner EM, Bakan R. Controlled trial of zinc supplementation in anorexia nervosa. *Int J Eat Disord* 1994; **15**: 251-5.

Birmingham CL, Gritzner S. How does zinc supplementation benefit anorexia nervosa? *Eat Weight Disord* 2006; **11**: e109-11.

Birmingham CL, Gutierrez E, Jonat L, Beumont P. Randomized controlled trial of warming in anorexia nervosa. *Int J Eat Disord* 2004; **35**: 234-8.

Birmingham CL, Hlynsky J, Whiteside L, Geller J. Caloric requirement for refeeding inpatients with anorexia nervosa: the contribution of anxiety exercise, and cigarette smoking. *Eat Weight Disord* 2005; **10**: e6-9.

Kaye WH, Nagata T, Weltzin TE, Hsu G, Sokol MS, Conaha CM, et al. Double-blind placebo controlled administration of fluoxetine in restrictingand restricting-purging-type anorexia nervosa. *Biol Psychiatry* 2001; **49**: 644-52.

Lear SA, Pauly RP, Birmingham CL. Body fat, caloric intake, and plasma leptin levels in women with anorexia nervosa. *Int J Eat Disord* 1999; **26**: 283-8.

Mehler PS, Weiner KL. Use of total parenteral nutrition in the refeeding of selected patients with severe anorexia nervosa. *Int J Eat Disord* 2007; **40**: 285-7.

Puddicombe DM, Birmingham CL. Using the glucagon test to predict hypoglycemia in anorexia nervosa. *Eat Weight Disord*. 2006; **11**: e72-4.

Thien V, Thomas A, Markin D, Birmingham CL. Pilot study of a graded exercise program for the treatment of anorexia nervosa. *Int J Eat Disord* 2000; **28**: 101-6.

Wills AJ, Pengiran Tengah DS, Holmes GK. The neurology of enteric disease. *J Neurol Neurosurg Psychiatry* 2006; **77**: 805-10.

Winstead NS, Willard SG. Gastrointestinal complaints in patients with eating disorders. *J Clin Gastroenterol* 2006; **40**: 678-82.

Zipfel S, Sammet I, Rapps N, Herzog W, Herpertz S, Martens U. Gastrointestinal disturbances in eating disorders: clinical and neurobiological aspects. *Auton Neurosci* 2006; **129**: 99-106.

第 15 章　治療拒否への対応

Birmingham CL, Sidhu FK. Complementary and alternative medical treatments for anorexia nervosa: case report and review of the literature. *Eat Weight Disord* 2007; **12**: e51-3.

Davidson H, Birmingham CL. Directives in anorexia nervosa: use of the "Ulysses Agreement". *Eat Weight Disord* 2003; **8**: 249-52.

第 17 章　小児と思春期

Fisher M, Schneider M, Burns J, Symons H, Mandel FS. Differences between adolescents and young adults at presentation to an eating disorders program.

J Adolesc Health 2001; **28**: 222−7.

Galetta F, Franzoni F, Prattichizzo F, et al. Heart rate variability and left ventricular diastolic function in anorexia nervosa. *J Adolesc Health* 2003; **32**: 416−21.

Golden NH, Katzman DK, Kreipe RE, et al. Eating disorders in adolescents: position paper of the Society for Adolescent Medicine. *J Adolesc Health* 2003; **33**: 496−503.

Kennedy A, Kohn M, Lammi A, Clarke S. Iron status and haematological changes in adolescent female inpatients with anorexia nervosa. *J Paediatr Child Health* 2004; **40**: 430−2.

Miller KK, Grinspoon S, Gleysteen S, Grieco KA, Ciampa J, Breu J, et al. Preservation of neuroendocrine control of reproductive function despite severe undernutrition. *J Clin Endocrinol Metab* 2004; **89**: 4434−8.

Mishra M, Aggaral A, Miller K, Almazan C, Worley M, Soyka LA, et al. Effects of anorexia nervosa on clinical, haematological, biochemical and bone density parameters in community-dwelling adolescent girls. *Pediatrics* 2004; **114**: 1574−83.

Mont L, Castro J, Herreros B et al. Reversibility of cardiac abnormalities in adolescents with anorexia nervosa after weight recovery. *J Am Acad Child Adolesc Psychiatry* 2003; **42**: 808−13.

Nilsson EW, Gillberg C, Gillberg IC, Rastam M. Ten-year follow-up of adolescent-onset anorexia nervosa: personality disorders. *J Am Acad Child Adolesc Psychiatry* 1999; **38**: 1389−95.

Poyastro PA, Thornton LM, Plotonicov KH, Tozzi F, Klump KL, Berrettini WH, et al. Patterns of menstrual disturbance in eating disorders. *Int J Eat Disord* 2007; **40**: 424−34.

Soyka L, Misra M, Frenchman A, Miller K, Grinspoon S, Schoenfeld D, et al. Abnormal bone mineral accrual in adolescent girls with anorexia nervosa. *J Clin Endocrinol Metab* 2002; **87**: 4177−85.

Stefanis N, Mackintosh C, Abraha H, Treasure J, Moniz C. Dissociation of bone turnover in anorexia nervosa. *Ann Clin Biochem* 1998; **35**: 709−16.

Steinhausen HC, Seidel R, Winkler Metzke C. Evaluation of treatment and intermediate and long-term outcome of adolescent eating disorders. *Psychol Med* 2000; **30**: 1089−98.

Swenne I. Weight requirements for return of menstruation in teenage girls with eating disorders, weight loss and secondary amenorrhoea. *Acta Paediatr* 2004; **93**: 1449−55.

Swenne I. Haematological changes and iron status in teenage girls with eating disorders and weight loss−the importance of menstrual status. *Acta Paediatr* 2007; **96**: 530−3.

Swenne I, Belfrage E, Thurfjell B, Engstrom I. Accuracy of reported weight and menstrual status in teenage girls with eating disorders. *Int J Eat Disord* 2005; **38**: 375−9.

第18章 妊　娠

Abraham S, Taylor A, Conti J. Postnatal depression, eating, exercise, and vomiting before and during pregnancy. *Int J Eat Disord* 2001; **29**: 482−7.

Crow SJ, Thuras P, Keel PK, Mitchell JE. Long-term menstrual and reproductive function in patients with bulimia nervosa. *Am J Psychiatry* 2002; **159**: 1048−50.

Franko DL, Blais MA, Becker AE, Delinsky SS, Greenwood DN, Flores AT, et al. Pregnancy complications and neonatal outcomes in women with eating disorders.

Am J Psychiatry 2001; **158**: 1461−6.

Micali N, Simonoff E, Treasure J. Risk of major adverse perinatal outcomes in women with eating disorders. *Br J Psychiatry* 2007; **190**: 255−9.

Micali N, Treasure J, Simonoff E. Eating disorders symptoms in pregnancy: a longitudinal study of women with recent and past eating disorders and obesity. *J Psychosom Res* 2007; **63**: 297−303.

Morgan JF, Lacey JH, Chung E. Risk of postnatal depression, miscarriage, and preterm birth in bulimia nervosa: retrospective controlled study. *Psychosom Med* 2006; **68**: 487−92.

Moschos S, Chan JL, Mantzoros CS. Leptin and reproduction: a review. *Fertil Steril* 2002; **77**: 433−44.

Norre J, Vandereycken W, Gordts S. The management of eating disorders in a fertility clinic: clinical guidelines. *J Psychosom Obstet Gynaecol* 2001; **22**: 77−81.

Stein A, Woolley H, Senior R, Hertzmann L, Lovel M, Lee J, et al. Treating disturbances in the relationship between mothers with bulimic eating disorders and their infants: a randomized, controlled trial of video feedback. *Am J Psychiatry* 2006; **163**: 899−906.

Ward VB. Eating disorders in pregnancy. *BMJ* 2008; **336**: 93−6.

第 19 章 老年期

Hall P, Driscoll R. Anorexia in the elderly−an annotation. *Int J Eat Disord* 1993; **14**: 497−9.

Wahlqvist ML, Clarke DM, Rassias CR, Strauss BJG. Psychological factors in nutritional disorders of the elderly: part of the spectrum of eating disorders. *Int J Eat Disord* 1999; **25**: 345−8.

第 20 章 男 性

Barry DT, Grilo CM, Masheb RM. Gender differences in patients with binge eating disorder. *Int J Eat Disord* 2002; **31**: 63−70.

Eliot AO, Baker CW. Eating disordered adolescent males. *Adolescence* 2001; **36**: 535−43.

Robb AS, Dadson MJ. Eating disorders in males. *Child Adolesc Psychiatr Clin North Am* 2002; **11**: 399−418.

Siegel JH, Hardoff D, Golden NH, Shenker IR. Medical complications in male adolescents with anorexia nervosa. *J Adolesc Health* 1995; **16**: 448−53.

第 21 章 慢性期患者

Su JC, Birmingham CL. Anorexia nervosa: the cost of long-term disability. *Eat Weight Disord* 2003; **8**: 76−9.

Theander S. Chronicity in anorexia nervosa. In: Herzog W, Deter HC, Vandereycken W, eds. *The Course of Eating Disorders*. Berlin: Springer Verlag, 1992; 214−27.

第 22 章 糖尿病

Fairburn CG, Peveler RC, Davies B, Mann JI, Mayou RA. Eating disorders in young adults with insulin dependent diabetes mellitus: a controlled study. *BMJ* 1991; **303**: 17−20.

Herpertz S, Albus C, Kielmann R, Hagemann-Patt H, Lichtblau K, Kohle K, et al. Comorbidity of diabetes mellitus and eating disorders: a follow-up study. *J Psychosom Res* 2001; **51**: 673−8.

Mannucci E, Rotella F, Ricca V, Moretti S, Placidi GF, Rotella CM. Eating disorders in patients with type 1 diabetes: a meta-analysis. *J Endocrinol Invest* 2005; **28**: 417–19.

Nielsen S, Emborg C, Molbak AG. Mortality in concurrent type 1 diabetes and anorexia nervosa. *Diabetes Care* 2002; **25**: 309–12.

Rodin G, Olmsted MP, Rydall AC, Maharaj SI, Colton PA, Jones JM, et al. Eating disorders in young women with type 1 diabetes mellitus. *J Psychosom Res* 2002; **53**: 943–9.

第 23 章　万引き

Birmingham CL, Hlynsky J, Russell B, Gritzner S. Pilot treatment program for shoplifting in eating disorders. *Eat Weight Disord* 2005; **10**: e105–8.

Goldner EM, Geller J, Birmingham CL, Remick RA. Comparison of shoplifting behaviours in patients with eating disorders, psychiatric control subjects, and undergraduate control subjects. *Can J Psychiatry* 2000; **45**: 471–5.

第 24 章　薬物依存

Dunn EC, Larimer ME, Neighbors C. Alcohol and drug-related negative consequences in college students with bulimia nervosa and binge eating disorder. *Int J Eat Disord* 2002; **32**: 171–8.

Herzog DB, Franko DL, Dorer DJ, Keel PK, Jackson S, Manzo MP. Drug abuse in women with eating disorders. *Int J Eat Disord* 2006; **39**: 364–8.

Holderness CC, Brooks-Gunn J, Warren MP. Co-morbidity of eating disorders and substance abuse: review of the literature. *Int J Eat Disord* 1994; **16**: 1–34.

Piran N, Gadalla T. Eating disorders and substance abuse in Canadian women: a national study. *Addiction* 2006; **102**: 105–13.

第 25 章　自助治療

Banasiak SJ, Paxton SJ, Hay PJ. Perceptions of cognitive behavioural guided self-help treatment for bulimia nervosa in primary care. *Eating Disorders*. 2007; **15**: 23–40.

Cooper P. *Bulimia and Binge-Eating: A Guide to Recovery*, 2nd edn. New York: New York University Press, 1995.

Fairburn C. *Overcoming Binge Eating*. New York: Guilford Press, 1995.

Freeman C. *Overcoming Anorexia Nervosa: A Self-Help Guide Using Cognitive Behavioural Techniques*. London: Constable Robinson, 2002.

Gellatly J, Bower P, Hennessy S, Richards D, Gilbody S, Lovell K. What makes self-help interventions effective in the management of depressive symptoms? Meta-analysis and meta-regression. *Psychol Med* 2007; **37**: 1217–28.

Latner JD, Wilson GT, eds. *Self-Help Approaches for Obesity and Eating Disorders: Research and Practice*. New York: Guilford Press, 2007.

Perkins SJ, Murphy R, Schmidt U, Williams C. Self-help and guided self-help for eating disorders. *Cochrane Database Syst Rev* 2006; **3**: CD004191.

Schmidt U, Sanchez-Ortiz V. Self-help and healing narratives. In: Nasser M, Baistow K, Treasure J, eds. *The Female Body in Mind*. Hove, UK: Routledge, 2007; pp. 214–27.

Schmidt U, Treasure J. *Getting Better Bit(e) by Bit(e)*. London: Erlbaum, 1993.

Schmidt U, Treasure J. Anorexia nervosa: valued and visible. A cognitive-interpersonal maintenance model and its implications for research and practice *Br J Clin Psychol* 2006; **45**: 343-66.

Sepulveda AR, Lopez CA, Macdonald P, Treasure J. Feasibility and acceptability of DVD and telephone coaching-based skills training for carers of people with an eating disorder. *Int J Eat Disord* 2008; **41**: 318-25.

Treasure J. *Anorexia Nervosa: A Survival Guide for Sufferers and Those Caring for Someone with an Eating Disorder*. Hove, UK: Psychology Press, 1997.

Treasure J, Sepulveda AR, Whitaker W, Todd G, Lopez C, Whitney J. Collaborative care between professionals and non-professionals in the management of eating disorders: a description of workshops focused on interpersonal maintaining factors. *Eur Eat Disord Rev* 2007; **15**: 15-24.

Treasure J, Smith GD, Crane AM. *Skills-Based Learning for Caring for a Loved One with an Eating Disorder*. Hampshire, UK: Routledge, Taylor and Francis Group, 2007.

Williams CJ, Aubin SD, Cottrell D, Harkin PJ R. *Overcoming Bulimia: A Self-Help Package*. Leeds, UK: Media Innovations, 1998.

第26章 肥満

Birmingham CL, Jones P, Hoffer LJ. The management of adult obesity. *Eat Weight Disord* 2003; **8**: 157-63.

Birmingham CL, Muller JL, Palepu A, Spinelli JJ, Anis AH. The cost of obesity in Canada. *CMAJ* 1999; **160**: 483-8.

Canadian guidelines for the treatment of obesity. www.cmaj.ca/cgi/content/full/176/8/S1.

Lear SA, Humphries KH, Kohli S, Birmingham CL. The use of BMI and waist circumference as surrogates of body fat differs by ethnicity. *Obesity* (Silver Spring) 2007; **15**: 2817-24.

National Heart, Lung, and Blood Institute Guidelines. http://www.nhlbi.nih.gov/guidelines/obesity/ob_home.htm.

NICE Guidelines for the Treatment of Obesity. http://www.nice.org.uk/.

補講

家族への働きかけ─家庭医の視点から

Gurney VW, Halmi KA. An eating disorder curriculum for primary care providers. *Int J Eat Disord* 2001; **30**: 209-12.

Hay PJ. Eating disorders from a primary care perspective. *Med J Aust* 1998; **169**: 342-3.

Hay PJ, Marley J, Lemar S. Covert eating disorders: the prevalence, characteristics and help-seeking of those with bulimic eating disorders in general practice. *Primary Care Psychiatry* 1998; **4**: 95-9.

Lask B, Bryant-Waigh R, Wright F, Campbell M, Willoughby K, Waller G. Family physician consultation patterns indicate high risk for early-onset anorexia nervosa. *Int J Eat Disord* 2005; **38**: 269-72.

Marks P, Beumont P, Birmingham CL. GPs managing patients with eating disorders. A tiered approach. *Aust Fam Physician* 2003; **32**: 509-14.

Yanovski SZ. Bulimia nervosa: The role of the family physician. *Am Fam Physician* 1991; **44**: 1231-8.

栄養士の視点

Barr SI, Yarker KV, Levy-Milne R, Chapman GE. Canadian dietitians' views and practices regarding obesity and weight management. *J Hum Nutr Diet* 2004; **17**: 503-12.

Cairns J, Levy-Milne R. Eating disorder nutrition counseling: strategies and education needs of English-speaking dietitians in Canada. *J Am Diet Assoc* 2006; **106**: 1087-94.

Cordery H, Waller G. Nutrition knowledge of health care professionals working in the eating disorders. *Eur Eat Disord Rev* 2006; **14**: 462-7.

Kraft MD, Btaiche IF, Sacks GS. Review of the refeeding syndrome. *Nutr Clin Pract* 2005; **20**: 625-33.

National Collaborating Centre for Acute Care. *Nutritional Support in Adults: NICE Clinical Guideline 32*. London: National Institute of Health and Clinical Excellence (NICE) NHS, 2006.

Sorrentino D, Mucci A, Merlotti E, Galderisi S, Maj M. Modified nutrition counselling to increase motivation to treatment in anorexia nervosa. *Eur Psychiatry* 2005; **20**: 186-7.

Thorpe M. Motivational interviewing and dietary behaviour change. *J Am Diet Assoc* 2003; **103**: 150-1.

Weinsier RL, Krumdieck CL. Death resulting from overzealous total parenteral nutrition: the refeeding syndrome revisited. *Am J Clin Nutr* 1981; **34**: 393-9.

監訳者あとがき

　神経性無食欲症患者は，一般に，その身体的重症度のために精神科病院から受け入れを拒まれ，その精神的重症度，すなわち各種の問題行動のために，内科病棟からも受け入れを拒まれがちである．このような意味で，摂食障害は，本書が指摘するように，医療界に行き場のないいわば孤児 orphan であるともいえる．そのような摂食障害の治療は，日本では一部の総合病院内科・心療内科，合併症病棟を有する一部の精神科病院における献身的な医療により担われてきたのが現状である．当科も近隣の医療機関から摂食障害患者の紹介を数多く受け，摂食障害，特に神経性無食欲症患者の治療について試行錯誤を重ねてきた．そして診療の指針となる専門書の必要性を感じていた．

　これまで，摂食障害患者の心理療法に焦点を当てた著書は数多く出版されているが，身体管理を中心にした著書は少ない．そのような中，本書は，摂食障害患者の身体管理に焦点を当てた貴重な参考書である．著者のC. L. Birmingham, J. Treasure は，それぞれカナダとイギリスの各国における摂食障害治療と研究の第一人者である．彼女らにより執筆された本書は，身体合併症から心理的治療，看護師の関わり方，栄養指導と幅広い領域について記載され，実践的な内容となっている．本書は，我々のみならず，摂食障害治療に取り組む医療従事者にとって広く有用であると考え訳出した．本書の訳出は，聖路加国際病院心療内科で研修を積んだ医師，臨床心理士の手による．神経性無食欲症や各種心身症の治療に携わっている面々である．各訳出には，監訳者が手を加えて全体の文脈と構成を統一し，読みやすさを心がけた．我が国の臨床の現状にそぐわない部分については，必要に応じて注釈をつけた．本訳書が，全国で摂食障害患者の治療に関わっている医療従事者の助けになれば幸いである．

聖路加国際病院心療内科　太田大介

索　引

和　文

あ

亜鉛　98
亜急性脊髄連合変性症　35
アジソン病　60, 105
アシデミア(酸性血症)　79
アスパラギン酸トランスアミナーゼ(AST)　92
圧迫性神経障害　178
アミラーゼ　63
アルカリホスファターゼ　92
アルコール依存症患者の会(Alcoholics Anonymous)　234
アルコール中毒　103
アルコール離脱　181
アルドステロン　174
アンジオテンシン　174
　──変換酵素阻害薬(ACE阻害薬)　70, 175
アンフェタミン　236

い

息切れ　182, 184
医師患者関係　268
意識消失　53, 181, 182, 183
胃石　62

遺伝的因子　10
インスリン　79
　──様成長因子(IGF-1)　65

う

ウイルス感染　37, 52, 74
ウェルニッケ脳症　23, 35, 54, 57, 68, 154, 167, 180, 181, 183, 270
うずきと痛み　176, 177
うっ血性心不全　54, 184
うつ病　103, 216, 271
うぶ毛　23, 39, 41, 43, 103, 192, 227
栄養日記　294
栄養不良　76

え

エクスタシー　236
エビデンス(科学的根拠)　119
エフェドリン　197
エリスロマイシン　56, 168
炎症性腸疾患　63

お

オランザピン　65, 159, 266

か

壊血病(ビタミンC欠乏症)　38, 40, 42, 43, 47, 230
外側腓骨神経叩打徴候　24
加温用ジャケット　166
科学的根拠(エビデンス)　119
　──に基づいた治療　112
顎下腺　61
下垂足　178
下垂体／視床下部　65
家族療法　135, 264
家庭医　261, 262, 267, 268
カテコールアミン　79
下部食道括約筋圧(LES圧)　61
カリウム　97, 154, 161, 162
　──の欠乏　54
過量服薬　200
カルシウム　94
癌　107
看護師　269
患者中心医療　262
感染症　181
肝臓　63
乾皮症　39, 42
汗疱(神経皮膚炎)　41, 49

335

き

器質性脳症候群（organic brain syndrome） 35
気腫性変化 52
気分安定薬 234
逆転移 283, 285
休止期脱毛 40, 43
吸収不全 105
急性錯乱状態 180
狭心症 53, 57, 185
橋中心髄鞘崩壊症 35, 180
強迫行動 16
強迫性障害 104
強迫性人格障害 264
胸部単純写真 99
虚言癖 108
起立性低血圧 58
近位筋障害 177

く

クエチアピン（セロクエル） 158, 159
クボステック（Chvostek）徴候 24, 177
グリコーゲン 79
グリセミック・インデックス 136
グルカゴン 79
　——（負荷）テスト 161
クレアチンホスホキナーゼ（CPK） 95
グレリン 17, 67
クロナゼパム 158
クロミプラミン 48

クローン病 105, 106
クワシオコール 79

け

けいれん 35, 36, 180, 181, 182
下剤 196
血小板 72
血清アルブミン 79
血清クレアチニン 57, 95
血清リン酸 165
血中プロラクチン濃度 67
結膜下出血 50
ケトーシス 79
健康体重 116
原発性無月経 210

こ

高アルドステロン血症 69, 207
口角炎 40, 46
高カリウム血症 70, 155
高カロテン血症 23, 41, 44, 103, 192, 229
高コルチゾール血症 66
甲状腺機能亢進症 65, 105, 106
甲状腺機能正常症候群（sick euthyroid syndrome） 65
甲状腺機能低下症 106
甲状腺刺激ホルモン（TSH） 97
甲状腺ホルモン 65

後天性免疫不全症候群（AIDS） 105
行動変容 141
行動療法 234
好発年齢 1
抗ヒスタミン薬 56
抗不安薬 280, 281
高プロラクチン血症 168
硬膜下血腫 180
抗利尿ホルモン 174
誤嚥性肺炎 52, 178, 184
コカイン 236
呼吸筋の筋力低下 51
個人精神療法 264
骨塩密度（BMD） 190, 206, 266
骨折 177, 190, 204
骨粗鬆症 70, 177, 190, 204, 266
骨軟化症 71, 177, 190
コーピング 137, 138, 139
コルチゾール 66, 79
コレステロール結石 63
コンピュータ断層撮影（CT） 33

さ

サイアザイド系利尿薬 51
細菌感染 37, 52, 74
在宅血糖測定（home blood glucose monitoring：HBGM） 231
サイロキシン（T_4） 65
錯乱 179, 181
匙状爪 40, 46

索　引

三環系抗うつ薬　56
漸進的筋肉弛緩法　281
酸性血症（アシデニア）　79

し

自我違和的　3
自我親和的　1
耳下腺　61
　――腫脹　226
歯冠硬質崩壊
　（perimylolysis）　37
磁気共鳴画像（MRI）　34
色素性痒疹　42, 49
自己瀉血　42, 48, 72
自己制御システム　11, 12
自己鎮静法（self-soothing）
　　　　　281
自殺　117, 271
四肢長計測器
　（anthropometer）　26
自助　240
　――アプローチ
　　　　　239, 245, 247
　――グループ　241
　――治療　245, 264, 265
　――プログラム
　　　　　240, 243, 245, 246
視床下部／下垂体　65
視床下部・下垂体・副腎皮
　質系（HPA）　137
自傷徴候　23
システマティック・レビュー
　　　　　120
自然気胸　52
肢端皮膚炎　229

湿性脚気　54
歯肉　226
紫斑　40, 50
シプロヘプタジン　223
死亡率　1
縦隔気腫　52
周期性浮腫　50
重症筋無力症　178, 179
重炭酸塩　94
主要栄養素　76
生涯有病率　5
消化管運動異常　216
消化管運動機能改善薬　56
上腸間膜動脈（SMA）症候群
　　　　　62, 198
食事実験　295
食道破裂（ブールハーヴェ
　Boerhaave 症候群）　61
食欲の制御　11
心筋梗塞　185
心筋症　179
神経性大食症
　　　　　3, 7, 54, 103, 203
神経性無食欲症
　　　　　1, 7, 54, 103, 203, 227
神経線維腫症　49
神経皮膚炎（汗疱）　41
神経病　104
心原性不整脈　53
人工皮膚炎　42
心室頻拍　59
尋常性痤瘡（にきび）　45
心臓超音波検査　99
身体イメージ　300
心電図　99
　――異常　59, 208

心内膜炎　57
心拍数　58
　――変動度（heart rate
　variability：HRV）　189
心不全　53, 55, 174

す

膵臓　63
錐体外路症状（EPS）
　　　　　168, 177
スピリチュアリティー　298
スピリチュアル
　　　　　284, 287, 291, 298
スピロノラクトン
　　　　　69, 168, 175
スプリット（分裂）　285

せ

精神安定薬　56
精神力動的治療　135
成長ホルモン（GH）　65
生物・心理・社会的アプ
　ローチ　268
生物・心理・社会的問題
　　　　　261
赤色紅斑　103
セリアック病　46, 63, 106
セレニウム　55, 88
　――の欠乏　54
セレン　76
セロクエル（クエチアピン）
　　　　　158
セロトニン　12
　――症候群　177

337

索 引

選択的セロトニン再取り込
　み阻害薬（SSRI）
　　　　　　　48, 158, 234
先端チアノーゼ
　　　　　　23, 41, 45, 228
センナ緩下剤　51

そ

僧帽弁逸脱（MVP）
　　　　　　　　　54, 209
――症　35
瘙痒症　43

た

対人関係療法　264
代理ミュンヒハウゼン症候
　群　108
脱水　207
脱力　176, 178, 179
タナー段階　206
胆嚢　63
蛋白質カロリー異栄養症
　　35, 54, 55, 61, 76, 103, 221,
　226

ち

チアノーゼ　53, 207
チアミン（ビタミンB1）
　　　　　55, 68, 76, 154, 167
――の欠乏　54
腸性肢端皮膚炎　40, 41
治療関係　142
治療拒否　171, 172

治療同盟　119, 134

つ

爪異栄養症　40, 45

て

低アルブミン血症
　　　　　　　　54, 79, 174
低カリウム血症　80
低クロール性代謝性アルカ
　ローシス　80
低血糖
　　　67, 180, 182, 183, 271
低体温　182, 183
低ナトリウム血症　181, 183
低マグネシウム血症
　　　　　　　　　85, 181
低リン血症　85, 183
テタニー　177
鉄　76
――欠乏性貧血　210
転移　283, 285
転帰　111, 118, 211
点状出血（petechiae）　25

と

動悸　188
動機づけ心理療法　281
動機づけ面接（MI）
　　　　　142, 145, 284, 293
洞性徐脈　208
凍瘡　41, 49
糖尿病　105, 124, 231

頭部外傷　182, 183
動脈硬化症　185
トゥルソー（Trousseau）徴
　候　24, 177
特定不能の摂食障害
　（EDNOS）
　　　　　　6, 54, 103, 203
吐根　51, 60, 197
突然死　53
ドーパミン　12, 18
トリプトファン　12
トリヨードサイロニン（T_3）
　　　　　　　　　　65
ドンペリドン　158, 168

な

ナトリウム　97
ナラティブアプローチ　222
ナラティブセラピー　120

に

にきび（尋常性痤瘡）　45
ニコチン　236
二次性徴の遅れ　209
二次性の無月経　210
二重エネルギーX線吸収法
　（DEXA）　33, 206
乳汁漏出症　168
乳房　67
ニューロパチー　177, 178
妊娠　124, 213

索 引

認知行動療法(cognitive behavioral therapy：CBT) 119, 123, 135, 234, 264, 284, 294

ね

熱性紅斑(網状色素性斑状発疹) 42, 47, 229
捻転毛 40, 49

の

膿胸 52
脳動脈血栓症 35
脳の栄養所要量 14
脳由来神経栄養因子(BDNF) 10

は

歯 226
肺炎 184
肺気腫 184
排出行動 3, 265
──障害(purging 障害) 6
肺膿瘍 52, 178, 184
ばち指 51, 23
白血球 72
発生率 1
抜毛癖 40, 48
パニック発作 185
斑状出血(ecchymoses) 25
反芻 199

ひ

皮下気腫 52
皮下出血 25
光過敏症 51
腓骨神経現象 177
微細脳障害(minimal brain damage：MBD) 214
ビスホスホネート 190
ビタミン A 76
ビタミン B_1(チアミン) 154
──の欠乏 54
ビタミン B_{12} 76, 88, 98, 226
──の欠乏症 35
ビタミン C 欠乏症(壊血病) 38
ビタミン K 88
──欠乏症 73
皮膚乾燥症 39
肥満 252, 253
──手術 259
標準化死亡率(SMR) 1, 117
病人役割 17
微量栄養素 76
貧血 72

ふ

フェノチアジン系薬剤 51
フェミニスト療法 135
フェリチン 95
浮腫 42, 44, 50, 69, 168, 174, 175, 225

不整脈 54, 182, 183, 184, 208
ブプロピオン(塩酸塩) 159, 266
プライマリ・ケア 149, 267
ブールハーヴェ Boerhaave 症候群(食道破裂) 57, 61
プロトンポンプ阻害薬 200
プロラクチン 65
文化的危険因子 8
分裂(スプリット) 285

へ

平均台計測器(balance beam scale) 26
ヘモグロビン 72
ペラグラ 41, 42, 47, 230
ベンゾジアゼピン系薬剤 158
便秘 195

ほ

房室ブロック 59
報酬システム 12, 17, 18
発疹 192, 193
ホルター心電図 100

ま

マインドフルネス 141, 284, 296

339

索引

ま
マグネシウム 55, 76, 96, 161, 163, 167
——の欠乏 54
マリファナ 236
マロリー・ワイス（Mallory-Weiss）裂傷（症候群） 62
慢性心不全 178

み
ミュンヒハウゼン症候群 108

む
無月経 57, 66, 193, 194, 210, 213, 266
むちゃ食い 3, 9, 18
——障害（BED） 5, 7

め
メトクロプラミド 65, 158, 168
メトプロロール 59

も
網状色素性斑状発疹（熱性紅斑） 229
目標体重 115

や
薬疹 41

薬物依存 236, 276
薬物過量 57
薬物中毒 181

ゆ
有病率 1
ユリシーズの契約 173

よ
葉酸 96, 226
腸性肢端皮膚 46
予後 111, 211

ら
ラッセル徴候 23, 41, 50, 103, 192, 228
ラポール 287

り
リスペリドン 159
離脱症状 181, 277
利尿薬 197
リパーゼ 63
リフィーディング症候群 85, 86, 88, 156, 177, 201, 278, 280, 288, 290
リン 54, 55, 97, 154, 161, 165
リン酸 76, 167
リン酸塩 165
臨床決断分析 117, 172

る
るいそう 225

れ
レイノー現象 23
レイノー徴候 228
レジスタンス運動 190
レニン 174
レニン・アンジオテンシン・アルドステロン系 50, 69
レプチン 17, 67

ろ
ロキサピン（loxapine） 48, 159
ロラゼパム 158

欧文

A
ACE 阻害薬（アンジオテンシン変換酵素阻害薬） 175
AIDS 105
Alcoholics Anonymous 234
anthropometer 26
AST 92
balance beam scale 26

B

BDNF 10
BED 5
BMD 206
BMI 25, 27, 125, 255
Boerhaave 症候群（食道破裂） 57, 61

C

CBT 294
Chvostek 徴候 24
cognitive behavioral therapy 294
CPK 95
CT 33

D

DEXA 33, 206
DSM-Ⅳ 1, 3, 203
Durnin and Womersley の表 31, 32

E

ecchymoses 25
EDNOS 6, 103, 203
EPS 177

G

Gerald Russell 50
GH 65

H

HBGM 231
HDL コレステロール 57
heart rate variability 189
home blood glucose monitoring 231
HPA 137
HRV 189

I

ICD-10 1, 3, 203
IGF-1 65

K

Kleine-Levin 症候群 5, 104

L

LDL コレステロール 57
LES 圧（下部食道括約筋圧） 61
loxapine 48

M

Mallory-Weiss（マロリー・ワイス）裂傷（症候群） 62
MBD 214
MI 142, 145, 293
minimal brain damage 214
MRI 34
MVP 209

O

organic brain syndrome 35

P

perimylolysis 37
petechiae 25
Prader-Willi 症候群 5, 104
purging 障害（排出行動障害） 6
PVC 59

Q

QT 間隔 54, 56, 59
QTc 間隔 208

S

SCOFF 質問票 263, 283
self-soothing 281
sick euthyroid syndrome 39, 65, 99
SMA（上腸間膜動脈）症候群 62, 198
SMR 117
SSRI 158, 234, 266

T

T_3 65

T$_4$　65
torsades de pointes　59
Trousseau 徴候　24
TSH　97

数字

5-HT　12

5-ハイドロキシトリプタミン（5-HT，セロトニン）　12

摂食障害の身体治療
―チーム医療の実践を目指して―　　　　　　　　　©2011

定価（本体 **4,200** 円＋税）

2011 年 11 月 5 日　1 版 1 刷

著　者　C. Laird Birmingham
　　　　Janet Treasure

監訳者　太田　大介

発行者　株式会社　南山堂
　　　　代表者　鈴木　肇

〒 113-0034　東京都文京区湯島 4 丁目 1-11
TEL 編集(03)5689-7850・営業(03)5689-7855
振替口座　00110-5-6338

ISBN 978-4-525-41551-8　　　　Printed in Japan

本書を無断で複写複製することは，著作者および出版社の権利の侵害となります．
JCOPY ＜(社)出版者著作権管理機構　委託出版物＞
本書の無断複写は著作権法上での例外を除き禁じられています．複写される場合は，そのつど事前に，(社)出版者著作権管理機構(電話 03-3513-6969, FAX 03-3513-6979, e-mail: info@jcopy.or.jp)の許諾を得てください．
スキャン，デジタルデータ化などの複製行為を無断で行うことは，著作権法上の限られた例外(私的使用のための複製など)を除き禁じられています．業務目的での複製行為は使用範囲が内部的であっても違法となり，また私的使用のためであっても代行業者等の第三者に依頼して複製行為を行うことは違法となります．